"十二五"职业教育国家规划教材
经全国职业教育教材审定委员会审定
全国食品药品职业教育教学指导委员会推荐教材
全国医药高等职业教育药学类规划教材

中药制剂检测技术

主编◎卓　菊　宋金玉

U0206893

中国医药科技出版社

内容提要

本书是全国医药高等职业教育药学类规划教材之一，是依照教育部教育发展规划纲要等相关文件要求，根据《中药制剂检测技术》教学大纲编写而成的。合计7章，包括中药制剂检测的基础知识、中药制剂的仪器分析技术、中药制剂的理化鉴别技术、中药制剂的常规检查技术、中药制剂的杂质检查技术、中药制剂的浸出物测定及指纹图谱检测、中药制剂的含量测定技术；编写实训项目20个，包括查阅药典、参观、鉴别试验6项、常规检查5项、杂质检查2项、含量测定5项，每个项目均有若干药物可选择。通过系统理论学习，掌握中药制剂检测的常用方法的原理和方法；通过相应实践教学，学生能独立完成中药制剂的常规检测项目。

本书供药学及其相关专业高职层次教学使用，也可作为医药行业培训和自学用书。

图书在版编目（CIP）数据

中药制剂检测技术/卓菊，宋金玉主编. —北京：中国医药科技出版社，2013.1

全国医药高等职业教育药学类规划教材

ISBN 978 – 7 – 5067 – 5795 – 9

Ⅰ. ①中… Ⅱ. ①卓… ②宋… Ⅲ. ①中药制剂学 – 检验 – 高等职业教育 – 教材

Ⅳ. ①R283

中国版本图书馆 CIP 数据核字（2012）第 301121 号

美术编辑　陈君杞

版式设计　郭小平

出版　中国医药科技出版社

地址　北京市海淀区文慧园北路甲 22 号

邮编　100082

电话　发行：010 – 62227427　邮购：010 – 62236938

网址　www. cmstp. com

规格　787×1092mm $^1/_{16}$

印张　19 $^1/_2$

字数　392 千字

版次　2013 年 1 月第 1 版

印次　2015 年 8 月第 3 次印刷

印刷　三河市汇鑫印务有限公司

经销　全国各地新华书店

书号　ISBN 978 – 7 – 5067 – 5795 – 9

定价　**39.00 元**

本社图书如存在印装质量问题请与本社联系调换

全国医药高等职业教育药学类
规划教材建设委员会

主任委员 张耀华（国家食品药品监督管理局）
副主任委员 （按姓氏笔画排序）

马爱霞（中国药科大学）

王　鹏（黑龙江生物科技职业学院）

王吉东（江苏省徐州医药高等职业学校）

王晓明（楚雄医药高等专科学校）

王润霞（安徽医学高等专科学校）

王潮临（广西卫生职业技术学院）

艾继周（重庆医药高等专科学校）

吕俊峰（苏州卫生职业技术学院）

刘　斌（天津医学高等专科学校）

严　振（广东食品药品职业学院）

李玉华（盐城卫生职业技术学院）

李华荣（山西药科职业学院）

李爱玲（山东药品食品职业学院）

李榆梅（天津生物工程职业技术学院）

佘建华（安徽中医药高等专科学校）

沈其君（浙江医药高等专科学校）

张橡楠（河南医药技师学院）

周建军（重庆三峡医药高等专科学校）

金鲁明（山东中医药高等专科学校）

柴锡庆（河北化工医药职业技术学院）

徐世义（沈阳药科大学）

郭积燕（北京卫生职业学院）

黄庶亮（福建生物工程职业技术学院）

谭骁彧（湖南食品药品职业学院）

潘树枫（辽宁卫生职业技术学院）

委　　　员　（按姓氏笔画排序）

于文国（河北化工医药职业技术学院）

王　宁（盐城卫生职业技术学院）

王云庆（黑龙江农垦职业学院）

王舰平（广东食品药品职业学院）

甘湘宁（湖南食品药品职业学院）

吕　洁（辽宁卫生职业技术学院）

刘玉凤（杨凌职业技术学院）

刘红煜（黑龙江生物科技职业学院）

李　飞（沈阳药科大学）

李光勇（河南医药技师学院）

李群力（金华职业技术学院）

沈　力（重庆三峡医药高等专科学校）

杨元娟（重庆医药高等专科学校）

吴英绵（石家庄职业技术学院）

宋海南（安徽医学高等专科学校）

张　杰（天津生物工程职业技术学院）

张　虹（山西药科职业学院）

张钦德（山东中医药高等专科学校）

武　昕（北京卫生职业学院）

罗晓清（苏州卫生职业技术学院）

罗跃娥（天津医学高等专科学校）

周　平（天津渤海职业技术学院）

昝雪峰（楚雄医药高等专科学校）

袁　龙（江苏省徐州医药高等职业学校）

黄丽平（安徽中医药高等专科学校）

黄敏琪（广西卫生职业技术学院）

崔山风（浙江医药高等专科学校）

解　玲（山东药品食品职业学院）

缪存信（福建生物工程职业技术学院）

秘 书 长　吴少祯（中国医药科技出版社）

副秘书长　邬瑞斌（中国药科大学）

办 公 室　浩云涛　黄艳梅

本书编委会

主　编　卓　菊　宋金玉
副主编　谢俊霞　马卫真　祝丽娣
编　者　（按姓氏笔画排序）

马卫真（广西卫生职业技术学院）

王丽娟（重庆医药高等学校）

华燕青（杨凌职业技术学院）

宋金玉（山西药科职业学院）

卓　菊（广东食品药品职业学院）

周伟明（广东食品药品职业学院）

祝丽娣（黑龙江农垦职业学院）

高宝益（山西药科职业学院）

谢俊霞（河北化工医药职业技术学院）

熊雁鸣（广州星群药业股份有限公司）

穆春旭（辽宁卫生职业技术学院）

魏　巍（天津生物工程职业技术学院）

出版说明

全国医药高等职业教育药学类规划教材自 2008 年出版以来，由于其行业特点鲜明、编排设计新颖独到、体现行业发展要求，深受广大教师和学生的欢迎。2012 年 2 月，为了适应我国经济社会和职业教育发展的实际需要，在调查和总结上轮教材质量和使用情况的基础上，在全国食品药品职业教育教学指导委员会指导下，由全国医药高等职业教育药学类规划教材建设委员会统一组织规划，启动了第二轮规划教材的编写修订工作。全国医药高等职业教育药学类规划教材建设委员会由国家食品药品监督管理局组织全国数十所医药高职高专院校的院校长、教学分管领导和职业教育专家组建而成。

本套教材的主要编写依据是：①全国教育工作会议精神；②《国家中长期教育改革和发展规划纲要（2010－2020 年）》相关精神；③《医药卫生中长期人才发展规划（2011－2020 年）》相关精神；④《教育部关于"十二五"职业教育教材建设的若干意见》的指导精神；⑤医药行业技能型人才的需求情况。加强教材建设是提高职业教育人才培养质量的关键环节，也是加快推进职业教育教学改革创新的重要抓手。本套教材建设遵循以服务为宗旨，以就业为导向，遵循技能型人才成长规律，在具体编写过程中注意把握以下特色：

1. 把握医药行业发展趋势，汇集了医药行业发展的最新成果、技术要点、操作规范、管理经验和法律法规，进行科学的结构设计和内容安排，符合高职高专教育课程改革要求。

2. 模块式结构教学体系，注重基本理论和基本知识的系统性，注重实践教学内容与理论知识的编排和衔接，便于不同地区教师根据实际教学需求组装教学，为任课老师创新教学模式提供方便，为学生拓展知识和技能创造条件。

3. 突出职业能力培养，教学内容的岗位针对性强，参考职业技能鉴定标准编写，实用性强，具有可操作性，有利于学生考取职业资格证书。

4. 创新教材结构和内容，体现工学结合的特点，应用最新科技成果提升教材的先进性和实用性。

本套教材可作为高职高专院校药学类专业及其相关专业的教学用书，也可供医药行业从业人员继续教育和培训使用。教材建设是一项长期而艰巨的系统工程，它还需要接受教学实践的检验。为此，恳请各院校专家、一线教师和学生及时提出宝贵意见，以便我们进一步的修订。

全国医药高等职业教育药学类规划教材建设委员会
2013 年 1 月

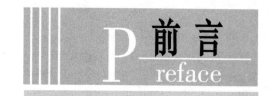

前 言

Preface

　　本教材是在全国食品药品职业教育教学指导委员会、全国医药高等职业教育药学类规划教材建设委员会指导下，根据教育部有关高职高专教材建设的文件精神，按教育部药学类高职高专人才目标要求进行编写。

　　《中药制剂检测技术》是以中医药理论为指导，运用各种分析技术，研究中药制剂质量的一门应用性学科。本教材各种检测技术和应用实例均取材于《中华人民共和国药典》（2010年版）一部，紧紧围绕中药制剂质量标准的检验项目设计教材内容，对中药制剂检测中的常用技术、方法及原理等进行了全面而系统的介绍。全书共分为七章，包括绪论、中药制剂的仪器分析技术、中药制剂的理化鉴别技术、中药制剂的常规检查技术、中药制剂的杂质检查技术、中药制剂的浸出物测定及指纹图谱检测、中药制剂的含量测定技术等，突出中药制剂检测各项技术操作规范化，培养学生正确地掌握中药制剂的检测方法和技能。

　　本教材由广东食品药品职业学院卓菊负责全书统稿并编写第一章第一、第三节以及实训一，广州星群药业股份有限公司熊雁鸣编写第一章第二节以及实训二，广东食品药品职业学院周伟明编写第二章第一、第三节、第六章第二节，河北化工医药职业技术学院谢俊霞编写第二章第二节，辽宁卫生职业技术学院穆春旭编写第三章第一至五节以及实训三至六，山西药科职业学院宋金玉编写第三章第六至九节以及实训七，广西卫生职业技术学院马卫真编写第四章第一至三节以及实训八至十，重庆医药高等学校王丽娟编写第四章第四至七节以及实训十一至十三，天津生物工程职业技术学院魏巍编写第五章第一至五节以及实训十四、实训十五，黑龙江农垦职业学院祝丽娣编写第五章第六至八节，山西药科职业学院高宝益编写第六章第一节以及第七章第五、第六节，杨凌职业技术学院华燕青编写第七章第一至四节以及实训十六至二十。

　　本书内容突出职业教育特点，理论实践一体化，供全国高等医药高职高专药学类相关专业理论与实践教学，包括中药制剂检验、中药制药（技术）、中药、药物分析（技术）等专业；亦可作为生产企业职工培训教材和参考用书。

　　本教材得到了广东食品药品职业学院严振院长、各参编院校和企业的支持，在此表示衷心的感谢！

　　由于编者水平有限，书中欠妥和不足之处，敬请读者予以指正。

编者

2012年10月

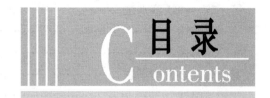

第一章　绪　　论 ……………………………………………………………… (1)

　第一节　简述 ………………………………………………………………………… (2)

　　一、学习中药制剂检测技术的目的和意义 …………………………………………… (2)

　　二、中药制剂检测的特点 ……………………………………………………………… (2)

　　三、影响中药制剂质量的因素 ………………………………………………………… (3)

　第二节　药品标准 …………………………………………………………………… (4)

　　一、《中华人民共和国药典》 ………………………………………………………… (4)

　　二、部（局）颁标准 …………………………………………………………………… (4)

　　三、药品注册标准 ……………………………………………………………………… (5)

　　四、企业标准 …………………………………………………………………………… (5)

　　五、国外药典 …………………………………………………………………………… (5)

　　六、《中国药典》（一部）简介 ……………………………………………………… (6)

　第三节　中药制剂检验的依据和程序 …………………………………………… (13)

　　一、中药制剂检验的依据 …………………………………………………………… (13)

　　二、中药制剂检验的程序 …………………………………………………………… (13)

　　实训一　查阅《中国药典》 ………………………………………………………… (20)

　　实训二　参观药厂检验部门 ………………………………………………………… (21)

第二章　中药制剂的仪器分析技术 ……………………………………… (23)

　第一节　分光光度分析技术 ……………………………………………………… (23)

　　一、紫外－可见分光光度法 ………………………………………………………… (23)

　　二、原子吸收分光光度法 …………………………………………………………… (29)

　第二节　色谱分析技术 …………………………………………………………… (38)

　　一、薄层色谱法 ……………………………………………………………………… (39)

　　二、高效液相色谱法 ………………………………………………………………… (45)

　　三、气相色谱法 ……………………………………………………………………… (52)

　第三节　中药制剂检验新技术 …………………………………………………… (58)

　　一、中药指纹图谱 …………………………………………………………………… (58)

　　二、电感耦合等离子体原子发射光谱法 …………………………………………… (65)

第三章　中药制剂的理化鉴别技术 ……………………………………… (75)

第一节　性状鉴别法 …………………………………………（75）
　　一、简述 ………………………………………………（75）
　　二、方法 ………………………………………………（76）
第二节　显微鉴别法 …………………………………………（77）
　　一、简述 ………………………………………………（77）
　　二、方法 ………………………………………………（78）
第三节　化学反应鉴别法 ……………………………………（81）
　　一、简述 ………………………………………………（81）
　　二、方法 ………………………………………………（84）
第四节　升华鉴别法 …………………………………………（86）
　　一、简述 ………………………………………………（86）
　　二、方法 ………………………………………………（86）
第五节　荧光鉴别法 …………………………………………（87）
　　一、简述 ………………………………………………（87）
　　二、方法 ………………………………………………（87）
第六节　薄层色谱鉴别法 ……………………………………（88）
　　一、简述 ………………………………………………（88）
　　二、方法 ………………………………………………（89）
第七节　紫外－可见分光光度鉴别法 ………………………（97）
　　一、简述 ………………………………………………（97）
　　二、方法 ………………………………………………（97）
第八节　气相色谱鉴别法 ……………………………………（98）
　　一、简述 ………………………………………………（98）
　　二、方法 ………………………………………………（98）
第九节　高效液相色谱鉴别法 ………………………………（100）
　　一、简述 ………………………………………………（100）
　　二、方法 ………………………………………………（101）
实训三　显微鉴别 ……………………………………………（104）
实训四　一般化学反应鉴别 …………………………………（106）
实训五　升华鉴别 ……………………………………………（109）
实训六　荧光鉴别 ……………………………………………（111）
实训七　薄层色谱鉴别 ………………………………………（112）

第四章　中药制剂的常规检查技术 …………………………（115）
第一节　水分测定法 …………………………………………（116）
　　一、第一法（烘干法）………………………………（117）
　　二、第二法（甲苯法）………………………………（119）
　　三、第三法（减压干燥法）…………………………（120）
　　四、第四法（气相色谱法）…………………………（121）

第二节　崩解时限检查法 ·· (123)
　　一、简述 ··· (123)
　　二、方法 ··· (124)
第三节　重（装）量差异检查法 ·· (126)
　　一、丸剂 ··· (126)
　　二、片剂 ··· (128)
第四节　相对密度测定法 ·· (130)
　　一、比重瓶法 ·· (130)
　　二、韦氏比重秤法 ··· (133)
第五节　pH 测定法 ·· (136)
　　一、简述 ··· (136)
　　二、测定方法 ·· (136)
第六节　乙醇量测定法 ··· (139)
　　一、气相色谱法 ·· (140)
　　二、蒸馏法 ·· (142)
第七节　甲醇量测定法 ··· (145)
　　一、简述 ··· (145)
　　二、方法 ··· (146)
实训八　水分测定 ··· (151)
实训九　崩解时限检查 ··· (153)
实训十　重（装）量差异检查 ·· (155)
实训十一　相对密度测定（比重瓶法） ··································· (157)
实训十二　pH 测定 ·· (159)
实训十三　乙醇量测定 ··· (161)

第五章　中药制剂的杂质检查技术 ···································· (164)
第一节　炽灼残渣检查法 ·· (167)
　　一、简述 ··· (167)
　　二、方法 ··· (167)
第二节　灰分测定法 ··· (169)
　　一、总灰分测定法 ··· (169)
　　二、酸不溶性灰分测定法 ··· (170)
　　三、应用实例——九味羌活丸中总灰分、酸不溶性灰分的测定 ············ (171)
第三节　重金属检查法 ··· (172)
　　一、第一法（硫代乙酰胺法） ··· (172)
　　二、第二法（炽灼残渣检查法） ··· (175)
　　三、第三法（硫化钠法） ··· (177)
第四节　砷盐检查法 ··· (178)
　　一、第一法（古蔡氏法） ··· (178)

二、第二法（二乙基二硫代氨基甲酸银法） ……………………（181）

第五节　农药残留量测定法 ……………………………………………（183）

一、有机氯类农药残留量测定法 …………………………………（184）

二、有机磷类农药残留量测定法 …………………………………（186）

三、拟除虫菊酯类农药残留量测定法 ……………………………（187）

第六节　注射剂有关物质检查法 ………………………………………（189）

一、蛋白质 …………………………………………………………（189）

二、鞣质 ……………………………………………………………（190）

三、树脂 ……………………………………………………………（191）

四、草酸盐 …………………………………………………………（191）

五、钾离子 …………………………………………………………（192）

第七节　特殊杂质检查方法 ……………………………………………（194）

一、附子理中丸中乌头碱的检查 …………………………………（194）

二、大黄流浸膏中土大黄苷的检查 ………………………………（195）

第八节　卫生学检查法 …………………………………………………（196）

一、微生物限量检查法 ……………………………………………（196）

二、无菌检查法 ……………………………………………………（199）

实训十四　重金属检查 …………………………………………………（208）

实训十五　砷盐检查法 …………………………………………………（210）

第六章　中药制剂的浸出物测定及指纹图谱检测 …………………（213）

第一节　浸出物测定 ……………………………………………………（213）

一、水溶性浸出物测定法 …………………………………………（213）

二、醇溶性浸出物测定法 …………………………………………（215）

三、挥发性醚浸出物测定法 ………………………………………（217）

第二节　指纹图谱 ………………………………………………………（219）

一、简述 ……………………………………………………………（219）

二、中药指纹图谱研究常用的方法和技术 ………………………（220）

三、应用实例——复方丹参滴丸的指纹图谱检测 ………………（222）

第七章　中药制剂的含量测定技术 …………………………………（226）

第一节　紫外－可见分光光度法 ………………………………………（227）

一、简述 ……………………………………………………………（227）

二、方法 ……………………………………………………………（228）

三、应用实例 ………………………………………………………（229）

第二节　薄层扫描法 ……………………………………………………（232）

一、简述 ……………………………………………………………（232）

二、方法 ……………………………………………………………（232）

三、应用实例 ………………………………………………………（234）

第三节　高效液相色谱法 ……………………………………………… （236）
　一、简述 ……………………………………………………………… （236）
　二、方法 ……………………………………………………………… （237）
　三、应用实例 ………………………………………………………… （239）
第四节　气相色谱法 …………………………………………………… （242）
　一、简述 ……………………………………………………………… （242）
　二、方法 ……………………………………………………………… （243）
　三、应用实例——川贝枇杷糖浆中薄荷脑的测定 ………………… （244）
第五节　容量分析法 …………………………………………………… （246）
　一、北豆根片中总生物碱的测定 …………………………………… （246）
　二、克痢痧胶囊中雄黄的测定 ……………………………………… （247）
　三、万氏牛黄清心丸中朱砂的测定 ………………………………… （248）
第六节　其他分析法 …………………………………………………… （249）
　一、挥发油测定法 …………………………………………………… （249）
　二、氮测定法 ………………………………………………………… （250）
实训十六　含量测定（UV – 对照品比较法） ……………………… （256）
实训十七　含量测定（UV – 标准曲线法） ………………………… （258）
实训十八　含量测定（TLCS – 外标两点法） ……………………… （262）
实训十九　含量测定（HPLC – 外标法） …………………………… （264）
实训二十　含量测定（GC – 内标法） ……………………………… （269）

附录 …………………………………………………………………… （273）
　附录一　药品检验所检验记录和报告书的书写规范与要求 ……… （273）
　附录二　常用试液的配制 …………………………………………… （282）
　附录三　常用试纸的配制 …………………………………………… （288）
　附录四　常用缓冲液的配制 ………………………………………… （289）
　附录五　常用指示剂与指示液的配制 ……………………………… （290）
　附录六　常用滴定液的配制及其标定 ……………………………… （292）

第一章 | 绪 论

学习目标

◎**知识目标**

1. 掌握药品、中药制剂、中药制剂检测技术、药品标准的概念，《中国药典》凡例的有关规定内容，药品检验的基本程序。

2. 熟悉药品标准类型，中药制剂检测的特点，影响中药制剂质量的因素。

3. 了解本课程学习的目的和意义。

◎**技能目标**

1. 掌握查阅《中国药典》的技能，熟练查找有关药品标准。

2. 学会按照药品标准和标准操作规程，选用试药及查找试液的配制方法。

药品系指用于预防、治疗、诊断人的疾病，有目的地调节人的生理机能并规定有适应证、用法和用量的物质，包括药材、中药饮片、中成药、化学原料及其制剂，抗生素、生化药品、放射性药品、血清制品和诊断药品等。

中药制剂，又称中成药，系指在中医药理论指导下，按规定的处方和制法，将中药饮片加工制成的具有一定剂型和规格，用于防病治病的药品，《中国药典》称之为成方制剂和单味制剂。

中药制剂检测技术是指国家药品标准规定的，用于检验中药制剂质量的各种分析方法和技术。

知识链接

中成药的两种概念

中成药有两种概念：一种是狭义的中成药，它主要指由饮片按一定治病原则配方制成、随时可以取用的现成药品，如各种丸剂、散剂、冲剂等，这便是生活中人们常说的中成药；另一种是广义的中成药，它除包括狭义中成药的概念外，还包括一切经过炮制加工而成的草药药材。

第一节 简 述

一、学习中药制剂检测技术的目的和意义

中药制剂广泛应用于临床，其质量的优劣直接影响到人民的健康与生命安危。因此，对其质量必须严格控制和管理，确保人民群众用药的安全和有效。

中药制剂一般由多味药材组成，成分相当复杂，而检验是控制药物质量的重要手段之一。检验人员应正确、熟练地掌握各种检测技术的原理和方法，才能做好本职工作，客观准确地评价药品质量。

通过本课程的学习，要求学生掌握有关药品检验的法律法规和相关的专业知识以及基本操作技能，能够根据药品标准对中药制剂进行全面质量控制；培养学生树立"质量第一"、"依法检验"等职业道德观念和"实事求是"、"科学严谨"的工作作风，并具有一定的分析和解决问题能力的高素质的医药人才。

二、中药制剂检测的特点

中药制剂检验主要是以制剂中的有效成分、指标成分或杂质等作为待测成分，样品常需采用各种提取、分离方法，尽可能除去非待测成分特别是干扰性成分，得到相对纯的供试品溶液。由于中药制剂成分的复杂性，制备供试品溶液时，其提取、分离纯化过程常相当复杂。例如六味地黄颗粒【含量测定】测定酒萸肉时供试品溶液的制备：取装量差异项下的本品内容物适量，研细，取约1g，精密称定，置具塞锥形瓶中，精密加入50%甲醇50ml密塞，称定重量，加热回流1小时，放冷，再称定重量，用50%甲醇50ml补足减失重量，摇匀，滤过。精密量取续滤液10ml，加在中性氧化铝柱（100～200目，4g，内径为1cm）上，用40%甲醇50ml洗脱，收集溜出液及洗脱液，蒸干，残渣加50%甲醇适量使溶解，并转移至10ml量瓶中，用50%甲醇加至刻度，摇匀，滤过，取续滤液，即得。即先用甲醇提取马钱苷，中性氧化铝柱（100～200目，4g，内径为1cm）分离纯化，制备得到供试品溶液，采用高效液相色谱法测定马钱苷的含量。

含饮片粉末的丸剂、片剂、散剂、锭剂等，饮片已粉碎，其外部性状特征被破坏，难于辨认和鉴定，容易掺杂异物，使品质不纯。目前中药制剂生产中，仍存在以假充真、真伪混杂现象，为保证中药制剂的质量，可用显微镜对制剂中饮片的组织、细胞或内含物等特征进行鉴别，确保用药安全和有效。《中国药典》对含饮片粉末的中药制剂均采用了专属性强的显微鉴别，并对显微特征作了归属标注，显微鉴别技术已经达到国际领先水平。如保济丸的显微鉴别：取本品，置显微镜下观察：不规则分枝状团块无色，遇水合氯醛试液溶化；菌丝无色或淡棕色，直径4～6μm（茯苓）。草酸钙针晶细小，长10～32μm，不规则地充塞于薄壁细胞中（苍术）。花粉粒类圆形，直径24～34μm，外壁有刺，长3～5μm，具3个萌发孔（菊花）。

由于中药制剂待测成分分离困难且含量较低，经典的检测方法难以客观准确地反映制剂的内在质量。现阶段，中药制剂检测普遍使用高灵敏度、高分辨率的仪器分析

技术，特别是具有分离和分析双重功能的色谱法，专属性和准确性均得到很大提高。

薄层色谱法、薄层扫描法、高效液相色谱法、气相色谱法，已被《中国药典》收载，成为药品检测的法定方法。《中国药典》2010 年版一部较《中国药典》2005 年版一部新增鉴别项 2165 项，其中薄层色谱鉴别 1818 项、高效液相色谱鉴别 25 项、气相色谱法鉴别 9 项；新增含量测定 754 项，其中高效液相色谱法 709 项、薄层扫描法 12 项、气相色谱法 24 项，特别是薄层色谱鉴别，同时增加了大量对照药材，增强了鉴别的信息量和专属性。

三、影响中药制剂质量的因素

影响中药制剂质量的因素很多，主要包括原料、生产工艺、包装等方面。

（1）原料　中药制剂的原料是饮片，饮片的质量优劣直接关系到中药制剂的质量。饮片大部分来源于生物，活性成分含量高低跟药材产地、采收时间、药用部位和加工方法的不同等密切相关。《中国药典》对药材的来源作了法定的规定。如广藿香：规定为"本品为唇形科植物广藿香 *Pogostemon cablin*（Blanco）Benth. 的干燥地上部分。枝叶茂盛时采割，日晒夜闷，反复至干"，广州地道药材石牌广藿香，活性成分"百秋李醇"含量较海南产广藿香高；槐花，规定为"本品为豆科植物槐 *Sophora japonica* L. 的干燥花及花蕾。夏季花开放或花蕾形成时采收，及时干燥，除去枝、梗等杂质。前者习称'槐花'，后者习称'槐米'"，槐米（花蕾）中芦丁含量高达 23.5%，而槐花中仅含 13%，《中国药典》规定槐花中的芦丁含量不得少于 8.0%，槐米中的芦丁含量不得少于 20.0%。

中药制剂质量受原料的影响最大，只有饮片的质量好，中药制剂的质量才能好。目前中药材生长环境污染严重，农药化肥滥用，饮片和制剂的重金属含量、农药残留量等杂质严重超标，对人民群众安全用药构成威胁。

饮片在投料前应按药品标准进行检测，合格的才可以投料。

（2）生产工艺　在中药制剂生产中，应根据不同产品，设计合理的制剂工艺，严格遵守操作规程，使活性成分尽可能完全转移至中药制剂中，确保中药制剂质量。如戊己丸，规定的制法中的"干燥"，温度高可缩短生产周期，但可导致崩解时限延长，同时还可使吴茱萸（制）中的挥发油、黄连中的小檗碱及白芍（炒）的苯甲酸等成分挥发，影响质量，故一般宜采用 60℃低温烘干；石淋通片，虽然广金钱草化学成分已知，但活性成分未详，故采用水提醇沉法除去无效成分，使产品能保持饮片的所有综合成分。

（3）包装　中药制剂的包装应能保证药品在生产、运输、贮藏及使用过程中的质量，并便于医疗使用。盛装药品的各种容器（包括塞子等）均应无毒、洁净，与内容药品不发生化学反应，且不影响药品的质量和检测。如保济丸，过去用纸袋包装，容易受潮，导致发霉变质；现改用聚苯乙烯透明塑料圆形指头瓶包装，有效地解决了防潮问题。

（4）其他　辅料及贮藏条件亦会影响中药制剂的质量。目前中药剂型已有 20 余种，所用辅料多种多样。如蜂蜜、蜂蜡、麻油、硬脂酸镁、羧甲淀粉钠、糊精等，一定要检测其质量，合格的才可以投料。

中药制剂的贮藏应符合药品标准规定。避免尘土及异物进入、受潮、高温、氧化、光照等环境因素对制剂质量的影响。中药制剂一般要求密封（闭）、阴凉、干燥条件下贮藏；如复方黄连素片等绝大多数中药制剂，其贮藏为"密封"；少数中药制剂由于所含活性成分的性质或剂型要求，规定了相适宜的贮藏条件，如十滴水软胶囊的贮藏为密封、置阴凉处；追风透骨丸的贮藏为密封、防潮；九一散要求密封、避光、防潮；注射用双黄连的贮藏为"避光、密闭、防潮"。

第二节　药品标准

药品标准是国家对药品质量规格及检验方法所作出的技术规定，是药品生产、供应、使用、检验和管理部门共同遵循的法定依据。

国家药品标准是指国家食品药品监督管理局颁布的《中华人民共和国药典》、局（部）颁标准、药品注册标准和其他药品标准，其内容包括质量指标、检验方法以及生产工艺等技术要求。

一、《中华人民共和国药典》

《中华人民共和国药典》（简称《中国药典》），是药品生产和管理的法典，英文名称为 Pharmacopoeia of The People's Republic of China；英文简称为 Chinese Pharmacopoeia，英文缩写为 Ch. P. 。

《中国药典》依据《中华人民共和国药品管理法》，由国家食品药品监督管理局药典委员会组织制定，并由国家食品药品监督管理局颁布实施。《中国药典》一经颁布实施，其同品种的上版标准或其原国家标准即同时停止使用。

为保证药品质量，从 1953 年至 2010 年共出版了 9 版《中国药典》（1953 年版、1963 年版、1977 年版、1985 年版、1990 年版、1995 年版、2000 年版、2005 年版和2010 年版），其中 1953 年版中药和化学药合订为一册，1963 年版始分为一、二部，2005 年版始分为一、二、三部；其中，一部收载药材和饮片、植物油脂和提取物、成方制剂和单味制剂等，二部收载化学药品、抗生素、生化药品、放射性药品以及药用辅料等，三部收载生物制品。

《中国药典》由一部、二部、三部及其增补本组成。内容分别包括凡例、正文和附录。除特别注明版次外，《中国药典》均指现行版《中国药典》。现行版为《中国药典》2010 年版。

《中国药典》收载的药品标准，是国家药品标准体系的核心，《中国药典》以外的上市药品也必须执行其通用规定及相关要求。

二、部（局）颁标准

原称《中华人民共和国卫生部药品标准》（简称部颁标准），有"中药成方制剂"21 册，其中 1989 年 2 月，公布了第一批 170 种中成药部颁标准、中药成方制剂第 1

册，1990 年 12 月至 1998 年 12 月，公布了部颁标准"中药成方制剂"第 2 册至第 21 册以及藏药分册、蒙药分册、维吾尔药分册。

为了强化药品管理，保证用药的安全、有效，从 1996 年开始对中药地方标准进行整顿，凡能上升为国家标准的，由国家食品药品监督管理局编制颁发了《国家中成药标准汇编》。由国家食品药品监督管理局颁布的国家中药标准，称为局颁标准。

《国家中成药标准汇编》包括内科心系分册、内科肝胆分册、内科脾胃分册、内科气血津液分册、内科肺系（一）、（二）分册、内科肾系分册、外科妇科分册、骨伤科分册、口腔肿瘤儿科分册、眼科耳鼻喉皮肤科分册、经络肢体脑系分册。

三、药品注册标准

根据《药品注册管理办法》，国家药品标准包括国家局颁布的药品注册标准，药品试行标准属于药品注册标准，也是国家标准，其收载的药品名称为药品通用名称。

药品注册标准系指国家食品药品监督管理局批准给申请人特定药品的标准，申请人应当选取有代表性的样品进行标准的研究工作，生产该药品的药品生产企业必须执行该注册标准。药品注册标准不得低于《中国药典》的规定。药品注册标准的项目及其检验方法的设定，应当符合《中国药典》的基本要求、国家食品药品监督管理局发布的技术指导原则及国家药品标准编写原则。

新药经审批后，其质量标准为试行标准，在试行标准期满后，由药典委员会正式转为局颁标准，目前转正的品种已汇编为《新药转正标准》（1～78 册）。药品试行标准应当由药品生产企业按照规定提出转正申请，企业在办理药品试行标准转正申请期间，应当按照试行标准进行生产。

四、企业标准

企业标准是指药品生产企业自订的内控标准，应高于国家药品标准，使药品自出厂之日起，直到有效期内仍能符合国家药品标准的规定。

知识链接

化学药品的药品质量标准

化学药品的药品质量标准目前只有《中国药典》标准和国家食品药品监督管理局（简称国家局）颁发的标准，新药上市，不同企业根据自己企业的研发标准，上报给国家局，国家局经过审核下发药品质量标准（试行），期限为两年。

五、国外药典

常用的国外药典见表 1-1。

表1-1　国外药典

类别	名称及缩写	现行版
美国药典	The United States Pharmacopoeia National Formulary, USP-NF	USP (35) -NF (30)
英国药典	British Pharmacopoeia, BP	BP (2012)
日本药局方	The Japanese Pharmacopoeia, JP	BP (16)
欧洲药典	European Pharmacopoeia, EuP	EuP (7)

六、《中国药典》（一部）简介

《中国药典》一部收载药材和饮片、植物油脂和提取物、成方制剂和单味制剂等。

（一）《中国药典》一部品种收载情况

《中国药典》2010年版与历版《中国药典》比较，收载品种明显增加。历版《中国药典》一部收载品种见表1-2。

表1-2　历版《中国药典》收载情况

版本/年	药材和饮片	植物油脂和提取物	成方制剂和单味制剂	合计（种）
1953	植物药和油脂类65种，成方制剂和单味制剂46种			111
1963	中药材446种，中药成方制剂197种			643
1977	中草药（包括少数民族药材）、中草药提取物、植物油脂以及单味制剂等882种，成方制剂（包括少数民族药成方）270种			1152
1985	中药材、植物油脂及单味制剂506种，中药成方制剂207种			713
1990	中药材、植物油脂等509种，中药成方和单味制剂275			784
1995	中药材、植物油脂等522种，中药成方和单味制剂398种			920
2000	中药材、植物油脂等534种，中药成方和单味制剂458种			992
2005	551种	31种	564种	1146
2010	1055种	47种	1063种	2165

（二）《中国药典》一部特点

1. 规范药材拉丁（学）名

按国际习惯用法规范药材拉丁名，属名或属名＋种加词在先，药用部位在后；修订了药材拉丁学名，规定基原植物的科名、拉丁学名主要参照《Flora of China》和《中国高等植物》。

2. 具有中医药特色

收载的饮片标准达到822个，完全覆盖了中医临床常用饮片目录，首次明确了中药饮片的定义，明确了中药制剂入药者均为"饮片"。

对处方药味名称进行了科学命名，中成药处方中药味全部改为饮片名称表述；多来源药材分列的品种在中成药处方中有了明确的规定。

炮制品均使用炮制品名称，如炒麦芽、蜜百部等。大幅度增加符合中药特色的专属性的显微鉴别和薄层色谱鉴别方法，基本结束"丸、散、膏、丹，神仙难辨"的历史。

加强了对多药味、多成分的检测，成方制剂中测定两种以上药味含量的有159个品种，测定两种以上成分总量或含量的达到258个品种，更好地控制药品质量。

3. 注重专属性、有效性

所有药材和饮片以及含饮片粉末的中成药都增加和修订补齐了专属性的横切面或粉末显微特征，显微鉴别技术已经达到国际领先水平。

除矿物药外，药材和饮片、植物油脂和提取物、中成药标准中基本都增加或修订补齐了薄层色谱鉴别。

由测定指标性成分逐渐向测定有效活性成分，使质量控制更有实际意义；由原来的单一定性定量转向活性成分、多指标成分质量控制；测定成分与功效相结合，能更有效地控制药品质量；制剂中测定成分与药材测定成分保持一致，见表1-3。

表1-3　部分药物检测成分或方法的比较

药物	检测成分或方法
肿节风	原标准：异嗪皮啶，为非特征非待测
	现标准：迷迭香酸，为活性强的活性成分
独一味	原标准：木犀草素，水解后的黄酮苷元类，既无专属性又无质量控制意义
	现标准：山栀苷甲酯和8-O-乙酰山栀苷甲酯，为独一味专属
黄连	原标准：仅测小檗碱，多种植物均含有，专属性和质量可控性差
	现标准：HPLC-测多评技术，一种小檗碱对照品可同时测定五种成分
大黄	在五淋丸起消炎作用，因此测定游离蒽醌含量
	在大黄清胃丸起泻下作用，因此测定结合蒽醌含量
何首乌	二苯乙烯苷，12个含何首乌或制何首乌的品种测定此成分

4. 先进技术应用

本版药典积极采用将新技术、新方法纳入药品标准中，如液相色谱-质谱联用技术（LC-MS）、DNA分子鉴定技术、薄层-生物自显影技术等。

LC-MS主要应用于毒性成分定量限量测定，保证用药安全。如千里光（含阿多尼弗林碱）、川楝子（含川楝素）和苦楝皮（含川楝素）等。

薄层-生物自显影技术主要应用于乌药、熟地、紫苏梗等，除可鉴别真伪外，还可知道哪些成分有清除自由基和抗氧化等活性作用。

建立能反映中药整体特性的方法，保证质量的稳定均一，将色谱指纹图谱纳入药典质量标准，能够表征被测中药样品主要化学成分的特征，具有整体、宏观、模糊分析特点。

5. 安全性

全面禁用苯作溶剂，所有含苯的分析方法均重新修订，工艺使用有机溶剂的均检查有机溶剂残留。

6. 减少濒危药材使用

为了保护资源，促进中药可持续发展，《中国药典》原则上不再收载濒危野生药材。如"人参项下"删去"山参"，改收载"林下山参"；制剂中原使用"麝香"和"牛黄"的，除极少数品种获林业总局批准外，绝大多数已改成"人工麝香"和"人工牛黄"；石斛的基原植物重新定义为"栽培近似种"；"独一味"藏药材，原标准规定药用部位为"带根的全草"现改为"地上部分"，保留根部。

(三)《中国药典》一部的基本结构

《中国药典》一部主要包括凡例、品名目次、正文品种、附录和索引五部分。

1. 凡例

凡例是为正确使用《中国药典》进行药品质量检定的基本原则，是对《中国药典》正文、附录及与质量检定有关的共性问题的统一规定，避免在全书中重复说明。凡例中的有关规定具有法定的约束力。

2. 品名目次

品名目次列有药材和饮片、植物油脂和提取物、成方制剂和单味制剂三部分。

3. 正文品种

品种项下收载的内容统称为正文，正文系根据药物自身的理化与生物学特性，按照批准的来源、处方、制法和运输、贮藏等条件所制定的、用以检测药品质量是否达到用药要求并衡量其质量是否稳定均一的技术规定。正文部分为药典的主体，收载的是各品种的药品标准。

正文项下根据品种和剂型的不同，按顺序可分别列有：品名、来源、处方、制法、性状、鉴别、检查、浸出物、特征图谱和指纹图谱、含量测定、炮制、性味与归经、功能与主治、用法与用量、注意、规格、贮藏、制剂、附注等。其中品名、来源、处方、制法、性状、鉴别、检查、浸出物、特征图谱和指纹图谱、含量测定、规格等项内容是控制药品质量和全面评价药品质量的依据，具有严格的法定约束力。用法与用量、注意、贮藏和制剂等项内容为指导性条文。

4. 附录

附录主要收载制剂通则、通用检测方法和指导原则。制剂通则系按照药物剂型分类，针对剂型特点所规定的基本技术要求；通用检测方法系各正文品种进行相同检查项目的检测时所应采用的统一的设备、程序、方法及限度等；指导原则系为执行药典、考察药品质量、起草与复核药品标准等所制定的指导性规定。

5. 索引

包括中文索引、汉语拼音索引、拉丁名索引、拉丁学名索引，其中中文索引按汉语拼音顺序排列，可快速查询各有关药物品种的质量标准。

(四)《中国药典》一部凡例

凡例包括总则及分类项目共计四十九条。

凡例是药典的总说明，是药典的重要组成部分，它规定了药典中各有关术语的含义以及其在使用时应注意的事项。药品检验工作人员应逐条阅读、正确地理解和执行相关的条文。

下面简单介绍与检测密切相关的项目：

1. 总则

国家药品标准由凡例与正文及其引用的附录共同构成。本版药典收载的凡例、附录对药典以外的其他国家标准具同等效力。

凡例是为正确地使用《中国药典》进行药品质量检定的基本原则，是对《中国药典》正文、附录及与质量检定有关的共性问题的统一规定。

正文所设各项规定是针对符合《药品生产质量管理规范》（Good Manufacturing Practices，GMP）的产品而言。任何违反 GMP 或有未经批准添加物质所生产的药品，即使符合《中国药典》或按照《中国药典》没有检出其添加物质或相关杂质，亦不能认为其符合规定。

2. 项目与要求

（1）溶解度　溶解度是药品的一种物理性质。除另有规定外，称取研成细粉的供试品或量取液体供试品，置于 25℃±2℃ 一定容量的溶剂中，每隔 5 分钟强力振摇 30 秒钟；观察 30 分钟内的溶解情况，如无目视可见的溶质颗粒或液滴时，即视为完全溶解。药品的近似溶解度的各名词术语及其含义见表 1-4。

表 1-4　药品的近似溶解度的名词术语

近似溶解度	溶质量（g 或 ml）	溶剂量（ml）	溶解情况
极易溶解	1	不到 1	完全溶解
易溶	1	1～不到 10	完全溶解
溶解	1	10～不到 30	完全溶解
略溶	1	30～不到 100	完全溶解
微溶	1	100～不到 1000	完全溶解
极微溶解	1	1000～不到 10000	完全溶解
几乎不溶或不溶	1	10000	不能完全溶解

（2）【贮藏】项下的规定　系对药品贮藏与保管的基本要求，除矿物药应置干燥洁净处不作具体规定外，一般以下列名词术语表示，见表 1-5。

表 1-5　【贮藏】项下的名词术语

名词术语	含义
遮光	系指用不透光的容器包装，例如棕色容器或黑色包装材料包裹的无色透明、半透明容器
密闭	系指将容器密闭，以防止尘土及异物进入
密封	系指将容器密封，以防止风化、吸潮、挥发或异物进入
熔封或严封	系指将容器熔封或用适宜的材料严封，以防止空气与水分的侵入并防止污染
阴凉处	系指不超过 20℃
凉暗处	系指避光并不超过 20℃
冷处	系指 2～10℃
常温	系指 10～30℃，除另有规定外，【贮藏】项未规定贮存温度的一般系指常温

3. 检测方法和限度

（1）本版药典正文收载的所有品种，均应按规定的方法进行检测，如采用其他方法，应将该方法与规定的方法做比较试验，根据试验结果掌握使用，但在仲裁时仍以本版药典规定的方法为准。

（2）本版药典中规定的各种纯度和限度数值以及制剂的重（装）量差异，系包括上限和下限两个数值本身及中间数值。规定的这些数值不论是百分数还是绝对数字，其最后一位数字都是有效位。

　　试验结果在运算过程中，可比规定的有效数字多保留一位数，而后根据有效数字的修约规定进舍至规定有效位。计算所得的最后数值或测定读数值均可按修约规则进舍至规定的有效位，取此数值与标准中规定的限度数值比较，以判断是否符合规定的限度。

　　（3）药品和饮片、植物油脂和提取物的含量（%）均按重量计。成方制剂与单味药制剂的含量，除有另外规定外，一般按每一计量单位（1片、1丸、1袋、1ml等）的重量计；单一成分制剂如规定上限为100%以上时，系指用本版药典规定的分析方法测定时可能达到的数值，它为药典规定的限度允许偏差，并非真实含量；如未规定上限时，系指不超过101.0%。

　　制剂的含量限度范围，是根据该药味含量的多少、测定方法、生产过程和贮存期间可能产生的偏差或变化而制定的，生产中应按处方量或成分标示量100%投料。

　　4. 对照品、对照药材、标准品

　　对照品、对照药材、对照提取物、标准品系指用于鉴别、检查、含量测定的标准物质。对照品应按其使用说明书上规定的方法处理后按标示含量使用。

　　对照品与标准品的建立或变更批号，应与国际对照品、国际标准品或原批号对照品、标准品进行对比，并经过协作标定和一定的工作程序进行技术审定。

　　对照品、对照药材、对照提取物与标准品均应附有使用说明书，标明批号、用途、使用期限、储存条件和装量等。

知识链接

药品标准物质

　　药品标准物质是指供药品标准中物理和化学测试及生物方法试验用，具有确定特性量值，用于校准设备、评价测量方法或给供试药品赋值的物质，包括标准品、对照品、对照药材、参考品。中国药品生物制品检定所负责标定国家药品标准物质。中国药品生物制品检定所可以组织有关的省、自治区、直辖市药品检验所、药品研究机构或药品生产企业协作标定国家药品标准物质。中国药品生物制品检定所负责对标定的标准物质从原材料选择、制备方法、标定方法、标定结果、定值准确性、量值溯源、稳定性及分装与包装条件等资料进行全面技术审核，并作出可否作为国家药品标准物质的结论。

　　5. 计量

　　（1）滴定液和试液　本版药典使用的滴定液和试液的浓度，以 mol/L（摩尔/升）表示者，其浓度及表示形式等，见表1-6。

表1-6　滴定液和试液

溶液类别	表示形式	浓度要求
滴定液	XXX 滴定液（YYY mol/L）	精密标定
试液	YYYmol/L XXX 溶液	不需精密标定

（2）温度描述 一般以下列名称术语表示，见表1-7。

表1-7 描述温度的名词术语

名称术语	含义
水浴温度	除另有规定外，均指98~100℃
热水	系指70~80℃
微温或温水	系指40~50℃
室温	系指10~30℃
冷水	系指2~10℃
冰浴	系指约0℃
放冷	系指放冷至室温

（3）有关符号或缩写 有关符号或缩写见表1-8。

表1-8 有关符号或缩写

符号或缩写	含义
%	重量百分比，系指重量的比例 溶液百分比，系指溶液100ml中含有溶质若干克 乙醇的百分比，系指在20℃时容量的比例
%（g/g）	表示溶液100g中含有溶质若干克
%（ml/ml）	表示溶液100ml中含有溶质若干毫升
%（ml/g）	表示溶液100g中含有溶质若干毫升
%（g/ml）	表示溶液100ml中含有溶质若干克
ppm	表示百万分比，系指重量或体积的比例
ppb	表示十亿分比，系指重量或体积的比例

（4）药筛与粉末分等 本版药典所用药筛，选用国家标准的R40/3系列，分等见表1-9；粉末分等见表1-10。

表1-9 药筛分等

筛号	筛孔内径（平均值）	目号
一号筛	2000μm±70μm	10目
二号筛	850μm±29μm	24目
三号筛	355μm±13μm	50目
四号筛	250μm±9.9μm	65目
五号筛	180μm±7.6μm	80目
六号筛	150μm±6.6μm	100目
七号筛	125μm±5.8μm	120目
八号筛	90μm±4.6μm	150目
九号筛	75μm±4.1μm	200目

表 1 – 10　粉末等级

粉末等级	粉末粗细
最粗粉	指能全部通过一号筛,但混有能通过三号筛不超过 20% 的粉末
粗粉	指能全部通过二号筛,但混有能通过四号筛不超过 40% 的粉末
中粉	指能全部通过四号筛,但混有能通过五号筛不超过 60% 的粉末
细粉	指能全部通过五号筛,并含能通过六号筛不少于 95% 的粉末
最细粉	指能全部通过六号筛,并含能通过七号筛不少于 95% 的粉末
极细粉	指能全部通过八号筛,并含能通过九号筛不少于 95% 的粉末

(5)乙醇未指明浓度时,均系指 95%(ml/ml)的乙醇。

6. 精确度

本版药典规定取样量的准确度和试验的精密度,相关规定如下:

(1)试验中供试品与试药等"称重"或"量取"的量,均以阿拉伯数码表示,取用量的示例见表 1 – 11。

表 1 – 11　取用量及其精确度

称取量	取量范围
0.1g	0.06 ~ 0.14g
2g	1.5 ~ 2.5g
2.0g	1.95 ~ 2.05g
2.00g	1.995 ~ 2.005g

(2)试验中供试品与试药等"称重"或"量取"的精确度可根据数值的有效数位来确定,有关术语见表 1 – 12。

表 1 – 12　有关精确度术语

术语	含义
精密称定	系指称取重量应准确至所取重量的千分之一
称定	系指称取重量应准确至所取重量的百分之一
精密量取	系指量取体积的准确度应符合国家标准中对该体积移液管的精密度要求
量取	系指可用量筒或按照量取体积的有效数位选用量具
"约"若干	系指取用量不得超过规定量的 ±10%
干燥至恒重	系指供试品连续两次干燥称重的差异在 0.3mg 以下的重量,干燥至恒重的第二次及以后各次称重均应在规定条件下继续干燥 1 小时后进行
炽灼至恒重	系指供试品连续两次炽灼称重后称重的差异在 0.3mg 以下的重量,炽灼至恒重的第二次称重应在继续炽灼 30 分钟后进行
按干燥品(或无水物,或无溶剂)计算	应取未经干燥(或未去水,或未去溶剂)的供试品进行试验,并将计算中的取用量按[检查]项下测得的干燥失重(或水分,或溶剂)扣除
空白试验	系指在不加供试品或以等量溶剂替代供试液的情况下,按同法操作所得的结果[含量测定]中的"并将滴定的结果用空白试验校正",系指按供试品所耗滴定液的量(ml)与空白试验中所耗滴定液的量(ml)之差进行计算
试验时的温度	未注明者,系指在室温下进行;温度高低对试验结果有显著影响者,除另有规定外,应以 25℃ ±2℃ 为准

7. 试药、试液、指示剂

试验用的试药，除另有规定外，均应根据附录试药项下的规定，选用不同等级并符合国家标准或国务院有关行政主管部门规定的试剂标准。试液、缓冲液、指示剂与指示液、滴定液等，均应符合附录的规定或按照附录的规定制备。

试验用水，除另有规定外，均系指纯化水。酸碱度检查所用的水，均系指新沸并放冷至室温的水。

酸碱性试验时，如未指明用何种指示剂，均系指石蕊试纸。

第三节 中药制剂检验的依据和程序

一、中药制剂检验的依据

药品检验是按药品标准对检品（包括原辅料、中间体、产品等）进行检测、比较和判定的过程。

药品的质量是生产出来的，药品生产企业必须贯彻 GMP。药品检验是控制药品质量的重要组成部分，其根本的目的是确保人们用药的安全和有效。国内生产的中药制剂进行常规检测时，以国家药品标准为依据；生产企业为了保证产品质量，往往以自订的内控质量标准为依据，但在仲裁时应以国家药品标准为依据。医疗单位自制的制剂按卫生行政部门批准的质量标准进行检测。进出口药品应由口岸药检所按有关质量标准或合同规定进行检测。

药品检测操作方法可参照《中国药品检验标准操作规范》的规定执行。

二、中药制剂检验的程序

中药制剂检验是中药制剂质量控制的一个重要组成部分，其检验程序一般为取样、样品预处理、性状观测、鉴别、检查、含量测定和书写检验报告书。

（一）取样

取样系指从一批产品中，按取样规则抽取一定数量具有代表性的样品。样品系指为了检验药品的质量，从整批产品中采取足够检测用量的部分。药品检验贯穿于药品生产的整个过程。药品检验所抽取的样品，包括进厂原料、中间体（半成品）及成品。中药制剂检验对中药制剂质量既起着把关作用，又起着预防的作用，即对上一过程进行严格检验，把好质量关，同时也是下一过程的预防，防止将不合格品转入下一过程。

1. 取样要求

直接接触药品的取样工具和盛样器具，应不与药品发生化学作用，使用前应洗净并干燥。核对品名、产地、批号、规格等级及包件式样，检查并详细记录。凡有异常情况的包件，应单独取样检验。

2. 取样数目

（1）药材和饮片 总数不足 5 件的，逐件取样；5～99 件，随机抽 5 件取样；100～1000 件，按 5% 比例取样；超过 1000 件的，超过部分按 1% 比例取样。

贵重药材和饮片，均逐件取样。

（2）成品、中间产品　按批抽取。设总件数为 n，n≤3，逐件取样；3＜n≤300，取样数为 $\sqrt{n}+1$，随机取样；n＞300，取样数为 $\dfrac{\sqrt{n}}{2}+1$，随机取样。

3. 取样量

取样量一般为最少可供三次全检用量。1/3 供检验用；1/3 供复核用；1/3 供留样保存，保存至产品失效后一年。

（二）性状观测

药品性状内容包括其外观、质地、断面、臭、味、溶解度以及物理常数等。外观是指药品的色泽外表感官的描述。

制剂的性状包括剂型及内容物的色、臭、味，其外观性状与原料质量、制剂工艺、包装以及贮存等有关，是评价药品质量的主要指标之一。

（三）样品预处理

中药制剂检测常将供试品制成供试液后按规定的方法进行检测。

供试品溶液制备是根据待测成分的性质，选择合适的方法，除去干扰成分和其他非待测成分，保留或尽可能全量保留供试品中待测成分的过程。检测方法不同，供试品溶液制备方法亦不一样。由于中药制剂成分复杂、剂型多样且多为固体，故一般供理化检验的供试品溶液的制备包括粉碎（或分散）、提取和分离等操作。

1. 固体制剂的粉碎（或分散）

应用于临床的中药制剂多为固体，一般应进行粉碎，粉碎后比表面积增大，有利于待测成分的提取；粉碎的粒度应合适，可根据检验目的选择合适的粉碎器械；粉碎后如需过筛，则过筛时不能通过筛孔的颗粒必须反复粉碎或碾磨，使其全部通过筛网，保证样品的代表性。部分固体制剂的粉碎（或分散）方法见表 1－13。

表 1－13　部分中药固体制剂的粉碎方法

剂型		预处理方法
丸剂	蜜丸	剪碎或切碎，加硅藻土研磨分散
	水蜜丸	直接粉碎或研碎
	水丸	直接粉碎或研碎
	糊丸	直接粉碎或研细
	蜡丸	切碎，置烧杯中，加水 50ml 煮沸后，保持微沸 10 分钟，置冰浴中 30 分钟，取出，除去蜡层
	浓缩丸	直接粉碎、切碎或研细
片剂		研细；若包衣有干扰，则除去包衣后，研细
锭剂		研细或研碎
滴丸剂		研碎
胶囊剂		少数需研细
栓剂		剪碎、研碎或切碎

颗粒剂、散剂、硬胶囊剂（内容物）：本身颗粒较小，一般不需粉碎，可直接提取。

2. 提取

中药制剂中待测成分的提取，通常是根据待测成分的性质，选择适当的方法，将待测成分尽可能提出。常用的提取方法有溶剂提取法、超声波提取法、水蒸气蒸馏法和升华法。

（1）溶剂提取法 常用的提取方法。溶剂提取法是根据中药制剂中各类成分的溶解性能，选择合适的溶剂将待测成分提出的方法。提取溶剂的选择遵循"相似相溶"的原则，即应选择对待测成分溶解度大，对非待测成分溶解度小，不与待测成分发生不良反应、低碳安全环保的溶剂。常用溶剂及其溶出成分见表1-14。

表1-14 常用溶剂及其溶出成分

溶剂类型	溶剂特点	溶出成分
水	强极性溶剂 溶解水溶性成分	盐类、糖类、氨基酸、鞣质、苷类等；生物碱（酸水）；有机酸、黄酮、蒽醌、香豆素等（碱水）
甲醇、乙醇、丙酮等	极性大，能与水混溶 穿透力强，溶解范围广泛	（除蛋白质、黏液质）多数亲水性成分及极性大的亲脂性成分
乙酸乙酯、三氯甲烷、乙醚、石油醚等	与水不相溶，选择性强 溶解脂溶性成分	挥发油、香豆素、游离态成分（生物碱、黄酮、蒽醌）、树脂、油脂、叶绿素

① 浸渍法 取适量的样品置具塞容器中，加入一定量的溶剂，摇匀，密塞，在一定温度下放置浸泡提取，浸泡期间经常振摇。溶剂用量为样品重量的6～10～20倍，浸泡时间从几分钟～12～24～48h不等。在中药制剂的常规检验中，取样量、溶剂种类和用量、浸泡时间、浸泡温度等均按各品种项下的规定执行。例如石淋通片【鉴别】（1）：取本品研成细粉，取约1g，加1%盐酸的70%乙醇溶液10ml，温热10分钟，滤过，滤液蒸去乙醇，加水5ml使溶解，滤过，取滤液各1ml，分置两支试管中，一管中加碘化铋钾试液2滴，生成橘红色沉淀；另一管中加三硝基苯酚试液2滴，生成黄色沉淀。

② 回流提取法 取一定量的样品置圆底烧瓶中，加入一定量的有机溶剂（溶剂需浸没过药品），连接回流冷凝器，加热回流提取，放冷，过滤得到提取溶液。在中药制剂的常规检测中，溶剂种类和用量、提取时间等均按各品种项下的规定执行。本法操作简单、提取效率高，但提取杂质较多，适合于对热稳定的待测成分的提取。例如杞菊地黄丸【鉴别】（2）：取本品水蜜丸6g，研碎；或取小蜜丸或大蜜丸9g，剪碎，加硅藻土4g，研匀。加乙醚40ml回流1小时，滤过，滤液挥去乙醚，残渣加丙酮1ml使溶解，作为供试品溶液。

③ 连续回流提取法 取一定量的样品置索氏提取器中，加入一定量的有机溶剂，连接回流冷凝器，加热连续回流至提取完全。本法操作简单、提取效率高、不需过滤且提取杂质少，适合于对热稳定的待测成分的提取。例如桂枝茯苓胶囊【鉴别】（2）：取本品内容物2g，置索氏提取器中，加乙醚适量，加热回流提取2小时，放冷，取提取液挥干，残渣加甲醇1ml使溶解，作为供试品溶液。

（2）超声波提取法 取一定量的样品置具塞锥形瓶中，加入一定量的溶剂后，置超声波振荡器中进行提取，提取时间一般在30分钟内。超声功率和频率按各品种项下的规定执行。本法操作简单、时间短、提取效率高，《中国药典》已广泛采用，绝大多数供试品溶液的制备采用超声波提取。例如复方丹参片【含量测定】中测定丹酚酸 B 时供试品溶液的制备：取本品 10 片，糖衣片除去糖衣，精密称定，研细，取 0.15g，精密称定，置 50ml 量瓶中，加水适量，超声处理（功率 300W，频率 50kHz）30 分钟，放冷，加水至刻度，摇匀，离心，取上清液，即得。

（3）水蒸气蒸馏法　本法适用于能随水蒸气蒸馏而不被破坏、与水不发生反应、难溶或不溶于水的挥发性成分的提取，包括挥发油、某些小分子的生物碱（如麻黄碱、烟碱、槟榔碱等）和某些小分子的酚类物质（如丹皮酚等）。例如木香槟榔丸【鉴别】(4)：取本品粉末 4g，加水 10ml，水蒸气蒸馏，收集馏液约 100ml，照紫外 - 可见分光光度法（附录ⅤA）测定，在 253nm 的波长处有最大吸收。

（4）升华法　固体物质遇热直接气化，遇冷后又直接凝结成固体的过程，称为升华。中药制剂中某些成分具有升华性，如冰片、樟脑、咖啡因、游离蒽醌类等。具有升华性的物质可用升华提取。例如牛黄解毒片【鉴别】(2)：取本品 1 片，研细，进行微量升华，所得白色升华物，加新配制的 1% 香草醛硫酸溶液 1~2 滴，液滴边缘渐显玫瑰红色。

注意事项：若为定量分析，则要定量操作。提取过程中如提取溶剂有损失，则加入提取溶剂后，称重，提取完冷却后，再称重，用提取溶剂补足减失的重量。例如复方丹参片【含量测定】中测定丹参酮ⅡA（$C_{19}H_{18}O_3$）时供试品溶液的制备：取本品 10 片，糖衣片除去糖衣，精密称定，研细，取约 1g，精密称定，置具塞棕色瓶中，精密加入甲醇 25ml，密塞，称定重量，超声处理（功率 250W，频率 33kHz）15 分钟，放冷，再称定重量，用甲醇补足减失的重量，摇匀，滤过，取续滤液，置棕色瓶中，即得。

3. 分离

固体中药制剂经提取得到的提取液大多仍成分复杂、干扰大，还需进一步分离纯化。常用的分离纯化的方法主要有液 - 液萃取法、液 - 固萃取法（色谱法）和盐析法等。

（1）液 - 液萃取法　为简单萃取法，通常在分液漏斗中进行。是利用提取液中待测成分和非待测成分在两种互不相溶的溶剂中分配系数的不同进行分离的，分配系数相差越大，则分离效果越好。其中一相为水相，另一相必须是与水互不相溶的有机溶剂，常用的有正丁醇、乙酸乙酯、三氯甲烷、乙醚等。若为含量测定，则应提取完全，一般提取次数为 3~4~5 次，提取溶剂应为另一相的 2~5 倍。例如复方草珊瑚含片【含量测定】中测定异秦皮啶（$C_{11}H_{10}O_5$）时供试品溶液的制备：取本品 10 片，精密称定，研细，取约 1g，精密称定，加水约 10ml，超声处理（功率 300W，频率 25kHz）10 分钟，转移至分液漏斗中，用三氯甲烷振摇提取 5 次（必要时离心），每次 10ml，合并三氯甲烷提取液，回收三氯甲烷至干，残渣用甲醇溶解，转移至 25ml 量瓶中，加甲醇至刻度，摇匀，滤过，取续滤液，即得。

（2）沉淀法　改变溶剂极性，过滤，得滤液或不溶物，除去提取液中的非待测成分，如水提醇沉法（沉淀多糖、蛋白质）、醇提水沉法（沉淀树脂、叶绿素）、酸提碱沉法（分离碱性成分）、碱提酸沉法（分离酸性成分）；利用某些试剂与提取液中的某些成分发生化学反应进行分离纯化，如雷氏盐沉淀法（分离水溶性生物碱）。

（3）色谱法 亦称为液－固萃取法。理化性质相似的混合物，用一般的化学方法很难分离，可用色谱法将其分离。《中国药典》常用氧化铝柱（内径约 0.9cm，中性氧化铝 5g）、D101 型大孔吸附树脂柱（内径约为 1.5cm，柱高为 10cm）等。例如小儿热速清口服液【含量测定】中测定黄芩时供试品溶液的制备：精密量取本品 0.5ml，通过D101 型大孔吸附树脂柱（内径约为 1.5cm，柱高为 10cm），以每分钟 1.5ml 的流速用水 70ml 洗脱，继用 40% 乙醇洗脱，弃去 7～9ml 洗脱液，收集续洗脱液于 50ml 量瓶中至刻度，摇匀，即得。

（4）盐析法 在水提取液（或液体中药制剂）中加入无机盐（NaCl 或 Na_2SO_4 等）至一定浓度或达到饱和状态，使溶液中某些成分溶解度降低而分离。例如正骨水【含量测定】中挥发油测定：精密量取本品 10ml，置分液漏斗中，加饱和氯化钠溶液100ml，振摇 1～2 分钟，放置 1～2 小时，分取上层液，移入圆底烧瓶中，用热水洗涤分液漏斗数次，洗液并入圆底烧瓶中，照挥发油测定法（附录 Ⅹ D 甲法）测定，含挥发油不得少于 9.5%。

（四）鉴别

中药制剂的鉴别主要是利用处方中各药味的组织特征和所含成分的物理、化学、光谱和色谱特性等，对制剂中君药、臣药、毒性药、贵重药的真伪进行检定。主要方法有显微鉴别和理化鉴别等，有原粉入药的中药制剂，均采用专属性强的显微鉴别，并对显微特征作了归属标注；由于中药制剂成分的复杂性，理化鉴别则广泛使用具有分离、分析功能的薄层色谱法。

（五）检查

检查药品或在加工、生产和贮藏过程中可能含有并需要控制的物质，主要包括常规检查、杂质检查和微生物限度检查三个方面。

常规检查项目与剂型有关，如丸剂应测定水分、重量差异（装量差异、装量）、溶散时限、微生物限度等项目；合剂应测定相对密度、pH 值、装量（最低装量）、微生物限度等项目。制剂的常规检查方法按照《中国药典》附录中各制剂通则的有关规定执行。

杂质无治疗作用或影响药物的疗效和稳定性，甚至对人体健康有害，包括重金属、砷盐、甲醇、农药残留量、二氧化硫残留量等；《中国药典》规定杂质检查均为限量检查，常用百分之几或百万分之几表示，检查方法按药品标准规定执行。

微生物限度检查系检查非规定灭菌制剂及其原料、辅料受微生物污染程度，检查项目包括细菌数、霉菌数、酵母菌数及控制菌检查。检查方法按照《中国药典》附录中的有关规定执行。

（六）含量测定

含量测定是控制中药制剂内在质量的重要方法，控制活性成分和毒性成分含量是保证中药制剂有效、安全的根本措施。当测定成分为活性成分时，可只规定下限；测定成分为有毒成分时，只规定上限；当有毒成分同时又是活性成分时，必须规定幅度，即上下限，某些制剂则以有效部分或总成分的含量来控制药品的质量，例如，总生物碱、总黄酮、总皂苷、挥发油、总氮量等的测定。

（七）检验记录和检验报告书

1. 检验记录

检验记录是出具检验报告书的原始依据。为保证药品检验工作的科学性和规范性，检验原始记录必须用蓝黑墨水或碳素笔书写，做到记录原始、数据真实、字迹清晰、资料完整。

检验原始记录按页编号，按规定归档保存，内容不得私自泄露。

（1）基本条件要求　规定的记录纸、各类专用检测记录表格，铅笔（显微绘图用）。

（2）检测人员在检测前，应注意检品标签与所填检测卡的内容是否相符，并将样品的编号与品名记于检测记录纸上。

（3）检测记录中，应先写明检测的依据。

（4）检测过程中，可按检测顺序依次记录各检测项目及其内容，记录均应及时、完整地记录，严禁事后补记或转抄。如发现记录有误，可用单线划去并保持原有的字迹可辨，不得擦抹涂改；并应在修改处签名或盖章，以示负责。

（5）在整个检测工作完成之后，应将检测记录逐页顺序编号，根据各项检测结果认真填写"检测卡"，并对本检品作出明确的结论。

2. 药品检验报告书

药品检验报告书是对药品质量作出的技术鉴定，是具有法律效力的技术文件；要求做到：依据准确，数据无误，结论明确，文字简洁，书写清晰，格式规范；每一张药品检验报告书只针对一个批号。

成品检验报告书为一式3份、中间体为2份、物料为2份，分别交仓库或车间，另一份质量管理部门存档，仓库、车间也要设专人保存检验报告。检验原始记录、检验报告书须按批号保存药品有效期后一年或三年后方可销毁。

（1）报告书编号：为8位数字，前4位为年号，后4位为流水号，如：19970009。

（2）检品名称：应按药品包装上的品名（中文名或外文名）填写。

（3）剂型：按检品的实际剂型填写。如片剂、胶囊剂、注射剂等。

（4）规格：按质量标准规定填写。没有规格的填"/"。

（5）包装：制剂包装应填药品的最小原包装的包装容器，如"塑料瓶"或"铝塑板及纸盒"等。

（6）批号：按药品包装实样上的批号填写。

（7）效期：国内药品按药品包装所示填写有效期。

（8）报验数量：指检品所代表该批报验药品的总量。

（9）检测目的：填写"抽验"、"委托检测"、"复核检测"、"审核检测"。

（10）检测项目：有"全检"、"部分检测"或"单项检测"。"单项检测"应直接填写检测项目名称，如"热原"或"无菌"等。

（11）药品检验报告书的结论：内容应包括检验依据和检验结论。

全检合格，结论写"本品按×××检验，结果符合规定"。

全检中只要有一项不符合规定，即判为不符合规定；结论写"本品按××××检验，结果不符合规定"。

如非全项检测，合格的写"本品按×××检验上述项目，结果符合规定"；如有一项不合格时，则写"本品按×××检验上述项目，结果不符合规定"。

目标检测

一、选择题

1. 下列哪个不是国家药品标准（　　）
   A. 《中国药典》　　　　　　　　B. 局（部）颁标准
   C. 药品注册标准　　　　　　　　D. 新药试行标准
   E. 企业标准

2. 《中国药典》哪年版开始分为三部（　　）
   A. 1985 年　　　　　　　　　　B. 1990 年
   C. 1995 年　　　　　　　　　　D. 2000 年
   E. 2005 年

3. 《中国药典》所指的"精密称定"，系指称重应准确至所取重量的（　　）
   A. 百分之一　　　　　　　　　　B. 千分之一
   C. 万分之一　　　　　　　　　　D. 十万分之一
   E. 十分之一

4. 干燥失重时达到恒重的要求是两次称量相差不得超过（　　）
   A. 0.3g　　　　　　　　　　　　B. 0.1mg
   C. 0.3mg　　　　　　　　　　　D. 0.1g
   E. 0.03mg

5. 《中国药典》规定，滴定液正确表示方法为（　　）
   A. 盐酸滴定液（0.1023mol/L）
   B. 盐酸滴定液 0.1023mol/L
   C. 0.1023mol/L 盐酸滴定液
   D. （0.1023mol/L）盐酸滴定液
   E. 以上均不对

6. 《中国药典》规定的"阴凉处"是指（　　）
   A. 放在阴暗处，温度不超过 2℃　　B. 放在阴暗处，温度不超过 10℃
   C. 避光，温度不超过 20℃　　　　D. 温度不超过 20℃
   E. 温度不超过 25℃

7. 乙醇未指明浓度时，均系指（　　）（ml/ml）的乙醇。
   A. 50%　　　　　　　　　　　　B. 75%
   C. 80%　　　　　　　　　　　　D. 85%
   E. 95%

8. 检验药品的根本目的是（　　）

A. 保证药物的稳定性　　　　B. 保证药物合格

C. 保证药物安全　　　　　　D. 保证药物有效

E. 保证药物安全、有效

9. 当两种成分的结构和性质非常接近时，一般采用的分离方法是（　　　）

A. 色谱法　　　　　　　　　B. 盐析法

C. 萃取法　　　　　　　　　D. 沉淀法

E. 结晶法

二、判断题

1. 盛装药品的各种容器，均应无毒、洁净，与内容药品不发生化学变化，并不得影响内容药品的质量。（　　　）

2. 《中国药典》收载的药物的品种和数量是永久不变的。（　　　）

3. 《中国药典》的凡例不具有法律效应，可以不执行。（　　　）

4. 精密量取硫酸溶液 10ml，可用 10ml 量筒量取。（　　　）

5. 检验时所用的水，除另有规定外，一般用自来水。（　　　）

6. 药品质量标准中的性状部分没有法定意义。（　　　）

7. 酸碱度检查所用的水，均系指新沸并放冷至室温的水。（　　　）

8. 水浴温度除另有规定外，均指 98～100℃。（　　　）

9. 中药制剂作为药品，可以选择地进行质量检验。（　　　）

10. 药品只要有效就符合质量要求。（　　　）

三、简答题

1. 什么是中药制剂？

2. 简述中药制剂检测的特点。

3. 影响中药制剂质量的因素有哪些？

4. 简述中药制剂检验的依据和程序。

实训 一　查阅《中国药典》

【实训目的】

（1）熟悉《中国药典》的基本结构和内容。

（2）熟练查阅《中国药典》，正确理解《中国药典》中的有关术语，学会查阅药品标准，学会查阅试液的制备方法。

（3）能根据药品标准列出检测所需的试药、试液等。

（4）了解《中国药典》沿革。

【实训内容及评价】

（1）请按要求查阅《中国药典》，并记录查阅结果。

序号	查阅内容	查阅位置	查阅结果	分值	得分
1	溶解			5	
2	阴凉处			5	
3	细粉			5	
4	含片			5	
5	蜜制			5	
6	钙盐的鉴别试验			5	
7	颗粒剂的常规检查项目			5	
8	乙醇的性状			5	
9	稀盐酸的制备			5	
10	穿心莲片的药品标准			5	

（2）请查阅《中国药典》中三七片的药品标准，按要求完成下列内容。

检测项目	查阅内容	分值	得分
【性状】	剂型：	5	
【鉴别】（2）	仪器：	5	
	试药：	5	
	试液：	5	
	对照品：	5	
【检查】	应检查项目：	5	
【含量测定】	仪器：	5	
	试药：	5	
	试液：	5	
	对照品：	5	

实训 二 参观药厂检验部门

【实训目的】

（1）熟悉药厂药品检验工作。

（2）了解药厂药品质量管理工作。

【药厂选择】

选择品种多、实验条件好、教学经验丰富的制药企业或实习基地作为参观单位。

【参观准备】

1. 了解参观单位的基本情况

指导学生通过参观单位的官方网站了解其基本情况，特别是企业生产的品种及其主要产品。

2. 查阅参观单位相关产品的药品标准

指导学生通过图书馆、网络等途径查阅参观单位主要产品的法定的药品标准，了解相应的处方组成，检测的项目等。

3. 参观注意事项

遵守纪录，服从学校老师和参观单位的安排。

【化验室卫生制度管理】

1. 实验室环境要求

（1）实验室应保持温度 15 ~ 30℃，相对湿度 30% ~ 70%，通风。

（2）室内有温湿度仪，记录温、湿度。

（3）实验台面有橡胶护垫。

（4）实验室必须装有窗帘。

2. 人员要求

（1）按规定穿戴工衣、工帽，工衣、工帽应定期洗涤。

（2）必要时戴手套。

3. 管理

（1）保持台面清洁整齐。

（2）试剂、玻璃仪器放入柜中。

（3）实验完毕应及时打扫干净，刷洗仪器，处理垃圾废物。

（4）不得用检验器皿盛食品，不得在实验室吃东西。

【参观化验室】

认真听取参观单位相关人员介绍、讲解，并做好记录。

1. 实验室环境

观察是否有温度计（若有，温度是多少）、湿度计（若有，相对湿度是多少），通风是否良好。

2. 检测人员的穿戴

观察实验人员是否穿戴工衣、工帽、手套；有无戴项链、戒指。

3. 检测室管理

观察台面；试剂、玻璃仪器的摆放；垃圾废物的处理等。学生应做到听、记、看、想，及时提问请教。

【总结报告】

参观后，结合学校实验室条件和自己实验中的表现，写出参观总结报告，内容可包括体会、意见、建议等，并进行讨论。

【参观评价】

评价项目	评价内容	评价标准	分值	得分
参观准备	基本情况	详细程度	5	
	药品标准	有	5	
	产品的检测项目	齐全	10	
参观过程	检测室环境		10	
	检测室管理	应记录温度、相对湿度等	30	
	其他	观察仔细	10	
总结报告	体会、意见、建议	有独到见解	30	

第二章 中药制剂的仪器分析技术

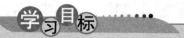

◎**知识目标**

1. 掌握紫外－可见分光光度法、薄层色谱法、气相色谱法、高效液相色法的原理和方法。

2. 熟悉原子吸收分光光度法的原理，熟悉紫外－可见分光光度计、高效液相色谱仪、气相色谱仪的基本构造。

3. 了解中药指纹图谱、电感耦合等离子体原子发射光谱的基本概念以及在中药制剂检测中的应用。

◎**技能目标**

熟练掌握紫外－可见分光光度法、高效液相色谱法、气相色谱法的操作技能，熟练掌握薄层板的制备、薄层色谱法的操作技能。

中药制剂的化学成分复杂，有效成分难以确定，因此要求更严格和更先进的分离、分析手段进行检测。仪器分析方法因其准确、高效的特点，在中药制剂研究中的应用越来越广泛，已成为中药制剂检验工作者洞察药品内在质量的眼睛。

第一节 分光光度分析技术

分光光度法是通过测定被测物质在特定波长处或一定波长范围内的吸光度或发光强度，对该物质进行定性或定量的分析方法。在可见光区，除某些物质对光有吸收外，很多物质本身并没有吸收，但可在一定条件下加入显色剂或经过一定的处理使其显色后再测定，故又可称比色分析。

一、紫外－可见分光光度法

紫外－可见分光光度法（UV－Vis）也称为紫外－可见吸收光谱法，是研究物质分子对紫外－可见光（200~760nm）的吸收而建立起来的分析方法。紫外－可见分光光度法灵敏度较高，一般可以达到 10^{-4}~10^{-6}g/ml，对部分物质可达 10^{-7}g/ml。其测定准确度一般为 0.5%，采用性能较好的仪器其测定准确度甚至可达 0.2%。紫外吸收光谱图如图 2－1 所示。

（一）简述

通常波长在 200~400nm 范围的光为称为紫外光，人眼能感受到的光的波长大约在

400～760nm之间。紫外－可见分光光度法就是利用物质分子吸收200～760nm光谱区的辐射来进行分析测定的一种方法。

1. 物质分子对光的选择性吸收

物质分子的电子总是处于某种运动状态中，每一种状态都具有一定的能量，属于一定的能级。电子由于受到光、热、电灯的激发，从一个能级转移到另一个能级，此现象称之为跃迁。物质分子的电子所处的能级是不连续的，分子只能吸收那些能量相当于两个能级差值或其整数倍的辐射。不同的波长的光能量不同，而某一特定分子只能选择性吸收特定波长的光，这就是物质分子对光的选择性吸收，这也是紫外－可见分光光度法定性分析的重要依据。

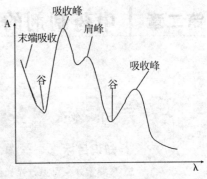

图2－1　紫外光谱示意图

2. 朗伯－比尔定律（Lambert－Beer Law）

紫外－可见分光光度法的定量分析依据是朗伯－比尔定律，其物理意义为：当一束平行的单色光通过均匀、非散射体系的低浓度溶液时，在单色光强度、溶液温度等条件不变的情况下，吸光度与吸收池（液层）的厚度（光路长度）和吸光物质的浓度的乘积成正比。其数学表达式如下：

$$A = \lg \left(\frac{1}{T} \right) = KCL \tag{2-1}$$

式中　A——吸光度；

T——透光率；

K——吸收系数；

C——吸光物质的浓度；

L——吸收池厚度。

在给定波长、介质和温度等条件下，吸收系数是物质的特性常数，表示物质对某一特定波长光的吸收能力。不同物质对同一波长的单色光可有不同的吸收系数。吸收系数越大，表示该物质对特定波长的光的吸收能力越强，测定的灵敏度越高，所以吸收系数是定性和定量的依据。

吸收系数可分为百分吸收系数和摩尔吸收系数两种。百分吸收系数又称为比吸收系数，是指在一定波长下，溶液浓度为1%（g/100ml），吸收池厚度为1cm时的吸光度，用$E_{1cm}^{1\%}$表示；摩尔吸收系数是指在一定波长下，溶液浓度为1mol/L，液层厚度为1cm时的吸光度，用ε表示。

两种吸收系数之间的关系是：

$$\varepsilon = \frac{M}{10} \cdot E_{1cm}^{1\%} \tag{2-2}$$

式中　M——待测物质的摩尔质量。

吸收系数不能直接测定，需配制准确浓度的待测物质标准品或对照品溶液测定其吸光度，再进行换算求得。

3. 偏离朗伯－比尔定律的因素

引起偏离朗伯－比尔定律的原因主要源于以下三个方面，包括朗伯－比尔定律本身的局限性引起的偏离、介质不均匀引起的偏离和仪器引起的偏离。

（二）紫外－可见分光光度计的基本构造

常用的紫外－可见分光光度计通常由5部分组成：光源、单色器、吸收池、检测器和数据处理系统（图2－2）。

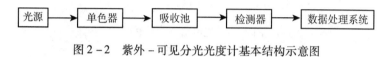

图2－2　紫外－可见分光光度计基本结构示意图

1. 光源

光源分为可见光区光源和紫外光区光源。

在可见光区常用的光源为白炽光源，常用的有钨灯和碘钨灯两种，能发射350～2500nm范围的连续光谱。碘钨灯比钨灯发射强度高，寿命长，为大多数型号的仪器所采用。

紫外光区的光源常用氢灯、氘灯等放电灯。氢灯和氘灯能在160～375nm范围内产生连续光谱。其中氘灯发射强度比氢灯高3～5倍，寿命较长，应用广泛。由于石英制吸收池的限制，通常紫外光区波长的有效范围为200～350nm。

2. 单色器

紫外－可见分光光度计的作用是将来自光源的连续光谱按波长顺序色散，并从中分离出所需波长的谱带。单色器的性能直接影响单色光纯度和强度，从而影响分光光度计的测定灵敏度及选择性。对单色器的基本要求为透光率大，光损失小，获得的单色光纯而且强度大。单色器通常由准直镜、色散元件和狭缝组成。

准直镜就是聚光镜，将光源发出的发散光转变为平行光进入色散元件，又将色散后的单色平行光聚焦进入出光狭缝。

色散元件的作用是将光源含有各种波长的光按波长顺序分散。常用的色散元件是棱镜和光栅，多用光栅或光栅与棱镜联用。

狭缝的宽度直接影响分光的质量。狭缝过宽，单色光不纯；狭缝过窄，则光强度不足，降低分光光度计灵敏度。

3. 吸收池

吸收池又称为比色皿，是紫外－可见分光光度计中盛放被测溶液的容器，一般有石英吸收池和玻璃吸收池两种。石英吸收池适用于可见光区和紫外光区，玻璃吸收池只能用于可见光区。吸收池要挑选配对。

4. 检测器

检测器的功能是检测光信号，测量单色光透过被测溶液后光强度变化的一种装置。常用的检测器是光电倍增管（图2－3）等。它通过光电效应将照射到检测器的光信号转换成电信号。对检测器的要求是：灵敏度高，响应时间短，响应的线性关系好，并对不同波长的光具有相同的响应可靠性，以及噪音水平低，有良好的稳定性。

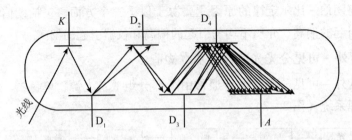

图 2 – 3　光电倍增管示意图

K. 阴极；D. 电倍增极；A. 阳极

5. 数据处理系统

信号处理系统的作用是放大信号并以适当的方式指示或记录下来。常用的数据处理系统有直读检流计、电位调节指零装置以及数字显示或自动记录装置等。现很多型号的紫外分光光度计能连接计算机，一方面通过工作站对光度计进行操作控制，另一方面可以进行数据处理。

（三）紫外 – 可见分光光度计类型

紫外 – 可见分光光度计的类型很多，可归纳为三种类型：单光束型、双光束型和双波长型。

1. 单光束紫外 – 可见分光光度计

单光束型仪器只有一束单色光。参比溶液和样品溶液的测定，是在同一位置用同一束单色光先后进行。单光束型紫外 – 可见分光光度计结构简单，操作简便，但对光源强度的稳定性要求较高。

2. 双光束紫外 – 可见分光光度计

双光束型仪器的光路经过单色器后再通过反射镜，被分解为强度相等的两束光，一束通过参比池，一束通过样品池，检测器在不同的瞬间接收和处理参比信号和样品信号，其信号差经过信号处理系统得出响应的结果。双光束型不仅可以自动扫描绘制样品的吸收光谱，而且可以减少或消除因光源强度不稳而引起的误差。仪器示意图如图 2 – 4 所示。

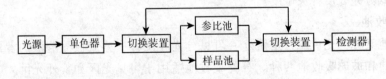

图 2 – 4　双光束紫外 – 可见分光光度计示意图

3. 双波长紫外 – 可见分光光度计

双波长型仪器具有两并列的单色器，用两束不同的单色光交替照射到样品溶液，测定样品溶液中待测组分在这两个波长下的吸光度差值，再根据吸光度差值求出样品溶液中待测组分的浓度。仪器示意图如图2-5所示。

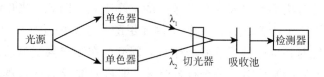

图2-5　双波长紫外-可见分光光度计示意图

(四) 操作前准备

1. 紫外-可见分光光度计的校正和检定

由于外界环境变化对仪器机械的影响，紫外-可见分光光度计须定期进行检定。为保证检定的准确性，使用前还应着重对波长、吸光度和杂散光等进行校正检查，并应符合相关规定。同时所用的试剂也应符合检测的要求。

（1）波长准确度的校正　由于环境因素对机械部分的影响，仪器的波长经常会略有变动，因此除应定期对所用的仪器进行全面校正检定外，还应于测定前校正测定波长。常用汞灯中的较强谱线237.83nm，253.65nm，275.28nm，296.73nm，313.16nm，334.15nm，365.02nm，404.66nm，435.83nm，546.07nm与576.96nm；或用仪器中氘灯的486.02nm与656.10nm谱线进行校正；钬玻璃在波长279.4nm，287.5nm，333.7nm，360.9nm，418.5nm，460.0nm，484.5nm，536.2nm与637.5nm处有尖锐吸收峰，也可作波长校正用，但因来源不同或随着时间的推移会有微小的变化，使用时应注意；近年来，常使用高氯酸钬溶液校正双光束仪器，以10%高氯酸溶液为溶剂，配制含氧化钬（Ho_2O_3）4%的溶液，该溶液的吸收峰波长为241.13nm，278.10nm，287.18nm，333.44nm，345.47nm，361.31nm，416.28nm，451.30nm，485.29nm，536.64nm和640.52nm。

仪器波长的允许误差为：紫外光区±1nm，500nm附近±2nm。

（2）吸光度准确度的校正　可用重铬酸钾的硫酸溶液检定。取在120℃干燥至恒重的基准重铬酸钾约60mg，精密称定，用0.005mol/L硫酸溶液溶解并稀释至1000ml，在规定的波长处测定并计算其吸收系数，并与规定的吸收系数比较，应符合表2-1中的规定。

表2-1　吸光度准确度的校正指标

波长/nm	235（最小）	257（最大）	313（最小）	350（最大）
吸收系数（$E_{1cm}^{1\%}$）的规定	124.5	144.0	48.6	106.6
吸收系数（$E_{1cm}^{1\%}$）的许可范围	123.0～126.0	142.8～146.2	47.0～50.3	105.5～108.5

（3）杂散光检查　可按下表所列的试剂及浓度，配制成水溶液，置1cm石英吸收池中，在规定的波长处测定透光率，应符合表2-2中的规定。

表2-2　杂散光的检查指标

试剂	浓度/%（g/ml）	测定用波长/nm	透光率/%
碘化钠	1.00	220	<0.8
亚硝酸钠	5.00	340	<0.8

2. 溶剂要求

含有杂原子的有机溶剂，通常具有很强的末端吸收。因此，当作溶剂使用时，它们的使用范围均不能小于截止使用波长。例如甲醇、乙醇的截止使用波长为205nm。另外，当溶剂不纯时，也可能增加吸收干扰。因此，在测定供试品前，应先检查所用的溶剂在供试品所用的波长附近是否符合要求，即将溶剂置1cm石英吸收池中，以空气为空白（即空白光路中不置任何物质）测定其吸光度。溶剂和吸收池的吸光度，在220～240nm范围内不得超过0.40，在241～250nm范围内不得超过0.20，在251～300nm范围内不得超过0.10，在300nm以上时不得超过0.05。

3. 样品溶液的制备——样品前处理

中药制剂化学成分比较复杂，且待测组分往往含量较低，因此需按照药品标准的规定对待测样品进行前处理，提取待测组分，制备成相应的样品溶液才能进行仪器检测。前处理时一定要细心操作，要将待测组分定量转移富集到待测溶液中，从而保证测定的准确性。

（五）操作方法（以岛津 UV - 1240 紫外 - 可见分光光度计为例）

（1）打开主机电源，待主机自检完成后，按"Enter"后选择"1"。

（2）按"GoTo WL"输入测量波长，按"Enter"确定。

（3）按"F1"选择测量"Abs"还是"T%"。

（4）将盛有空白液的比色皿放入样品架中，盖上样品室盖子，按"AutoZero"。

（5）待屏幕上的数值回到100%或0时，打开样品盖，将空白液更换为测试样品液，盖上盖子。

（6）按"Start"键，记录下读数。

（7）测量第二样品只需将样品液倒入比色皿中放入样品架上，按"Start"键即可。

（六）注意事项

（1）检测中所用的量瓶和移液管均应经过校正和检定，洗净后使用。

（2）使用的吸收池必须洁净。当吸收池中装入相同溶剂，在规定波长测定各吸收池的透光率如相差在0.3%以下的可以配对使用，否则必须加以校正。

（3）取吸收池时，手指只能接触磨砂玻璃面的两侧，不能接触透光面。装样品溶液的体积以吸收池体积4/5为度，使用挥发性溶剂时应该加盖，透光面要用擦镜纸由上而下擦拭干净，检视应无残留溶液和纸纤维。为防止溶剂挥发后溶剂残留在透光面，可先用醮有空白溶剂的擦镜纸擦拭，再用干擦镜纸擦拭干净。吸收池放入样品室时应注意每次放入的方向相同。使用后用溶剂及纯水冲洗干净，晾干，防尘保存。吸收池如污染不易洗净时，可用硫酸－发烟硝酸（3:1 V/V）混合溶液稍加浸泡后，洗净，保存。如用铬酸钾清洁液清洗时，吸收池不宜在清洁液中长时间浸泡，否则清洁液中的铬酸钾结晶会损坏吸收池的光学表面，并应充分用水冲洗干净，以防铬酸钾吸附在吸收池表面。

（4）称量应按《中国药典》规定要求。配制待测溶液时稀释转移次数应尽可能少，转移稀释时所取的容积一般应不少于5ml。含量测定时供试品应称取2份，如为对照品比较法，对照品一般也应称取2份。平行操作，每份结果对平均值的偏差应在±0.5%

以内。作鉴别或检查可取样品 1 份。

（5）待测药品溶液的浓度，除各种项下已有注明外，待测药品溶液的吸光度应在 0.3～0.7 之间，吸光度读数在此范围误差较小，并应结合所用仪器吸光度线性范围，配制合适的读数浓度。

（6）选用仪器的狭缝谱带宽度应小于供试品吸收带半高宽的 10%，否则测得的吸光度会偏低，或以减小狭缝宽度时供试品溶液的吸光度不再增加为宜。

（7）测定时，除另有规定者外，应在规定的吸收峰 ±2nm 处，再测几个点的吸光度，以便核实供试品的吸收峰位置是否正确，并以吸光度最大的波长作为测定波长，除另有规定外，吸光度最大波长应在该品种项下规定波长 ±2nm 以内，否则应考虑供试品的同一性、纯度以及仪器波长的准确度。

（七）中药制剂检测中的应用

1. 鉴别和检查

分别按各品种项下规定的方法进行。

2. 含量测定

《中国药典》一部附录中，紫外–可见分光光度法在含量测定收载了四种方法：对照品比较法、吸收系数法、计算分光光度法和比色法（含标准曲线法）。其中对照品比较法和比色法较为常用。

二、原子吸收分光光度法

原子吸收分光光度法（AAS）是基于蒸汽中基态原子对特征电磁辐射的吸收来测定试样中的该元素的含量的方法。原子吸收分光光度法的检测对象是呈原子状态的金属元素和部分非金属元素，是由待测元素等发出特征光谱通过供试品经原子化产生的原子蒸汽时，被蒸汽中的待测元素的基态原子所吸收，通过测定辐射光强度减弱程度，求出供试品中待测元素的含量。

原子吸收分光光度法遵循分光光度法的吸收定律，一般通过比较对照品溶液和供试品溶液的吸光度，求得供试品中待测元素的含量。

（一）简述

1. 原子吸收分光光度法的基本原理

原子吸收分光光度法，又可称为原子吸收光谱法，是利用原子对固有波长光的吸收进行测定。

所有的原子可分类成具有低能量和高能量的。具有低能量的状态称为基态，具有高能量的状态称为激发态。处于基态的原子吸收外部能量，变成激发态。例如，钠主要有两种具有较高能量的激发态，分别比基态原子高 2.2eV 和 3.6eV（eV 是能量的计量单位，称为"电子伏特"）。当 2.2eV 能量给予处于基态的钠原子，原子将移动到激发态（Ⅰ）；当 3.6eV 能量给予基态，原子将移动到激发态（Ⅱ）。钠的能级如图 2–6 所示。

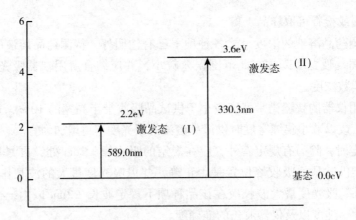

图 2 - 6　钠的能级示意图

给予的能量以光的形式，2.2eV 和 3.6eV 分别相当于 589.9nm 和 330.3nm 波长光的能量。

对于钠基态原子而言，只吸收这些波长的光，而不吸收其他波长的光。

基态和激发态能量的差取决于元素和吸收光的波长。光源给出被测定元素的特征波长的光，基态原子吸收特征波长的光后激发到激发态，根据光吸收从而测定原子密度。

2. 光吸收率和原子密度之间的关系

当一定强度特定波长的光给予许多处于基态的原子时，部分的光被原子吸收。原子密度决定吸收率。

如图 2 - 7 所示，当强度 I_0 的光照射到密度为 C 的原子蒸气上，蒸气的长度是 I，光经过原子蒸气以后强度减弱为 I。

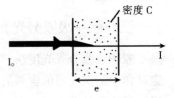

图 2 - 7　原子吸收原理图

I 和 I_0 之间具有下列关系：

$$A = -\lg (I/I_0) = K \cdot I \cdot C \qquad (2-3)$$

在仪器条件稳定时，则：

$$A = K \cdot C \qquad (2-4)$$

式中　A——吸光度；

　　　K——与元素浓度无关的常数，实际上是标准工作曲线的斜率；

　　　C——样品溶液中元素的浓度。

该公式是原子吸收分光光度法定量的理论依据，所以只需测出系列标准工作溶液的吸收度，绘制相应的标准工作曲线，根据测得的样品溶液的吸收度，在标准工作曲线上即可查出样品溶液中元素的浓度。因此，原子吸收分光光度法是一种相对分析方法。

例如，当 1、2 和 3ppm 样品的吸收测定后，以浓度和吸收作图，得到如图 2 - 8 中的直线。当一个未知样品的吸收度已知，其浓度就可如图所示求得。

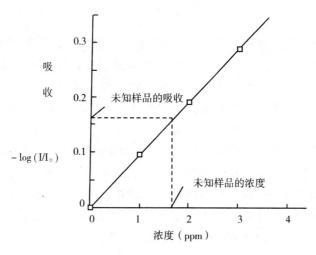

图2-8　校准曲线示意图

3. 原子吸收分光光度法的特点

（1）精密度高　火焰原子吸收法的精密度较好。在日常的微量分析中，精密度为1%～3%，如果仪器性能好，采用精密测量精密度可达0. X%；无火焰原子吸收法较火焰法的精密度低，石墨炉原子吸收法的精密度约为3%～5%。若采用自动进样技术，则可改善测定的精密度。

（2）检测限低　原子吸收分光光度法是目前最灵敏的方法之一，广泛用于元素的微量、痕量甚至超痕量分析。火焰原子吸收分光光度法的检测限可达 10^{-9} g/ml；石墨炉原子吸收分光光度法的检测限可达 10^{-10}～10^{-13} g/ml。如果采取预富集，可进一步提高分析灵敏度。

（3）选择性好　由于原子吸收分光光度法使用锐线光源，不同元素有相对应的元素灯，谱线窄，所以光谱干扰较少。在大多数情况下，共存元素不对原子吸收光谱分析产生干扰，一般不需要分离共存元素就可以进行分析测定。由于选择性强，干扰少，使得分析准确快速。

（4）缺点　工作曲线的线性范围窄，一般为一个数量级范围；每测验一种元素就需要使用相对应一种元素灯，同时需要测定多种元素时受到一定的限制；对某些难熔性元素，如稀土元素、锆、铌等以及非金属元素的测定不能令人满意；对于某些基体复杂的样品分析，尚存某些干扰问题需要解决；如何进一步提高灵敏度和降低干扰，仍是当前和今后原子吸收分析工作者研究的重要课题。

（二）原子吸收分光光度计

原子吸收分光光度计主要包括五大部分：光源、原子化器、单色器、检测器、数据处理系统（图2-9）。

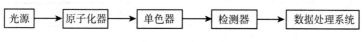

图2-9　原子吸收分光光度计结构示意图

1. 光源

原子吸收分光光度计常用的光源是空心阴极灯（HCL，如图 2 - 10 所示）。空心阴极灯是一个内部充有低压惰性气体（氩气/氖气）的玻璃密封的圆筒灯，阴极和阳极直接烧结在圆筒内。阴极一般是一个空心圆筒，用待测元素金属制作或填充。阳极是一根粗导线，通常是钨或镍。该灯管发出其阴极材料及充填气体（氖或氩）所特有的狭窄光谱线。当阴阳电极施加 150 ~ 750 伏电压时，电子将从空心阴极内壁流向阳极，在电子通路上与惰性气体原子碰撞而产生电离。在电场作用下，带正电荷的惰性气体离子向空心阴极内壁猛烈轰击，使阴极表面的金属原子溅射出来。溅射出来的金属原子在与电子、惰性气体原子及离子发射碰撞而激发处于激发态，待激发态金属原子返回基态是就可发射出特定的波长。对于在紫外线中是有共振波长的元素材料，需用石英作为窗口材料，而对于其他元素则可用硅硼玻璃（Pyrex）。

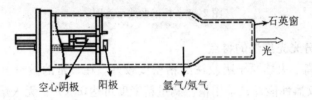

图 2 - 10　空心阴极灯结构示意图

2. 原子化器

原子吸收分光光度法应用的前提是将待测元素原子化，原子化器的作用是提供能量，将样品中的待测元素由分子或离子转变成气态基态原子。

（1）火焰型原子化器　火焰型原子化器由三部分构成，即雾化器（nebulizer）、雾化室（spray chamber）和燃烧器（burner），如图 2 - 11 所示。样品溶液经过雾化器进入雾化室使样品溶液雾化成气溶胶，并与燃气和助燃气充分混合后在燃烧器上成火焰燃烧，不同物质需要不同能量使其分子或离子转变成气态基态原子。

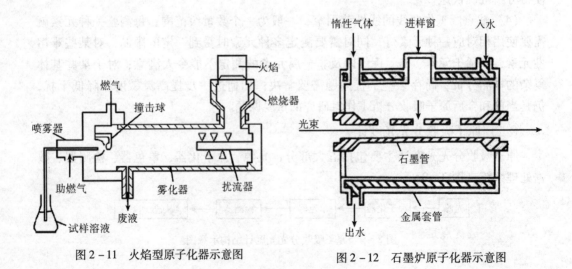

图 2 - 11　火焰型原子化器示意图　　　　图 2 - 12　石墨炉原子化器示意图

改变燃气和助燃气的种类和比例可控制火焰温度，以提供样品转变成气态基态原子所需要的能量。最常用的燃气和助燃气的组合是乙炔–空气。

（2）电热型原子化器　电热型原子化器又称为无火焰原子化器，其中又以石墨炉应用最为广泛。石墨炉原子化器是用电流控制温度的炉子，其中放入可放置样品的石墨管。石墨管是由石墨材质做成的中空管，管中间小孔用于注射试液。以一定体积的样品溶液加入石墨管后用电加热时样品溶液所含的待测元素原子化。石墨管在使用时需不断地充入惰性气体（Ar 气或 N_2 气），以保护石墨管不被高温氧化、原子化的基态原子不再被氧化和清洗石墨管。为使石墨管在每次分析之间能迅速降至室温，在上面冷却水入口通入 10～20℃的水以冷却石墨炉原子化器。石墨炉原子化器示意图如图2–12 所示。

在实际测定中，样品注入到管中后，加热过程可分为几个阶段，即：干燥阶段，灰化阶段，原子化阶段和清洁阶段（可选），如图 2–13 所示。干燥阶段用略高于样品溶剂沸点的温度以较长的时间使溶剂蒸发至干。灰化阶段是去除比待分析元素容易挥发的样品基体减少背景吸收，根据具体情况选择合适的灰化温度和时间。原子化阶段时温度应升至能使样品转变成气态的基态原子，该阶段升温必需迅速，加热时间应尽可能短，以延长石墨炉的寿命。清洁阶段的目的是通过高温和流通的惰性气体蒸发原子化阶段后依然留在石墨管中的金属和盐。干燥阶段，灰化阶段和清洁阶段应持续有保护性惰性气体流过石墨炉，以保护和清洁石墨炉。但到原子化阶段时，保护性惰性气体应停流，以提高检测的灵敏度。

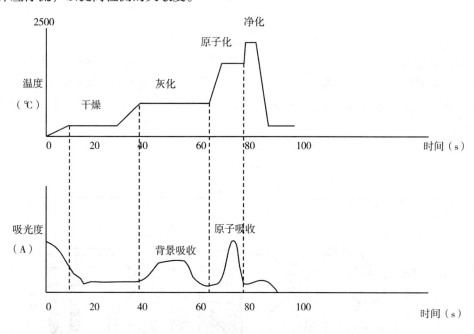

图 2–13　石墨炉加热程序和吸收曲线示意图

石墨炉的优点是体积小，可保证在光路上有大量"游离"原子（喷雾器/燃烧器的原子化效率是 10%，而石墨炉则可达约90%），且所需样品量极微（通常为 5～30μl）。由于其效率高，灵敏度比火焰法也提高了 10～200 倍（视元素种类而异）。

（3）氢化物发生原子化器　利用某些元素形成低沸点氢化物的性质而设计的氢化物发生原子化器可以减少或避免因高温导致的背景干扰或化学干扰。As、Sb、Bi、Ge、Sn、Pb、Se 等元素在存在还原剂（除另有规定外，通常采用硼氢化钠）的酸性介质中易生成低沸点的易受热分解的氢化物，再经载气导入有石英管与加热器组成的原子吸收池中，在石英管中氢化物因受热分解，形成气态的基态原子。氢化物发生法可将被测元素从大量溶剂中分离出来，其检测限要比火焰法低 1 ~ 3 个数量级，选择性好，干扰少。氢化物发生装置如图 2 - 14 所示。

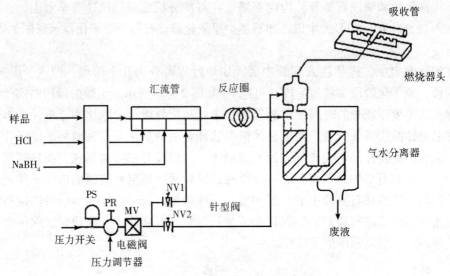

图 2 - 14　氢化物发生装置示意图

（4）冷蒸气原子化器　测汞时，在冷蒸气发生器中，汞离子被氯化亚锡还原成中性汞，以汞的自由原子形式蒸发，汞原子用空气作为载气送到原子吸收装置，从而测定汞的浓度。采用还原蒸气原子化技术所得到检出限为 0.5ng 汞。汞分析装置如图2 - 15 所示。

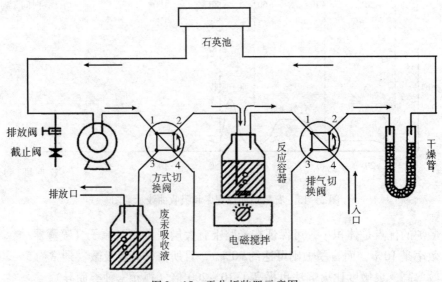

图 2 - 15　汞分析装置示意图

3. 单色器

单色器通常用衍射光栅作色散元件。仪器光路应能保证有良好的光谱分辨率和在相当窄的光谱带（0.2nm）下正常工作的能力。单色器的构造与一般紫外－可见分光光度计相同。

4. 检测器

一般采用对紫外－可见光敏感的宽光谱工作范围的光电倍增管作为检测器。要求检测器的输出信号灵敏度高、噪音低、漂移小及稳定性好。

5. 数据处理系统

原子吸收分光光度计的数据处理系统需能测量信号积分值和制备标准工作曲线以及统计计算处理。有的仪器的工作站包含仪器参数设定、仪器操作和数据处理系统。

（三）背景干扰及校正消除

背景干扰是原子吸收测定中常见的现象。造成背景干扰的原因多种多样，并往往随待测样品实际情况的变化而变化。一般认为，背景来源于样品中共存组分及其原子化过程中形成的次生分子或原子的热发射、光吸收和光散射。其中有些干扰可以通过适当的样品前处理或优化原子化过程得以消除或减少，但仍有许多干扰难以避免。必须另辟蹊径，通过改造仪器设计予以校正。常用的背景校正法有连续光源（在紫外光区通常用氘灯）、塞曼效应、自吸效应等。

在原子吸收分光光度分析中，必须注意背景及其他原因引起的对测定的干扰。仪器某些工作条件（如波长、狭缝、原子化条件等）的变化会影响灵敏度、稳定性和干扰情况。在火焰法原子吸收测定中可采用选择适宜的测定谱线和狭缝、改变火焰温度、加入络合剂或释放剂，采用标准加入法等方法消除干扰；在石墨炉原子吸收测定中可采用选择适宜的背景校正系统、加入适宜的基体改进剂等方法消除干扰。

（四）操作前准备

1. 原子吸收分光光度计的检定

（1）波长准确度与重复性 根据中华人民共和国国家计量检定规程 JJG694－90 的规定，双光束原子吸收分光光度计的波长示值误差应不大于 0.5nm，波长重复性优于 0.3nm。

波长准确度与重复性的检定方法：按空心阴极灯上规定的工作电流，将汞灯点亮稳定后，在光谱带宽 0.2nm 条件下，从汞、氖谱线 253.7nm、365.0nm、435.8nm、546.1nm、640.2nm、724.5nm 和 871.6nm 中按均匀分布原则，选取 3～5 条谱线逐一作单向（从短波长向长波长）测量最大能力波长示值，计算谱线波长测量值与标准值的平均误差。波长重复性为 3 次测定中最大值与最小值的差值。

（2）分辨率 仪器谱带宽为 0.2nm 时，应可分别锰 279.5nm 和 279.8nm 的双线。

分辨率检定方法将锰灯点亮，稳定后在光谱带宽为 0.2nm 时调节光电倍增管的高压，使 279.5nm 谱线能量读数为 100。扫描测量锰双线，应能分辨出 279.5nm 和 279.8nm 两条谱线，且两线间峰谷能量应不超过 40%。

（3）基线稳定性 火焰原子化法测定 30 分钟内静态基线和点火基线的稳定度，应不大于表 2－3 的指标。

表 2 - 3　基线稳定性指标

类别	项目	使用中仪器吸光度
静态基线	最大零漂	±0.006
	最大瞬时噪音（峰－峰值）	0.006
点火基线	最大零漂	±0.008
	最大瞬时噪音（峰－峰值）	0.008

静态基线稳定性的测定：光谱带宽为 0.2nm、量程扩展 10 倍，点亮铜灯，原子化器未工作状态下进行测定。单光束仪器与铜灯同时预热 30 分钟，用"瞬间"测量方法，或时间常数不大于 0.5 秒，测定 324.7nm 谱线的稳定性。双光束仪器预热 30 分钟，铜灯预热 3 分钟后，按上述相同条件测定。

点火基线稳定性的测定：按测铜的最佳条件，用乙炔－空气火焰，吸喷去离子水 10 分钟后，在吸喷状况下重复静态基线稳定性的测量。

（4）边缘波长能量　带宽为 0.2nm，响应时间不大于 1.5 秒条件下，对砷 193.7nm 和铯 852.1nm 谱线进行测量，谱线的峰值应能调到 100%，背景值/峰值应不大于 2%。5 分钟内谱线的最大瞬间噪音（峰－峰值）应大于 0.03A。谱线能量为 100% 时，光电倍增管的高压应不超过最大高压值的 85%。

（5）火焰法测定铜的检测限 [CL（n=3）] 和精密度（RSD），使用中的仪器应分别不大于 0.02μg/ml 和 1.5%。

检出限的检定：仪器参数调至最佳工作状态，用空白溶液 0.5mol/L HNO$_3$ 调零，分别对 3 种铜标准溶液（0.50、1.00、3.00μg/ml）各进行 3 次重复测定，取 3 次测定平均值，按线性回归求出标准工作曲线的斜率，即为仪器测定铜的灵敏度（S）。

$$S = dA/dc \ [A/（μg/ml）] \tag{2-5}$$

在上述条件下，扩展标尺 10 倍，对空白溶液（或浓度 3 倍于检出限的溶液）进行 11 次吸光度测量，并求出其标准偏差（S$_A$），计算铜的检出限。

$$CL（n=3）=3S_A/S \ （μg/ml） \tag{2-6}$$

精密度的测定：在检出限测定中选择其中一种浓度的标准溶液，其吸光度在 0.1～0.3 范围进行 7 次测定，求出相对标准偏差（RSD），即为仪器测铜的精密度。

（6）石墨炉法测定镉的检出限 [QL（n=3）]，特征量（*C.M.*）和精密度（RSD），使用中的仪器分别不大于 4pg、2pg 和 7%。

检出限和特征量的检定：仪器参数调至最佳工作状态，分别对空白溶液（0.5mol/L HNO$_3$）和 3 种镉标准溶液（0.50、1.00、3.00ng/ml）各进行 3 次重复测定，取 3 次测定平均值，按线性回归求出标准工作曲线的斜率，即为仪器测定镉的灵敏度（S）。

$$S = dA/dQ = dA/d（c·V）（A/pg） \tag{2-7}$$

式中　c——溶液浓度，ng/ml；

　　　V——取样体积，μl。

在上述条件下对空白溶液进行 11 次吸光度测定，并求出其标准偏差（S$_A$）。计算镉的检出限如下：

$$QL（n=3）=3S_A/S \ （g） \tag{2-8}$$

仪器测定镉的特征量计算如下：

$$C.M. = \frac{0.0044}{S} \text{ (pg)} \tag{2-9}$$

精密度的检定：在检出限测定中，对 3.00ng/ml 的镉标准溶液进行 7 次重复测定，求出相对标准偏差（RSD），即为仪器测镉的精密度。

背景校正能力：背景信号大约为 1A 时，校正后的信号应不大于该值的 1/30。

火焰原子化器的仪器在镉 228.8nm 时先用无背景校正方式测量，调零后将吸光度约为 1A 的屏网插入光路中测得吸光度 A_1，再在背景校正方式调零，插入屏网测得吸光度 A_2，A_1/A_2 值应符合背景校正能力的相关规定。

石墨炉原子化器的仪器参数调至测镉的最佳状态，先用无背景校正方式，用移液管加入一定量的氯化钠（5.0mg/ml）溶液时产生 1A 作用的吸光度信号，读取吸光度（峰高法）A_1，再用有背景校正方式同样测定，读取吸光度 A_2，A_1/A_2 值应符合背景校正能力的相关规定。

2. 溶液的制备

原子吸收分光光度法一般样品以溶液状态进样。所以需将样品经适当前处理配制成合适浓度的样品溶液。有时为了消除背景干扰，会在样品溶液中加入基体改进剂。

（五）操作通法（以岛津 AA-6300 为例）

（1）打开气源，检查外部有无漏气。

（2）开机后启动软件，双击"元素选择"，点"选择元素"，选好元素及对应的是"火焰"、"普通灯"还是"SR 灯"按"确定"。

（3）点"连接"进行自检。

（4）点"编辑参数"，按"谱线搜索"，两个都 OK 后点"关闭"（注：如果光束平衡不了，在编辑参数选项中增加灯电流）。

（5）点"重复测定条件"，对"空白"，"标准"和"样品"分别设定重复次数。

（6）点"工作曲线参数"，选"单位"（注：不过"零点"），点"确定"。

（7）点"下一步"，点"校准曲线设置"，在"校准曲线行数中"输入所配标样浓度的个数，点击"更新"，在"浓度"项目中，从低到高输入所配的浓度，点"确定"。

（8）点"样品设置"，选择单位，在"样品行数"中输入所要测量的样品个数，点"更新"。点"确定"。

（9）点"下一步"，"完成"；用卡片查看光斑位置是否在正确位置，如果不正，调整。

（10）同时按住主机上的 PURGE 和 IGNITE 键，直至点着火。

（11）点"自动调零"，归零后，吸超纯水，待读数稳定后，点"自动调零"。

（12）吸空白液，待读数稳定后，点"空白"。

（13）吸标样，从低浓度向高浓度，待读数稳定后，点"开始"；读完数后，吸一段时间的超纯水。

（14）更换下一个浓度的标样，重复（13）至测完所有标样。

（15）测完标样后，先吸一段时间的超纯水。

（16）测定样品，待读数稳定后，点"开始"，读完数后，吸一段时间的超纯水。

（17）更换下一个样品，重复16至测完所有样品；直至所有样品测试完。

（18）测试完所有样品后，吸30秒的超纯水，移开超纯水，干烧5分钟，点击"仪器"，选"余气燃烧"，根据软件提示进行动作。

（19）按 EXTINISH 键，熄灭火焰，关闭助燃气主阀。

（20）点"文件"中选"另存为…"，保存测试数据。

（21）点"仪器"中"连接"，断开电脑与 AA 的通讯连接，关闭 AA 主机电源。

（六）注意事项

（1）样品取样要有代表性，取样量应根据待测元素的性质、含量、分析方法及要求分析精密度决定。标准样品的组成应尽可能与待测样品接近。

（2）仪器参数选择如空心阴极灯工作电流、光谱带宽、原子化条件等。火焰原子化器中火焰条件的选择如火焰类型，燃气与助燃气的比例，供气压力和气体流量等。石墨炉原子化器应注意干燥 – 灰化 – 原子化各阶段的温度、时间、升温情况等程序的合理编制。它们对测定的灵敏度、检出限及分析精密度都有很大的影响。许多仪器一般能提示或自动调节成常用的参数，使用时可按实验情况予以调节。

（3）原子吸收分光光度法实验室要求有合适的环境，室内应保持空气洁净，较少灰尘，仪器原子化器上方应有符合仪器厂方要求的排风装置。

（4）原子吸收分光光度法实验所用到的水应为去离子水或超纯水，贮藏水的容器一般用聚乙烯塑料等材料制成，不能贮藏太久。

（5）制备样品所用的酸、溶剂以及有机萃取剂均应采用高纯试剂。

（6）标准溶液浓度一般大于 $1000\mu g/ml$ 的可以作为贮备液，贮存在耐腐蚀的塑料容器中，浓度低于 $10\mu g/ml$ 的工作溶液应注意稀释溶剂及试剂对其的污染影响，浓度低于 $1\mu g/ml$ 的标准溶液应在使用当天配制使用，不宜贮存。

（7）原子吸收分光光度法所用的玻璃器皿的清洗不宜用含铬离子的清洗液，因为铬离子容易渗透入玻璃器皿中，而以硝酸或硝酸 – 盐酸混合液清洗后再用去离子水或超纯水清洗为佳。

（8）仪器及样品浓度情况差别很多，浓度过高时信号达到饱和则输出信号过强，此时可以适当降低灵敏度或改用该元素的次要谱线以确保信号强度与待测元素浓度呈线性关系。

（七）中药制剂检测中的应用

原子吸收分光光度法在《中国药典》一部中主要应用于中药制剂的含量测定和铅、铬、砷、汞、铜测定等。如健脾生血片和龙牡壮骨颗粒的含量测定使用的方法是原子吸收分光光度法中的标准曲线法。

第二节　色谱分析技术

色谱分析法是一种同时具有分离和分析功能的方法。它是先将混合物分离，而后逐个分析。除具有分离分析功能外，色谱法还具有高灵敏度、高选择性、高效能、分析速度快、应用广等特点。随着色谱技术的飞速发展，特别是高精度色谱仪器的研制，使色谱法的应用越来越广。

由于中药制剂成分复杂性，在《中国药典》一部中，薄层色谱法是应用最多的鉴别方法，高效液相色谱法是含量测定应用最多的方法。中药现代化可以说就是以色谱为基础的各种研究手段，有效单体（有效部位）的提取、中药鉴别、中药指纹图谱研究、各种成分的含量测定都离不开色谱法。

知识链接

色谱分析法是一种同时具有分离和分析功能的方法。首先认识到这种色谱分离现象和分离方法大有可为的是俄国的植物学家茨维特，他的第一篇关于色谱法的论文发表在 1903 年华沙的《生物学杂志》上。1906～1910 年的论文发表在德国的《植物学杂志》上，在这几篇论文中，他详细地叙述了利用自己设计的色谱分析仪器，分离出胡萝卜素、叶绿素和叶黄素。他在研究植物色素时，在一根玻璃管的底部塞上一团棉花，在管中填入粉末吸附剂，例如碳酸钙等，然后把该吸附柱与吸滤瓶连接，把有色植物叶子的石油醚萃取液倾注到柱内的吸附剂上面，用纯净的石油醚洗脱。这样一来，植物叶中的几种色素就在柱上展开了，在玻璃管的不同部位产生色带，称为色谱。后来色谱法用于很多无色物质的分离检测，色谱已经失去了原来的意义，但色谱法的名字一直沿用。

一、薄层色谱法

（一）简述

1. 原理

薄层色谱法（TLC）系将供试品溶液点于薄层板上，在展开容器内用展开剂展开，利用不同组分迁移的速度不同，使供试品所含成分分离，所得色谱图与适宜的对照物按同法所得的色谱图对比，并可用薄层扫描仪进行扫描，用于鉴别、检查或含量测定。

2. 特点

薄层色谱法独有的特点是分析结果以直观的彩色图像表达，可以使多个样品和对照品同时展开、同时检测，这是其他色谱所不可比拟的。薄层色谱法各单元操作既有关联，又互相独立，点样器材和方法、展开方式、显色试剂选择、直观比较或扫描比较可根据需要灵活变通，使操作灵活，节省时间和资源。总之，薄层色谱法具有设备简单、操作方便、专属性强、展开剂灵活多变、色谱图直观和容易辨认的特点，成为目前中药制剂鉴别应用最多的方法。部分分析方法在《中国药典》应用情况见表2-4。

表2-4　《中国药典》鉴别项检测收载情况

鉴别方法	显微	TLC	HPLC	GC	特征图谱
2010 年版收载总数	540	2962	36	25	2
2005 年版收载总数	281	1144	11	16	1
新增	259	1818	25	9	1

3. 系统适用性试验

按各品种项下要求对实验条件进行系统适用性试验，用供试品和对照品对实验条件进行试验和调整，应达到规定的检测灵敏度、分离度和重复性、比移值要求。系统适用性试验是检验操作方法和条件是否适宜检验的手段，只有系统适用性试验符合，检验结果才可能有效。

（1）检测灵敏度　是指供试品溶液中能检测到被测成分的最小量。检测灵敏度用于限量检查时，采用供试品溶液和对照品溶液与稀释若干倍的对照品溶液在规定的色谱条件下，于同一薄层板上点样、展开、检视，后者应显清晰的斑点。

（2）分离度　用于鉴别时，对照品溶液与供试品溶液中相应的主斑点与相邻斑点，应显示两个清晰分离的斑点（图2-16）。用于限量检查和含量测定时，要求定量峰与相邻峰之间有较好的分离度。分离度（R）计算公式为：

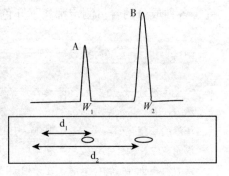

图2-16　组分斑点分离示意图

$$R = \frac{2\ (d_2 - d_1)}{W_1 + W_2} \tag{2-10}$$

式中　d_2——相邻两峰中后一峰与原点的距离；

　　　d_1——相邻两峰中前一峰与原点的距离；

　　　W_1——相邻两峰中前一峰的峰宽；

　　　W_2——相邻两峰中后一峰的峰宽。

除另有规定外，分离度应大于1.0。

（3）重复性　同一供试品溶液在同一薄层板上平行点样的待测成分的峰面积测量值的相对标准偏差（RSD）应不大于3.0%；需显色后测定的相对标准偏差应不大于5.0%。

（4）比移值　从展开的斑点中心至基线的距离与从展开剂前沿至基线的距离的比值，按下式得出各斑点的比移值（R_f）：

$$R_f = \frac{从基线至展开斑点中心的距离}{从基线至展开前沿的距离} \tag{2-11}$$

可用计算供试品溶液主斑点与对照品溶液主斑点的比移值进行比较，或用比移值来说明主斑点或杂质斑点的位置。

（二）仪器与材料

1. 薄层板

（1）市售薄层板　市售薄层板分普通薄层板和高效薄层板，如硅胶薄层板、硅胶GF$_{254}$薄层板、聚酰胺薄膜等。市售薄层板多为专业厂家生产，所以一般市售薄层板的薄厚比较均匀，质量较好，较多使用，特别是用薄层色谱法定量，一般使用市售薄层板。

（2）自制薄层板　在保证色谱质量的前提下，如需对薄层板进行特别处理和化学改性，以适应供试品分离的要求时，可用实验室自制的薄层板。最常用的固定相有硅胶 G、硅胶 GF$_{254}$、硅胶 H、硅胶 HF$_{254}$、微晶纤维素等，其颗粒大小，一般要求粒径为 10～40μm，加水或用羧甲基纤维素钠水溶液（0.2%～0.5%）调成糊状，均匀涂布于玻璃板上。使用涂布器应能使固定相在玻板上涂成一层符合厚度要求的均匀薄层。玻板应光滑、平整，洗净后不附水珠。

2. 点样器

一般采用微升毛细管或手动、半自动、全自动点样器材。

3. 展开容器

上行展开一般可用适合薄层板大小的专用平底或双槽展开缸，展开时须能密闭。水平展开用专用的水平展开缸。

4. 显色装置

喷雾显色应使用玻璃喷雾瓶或专用喷雾器，要求用压缩气体使显色剂呈均匀细雾状喷出；浸渍显色可用专用玻璃器械或用适宜的展开缸代用；蒸气熏蒸显色可用双槽展开缸或适宜大小的干燥器代替。

5. 检测装置

装有可见光、254nm 及 365nm 紫外光光源及相应的滤光片的暗箱，可附加摄像设备供拍摄图像用，暗箱内光源应有足够的光照度。

6. 薄层色谱扫描仪

用薄层扫描仪扫描记录相应的色谱图，可以用于定量测定。

（三）操作方法

1. 薄层板制备

（1）市售薄层板　临用前一般应在 110℃活化 30 分钟。聚酰胺薄膜不需活化。铝基片薄层板可根据需要剪裁，但须注意剪裁后的薄层板底边的硅胶层不得有破损。如在存放期间被空气中杂质污染，使用前可用三氯甲烷、甲醇或二者的混合溶剂在展开缸中上行展开预洗，110℃活化，置干燥器中备用。

（2）自制薄层板　制备除另有规定外，将 1 份固定相和 3 份水（或加有黏合剂的水溶液，常用的黏合剂有羧甲基纤维素钠和煅石膏）在研钵中按同一方向研磨混合，去除表面的气泡后，倒入涂布器中，在玻板上平稳地移动涂布器进行涂布（厚度为 0.2～0.3mm），也可以手工进行涂布，反复震荡，使涂布剂涂布均匀，涂好薄层的玻板，置水平台上于室温下晾干后，110℃活化 30 分钟，置于装有干燥剂的干燥箱（干燥器）中备用。使用前检查其均匀度（可通过透射光和反射光检视），表面应均匀、平整、光滑，无麻点，无气泡，无破损及污染。

2. 溶液的制备

样品一般要经过粉碎、提取、分离、富集等过程处理净化，样品净化后的残留物质用适宜的溶剂溶解后点样，溶解样品不宜使用不挥发易扩散的溶剂，如正丁醇、水。较常使用甲醇、乙醇。具体操作步骤要按品种项下质量标准的规定。

3. 点样

除另有规定外，在洁净干燥的环境，用专用毛细管或配合相应的半自动、自动点样器械点样于薄层板上，一般为圆点状或窄细的条带状，点样基线距底边 10～15mm，高效板一般基线离底边 8～10mm，圆点的直径不大于 3mm，高效板一般不大于 2mm。

接触点样时注意勿损伤薄层表面。条带状宽度一般为 5～10mm，高效板条带状宽度一般为 4～8mm，专用半自动或自动点样器械喷雾法点样。点间距离可视斑点扩散情况以相邻斑点互不干扰为宜，一般不少于 8mm，高效板供试品间隔不少于 5mm。

4. 展开

展开前如需要溶剂蒸气预平衡，可在展开缸中加入适量的展开剂，密闭，一般保持 15～30 分钟。溶剂蒸气预平衡后，应迅速放入点好供试品的薄层板，立即密闭，展开。展开缸如需预先用展开剂饱和，可在缸中加入足够量的展开剂，并在壁上贴两条与缸一样高、宽的滤纸条，一端浸入展开剂中，密封顶盖，保持一定时间，使系统平衡或按品种规定操作。将点好供试品的薄层板放入展开缸中，浸入展开剂的深度为距原点 5mm 为宜，密闭。除另有规定外，一般上行展开 8～15cm，高效薄层板上行展开 5～8cm，溶剂前沿达到规定的展距后，取出薄层板，晾干，待检测。

5. 显色与检视

（1）直接检测　色谱斑点本身有颜色者可直接在可见光下检视；有荧光的斑点可在紫外光灯（254nm 或 365nm）下检视其荧光斑点；在 254nm 紫外光下有吸收的物质可使用带有荧光剂的薄层板（如硅胶 GF_{254} 板）展开后，在 254nm 紫外光灯下观察其荧光淬灭所形成的斑点。

（2）显色后检视　如斑点不能直接检视，可用喷雾法或浸渍法以适宜的显色剂显色、蒸气熏蒸（如碘蒸气、氨蒸气）显色、加热或其他方法显色后，再于可见光或紫外光下检视。显色时应确保均匀。浸渍显色应防止显色溶液溶解样品所造成的损失和色谱斑点变形。

6. 色谱图像的记录

色谱图像一般可采用摄像设备拍摄，也可用薄层扫描仪扫描记录相应的色谱图，以光学照片或电子图像的形式保存或打印成纸质文件保存。

（四）中药制剂检测中的应用

1. 鉴别

薄层色谱法鉴别的依据是在相同的色谱条件下，相同物质的 R_f 值相同。采用与同浓度的对照品溶液，在同一块薄层板上点样、展开与检视，供试品溶液所显主斑点的位置（R_f 值）与颜色（或荧光）应与对照品溶液的主斑点一致。

2. 限度检查

限度检查是要求某一杂质的量不得超过某一标准。一般配制供试品溶液、对照品溶液或对照品稀释溶液，点于同一薄层板上。供试品溶液色谱中待检查的斑点应与相应的对照品溶液或系列对照品溶液的相应斑点（R_f 值相同）比较，颜色（或荧光）不得更深；或照薄层色谱扫描法操作，峰面积值不得大于对照品的峰面积值，即符合规定。

3. 含量测定

一般薄层色谱法用于含量测定是采用洗脱测定法或薄层色谱扫描法，测定供试品中与对照品对应位置成分（R_f 值相同）的含量。

洗脱测定法是将样品经薄层色谱分离后，用溶剂将斑点中的组分洗脱下来，再用适宜的方法进行定量测定。

薄层色谱扫描法是将样品溶液与对照品溶液交叉点于同一薄层板，进行薄层色谱分离后，对薄层板进行扫描，通过峰面积的积分值计算样品的含量。

在中药制剂检测中，薄层色谱法多用于鉴别，限度检查和含量测定较少采用。

（五）注意事项

（1）自制薄层板和市售薄层板在使用前均应进行活化，活化后的薄层板应立即置于有干燥剂的干燥器中保存，保存时间不宜过长，最好随用随制。

（2）温度和相对湿度对薄层分离效果影响较大（一般要求相对湿度在 65% 以下为宜），且应保持试验环境的相对恒定。对温、湿度敏感的品种必须严格按品种项下的规定，控制温、湿度。

（3）配制展开剂时，几种溶剂应分别量取再混合，不得在同一量具中累积量取。小体积的溶剂宜用移液管或刻度吸管量取。

（4）点样量一般普通薄层板不超过 $10\mu l$，高效薄层板不超过 $5\mu l$。点样量过多可造成原点"超载"，展开剂产生绕行现象，使斑点拖尾。

（5）点样时不得损坏薄层表面。

（6）展开缸预先饱和可避免边缘效应，展开距离不宜过长，通常为 $10 \sim 15cm$。

（六）薄层色谱扫描法

1. 概述

薄层色谱扫描法（TLCS）系指用一定波长的光照射在薄层板上，对薄层色谱中可吸收紫外光或可见光的斑点，或经激发后能发射出荧光的斑点进行扫描，将扫描得到的图谱及积分数据用于鉴别、检查或含量测定。测定时可根据不同薄层扫描仪的结构特点，按照规定方式扫描测定，一般选择反射方式，采用吸收法或荧光法。除另有规定外，含量测定应使用市售薄层板。

扫描方法可采用单波长扫描或双波长扫描。如采用双波长扫描，应选用待测斑点无吸收或最小吸收的波长为参比波长，供试品色谱中待测斑点的比移值（Rf 值）和光谱扫描得到的吸收光谱图或测得的光谱最大吸收与最小吸收应与对照品相符，以保证测定结果的准确性。

2. 仪器组成

薄层扫描仪主要由光源、单色器、薄层板台、检测器以及工作站组成。

（1）光源　光源有钨灯、氘灯和汞灯 3 种光源。在可见光区用钨灯、紫外区用氘灯。汞灯为线光源，可发射特征辐射光谱。3 种灯在扫描时可由仪器自动切换。

（2）单色器　单色器用于提供一定波长的单色光。其结构与一般的紫外分光光度计类似，采用光栅为其色散元件。

（3）薄层板台　扫描时薄层板固定于薄层板台上，薄层板台可横向、纵向定量移动，以完成对整块薄层板的扫描。

（4）检测器　检测器采用光电倍增管，它的作用是将测定到的光信号转变成电信号。

（5）工作站　可设定仪器参数，接收并存储扫描结果，进行积分和其他计算。

3. 操作前准备

（1）仪器波长准确度检查

① 用汞灯进行检查　用汞灯以荧光方式对空白硅胶 G 薄层板吸收扫描，扫描范围 200～700nm，将扫描图谱的峰位波长与汞灯谱线中相应波长之差即为仪器波长的准确度，已知汞灯谱线的波长为：253.6nm、313.0nm、334.2nm、365.0nm、404.7nm、435.8nm、546.1nm、578.0nm。

② 磷酸氯喹水溶液检查　制备浓度约为 10mg/ml 的磷酸氯喹水溶液，吸取 10μl 点于硅胶 G 板，用氙灯在 220～360nm 范围内以反射方式对样品斑点扫描，扫描图谱应在 257±10nm 和 343±10nm 处有最大吸收。此法多用于日常工作的波长核对。

许多仪器有仪器检定软件，按要求操作可自动进行波长准确度检查。结果应符合相应仪器规定。

（2）重复性　对薄层板的同一斑点重复扫描，计算相对标准偏差（RSD）。具体测定方法：取脱水穿心莲对照品适量，制成浓度为 10mg/ml 无水乙醇溶液，取此溶液 1μl 点于硅胶 GF_{254} 薄层板上，展开剂为三氯甲烷－乙酸乙酯－甲醇（4:3:0.4），展开，取出，晾干。采用双波长色谱扫描法，扫描波长 λ_S 为 263nm、λ_R 为 370nm，连续扫描 10 次，以峰面积积分值进行计算相对标准偏差（RSD）。锯齿扫描 ≤1.5%，线性扫描 RSD ≤2.0%。

4. 操作方法

（1）薄层色谱操作　同薄层色谱法。

（2）仪器操作（以 CAMAGS canner－3 薄层色谱扫描仪为例）：

① 开机　打开主机电源开关，待仪器自检完成后开启工作站。

② 薄层板的放置　将薄层板点样端向前，吸附剂面朝上，靠右放于薄层板台上。用磁条固定。

③ 系统设置　建立方法在工作站主界面上点击，在弹出的窗口中选择创建分析参数设置。设置扫描方式中选择单波长、多波长或双波长；输入待扫描点的具体内容。如薄层板上的总样品点数，最左边的样品点中心距薄层板边缘的距离，样品点间的距离，以及扫描的起始和终止位置；在扫描设定中选择扫描光束的大小，光束的长度一般比扫描斑点略大，宽度视薄层板质量而定，薄层板表面越粗糙，使用的光束应越宽，以减少基线抖动，但光束过宽也容易导致仪器分辨率下降，应适当选择扫描参数。其余参数如光学系统优化、扫描速度等可选用系统默认值；在测定项中设定扫描的波长、光源，测定类型是反射还是透射，测定方式是吸收方式还是荧光方式，以及扫描中所使用的滤光片等，在进行荧光扫描时，应选择比入射光波长稍大的滤光片；积分参数进行设定，如斜率、最小峰面积、积分范围设定。

④ 扫描　保存方法后，在工作站主界面上点击启动快捷键，仪器开始按设定程序进行扫描。

⑤ 积分　扫描完成后，选择标签页，在右部窗口出现两个标签页，在其中一个标签页中显示扫描结果的 3D 谱图。在另一标签页中显示各峰的积分情况，在其下可显示各道的图标，单击图标即可在右部窗口显示各道的基线、峰积分情况以及峰积分表。

在峰积分情况标签页可对扫描结果手动积分。

⑥ 报告编辑打印　对报告进行编辑。编辑完毕后，选择打印报告。

⑦ 关机　取出薄层板，关闭工作站，关闭主机。

二、高效液相色谱法

（一）概述

高效液相色谱法（HPLC）是一种现代色谱法分析，其基本方法是用高压输液泵将流动相泵入到装有填充剂的色谱柱，注入的供试品被流动相带入柱内进行分离后，各成分先后进入检测器检测，数据处理装置对各种测量数据进行记录和处理，完成定性和定量分析工作。

色谱过程是物质分子在相对运动的两相间分配"平衡"的过程。混合物中，若两个组分被固定相和流动相之间"吸附"强弱不等，则被流动相携带移动的速度不等，产生差速迁移而被分离。

由于应用了各种特性的微粒填料和加压的液体流动相，本法具有分离性能高、选择性好、灵敏度高、分析速度快、适用范围广（样品不需气化，只需制成溶液即可，所以不受样品是否具有挥发性的局限）的特点。高效液相色谱法已成为中药制剂含量测定最常用的分析方法，也有用于杂质检查和鉴别，但很少单独用于鉴别，一般是与含量测定同时进行。《中国药典》中，高效液相色谱法应用比例明显增加，在新增或修订的含量测定项中大多采用高效液相色谱法。

> **知识链接**
>
> 高效液相色谱法按固定相不同可分为液－液色谱法和液－固色谱法；按色谱原理不同可分为分配色谱法（液－液色谱）和吸附色谱法（液－固色谱）等。目前，化学键合相色谱应用最为广泛，它是在液－液色谱法的基础上发展起来的。将固定液的官能团键合在载体上，形成的固定相称为化学键合相，不易流失是其特点，一般认为有分配与吸附两种功能，常以分配作用为主。C_{18}（ODS）为最常使用的化学键合相。根据固定相与流动相极性的不同，液－液色谱法又可分为正相色谱法和反相色谱法，当流动相的极性小于固定相的极性时称正相色谱法，主要用于极性物质的分离分析；当流动相的极性大于固定相的极性时称反相色谱法，主要用于非极性物质或中等极性物质的分离分析。在中药制剂分析中，大多采用反相键合相色谱法。

（二）仪器

一般由高压输液系统、进样系统、色谱系统、检测系统、数据处理系统等组成，如图 2-17 所示。为了保证数据的可靠性，所用仪器应定期检定并符合有关规定。

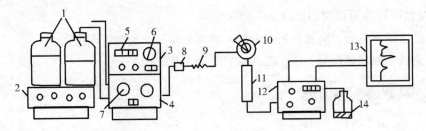

图 2 – 17　高效液相色谱仪示意图

1. 储液罐；2. 脱气装置；3. 梯度洗脱；4. 高压输液泵；5. 流动相流量显示；6. 柱前压力表；7. 输液泵头
8. 过滤器；9. 阻尼器；10. 进样装置；11. 色谱柱；12. 检测器；13. 数据处理系统；14. 废液储罐

1. 高压输液系统

高压输液系统由贮液罐、过滤器、高压输液泵组成，有的仪器还配有在线脱气装置和梯度洗脱装置。

（1）贮液罐　是用来盛装流动相的容器，一般所用材质为氟塑料、玻璃等惰性材料，以避免与流动相发生反应或溶解释放杂质，从而对流动相造成影响。贮液罐应放置在高于高压输液泵的位置，以保持静压差。贮液罐应盖好瓶盖，以减少空气中的灰尘和气体进入流动相，同时减少溶剂挥发造成流动相的组成发生改变。

（2）过滤器　是为了过滤流动相中的尘粒或不溶性的颗粒物质，避免造成色谱泵的磨损、色谱柱的堵塞或对系统的污染。虽然在制备流动相时已经过滤，但在使用过程中由于使用环境等因素空气中尘粒不可避免会再进入到贮液瓶中，因此，过滤好的流动相进入系统前仍要通过过滤器，且过滤器要经常清洗，以免堵塞，产生气泡。

（3）高压输液泵　是高压输液系统也是高效液相色谱仪的关键部件之一，用以完成流动相的输送任务。对泵的要求是：耐腐蚀、耐高压、无脉冲、输出流量范围宽、流速恒定，且泵体易于清洗和维修。高压输液泵可分为恒压泵和恒流泵两类，常使用恒流泵（其压力随系统阻力改变而流量不变）。泵的性能好坏直接影响到系统的质量和分析结果的可靠性。

2. 进样系统

进样系统的作用是将样品引入到仪器系统。常用六通进样阀或自动进样器，进样装置要求：密封性能好，死体积小，重复性好，进样时对色谱系统的压力、流量影响小。

（1）六通进样阀进样　进样量有定量环定量和微量注射器定量两种方式。操作时先将进样器手柄置于采样位置（LOAD），此时进样口只与定量环接通，处于常压状态，用微量注射器注入样品溶液，样品停留在定量环中。然后转动手柄至进样位置（IN-JECT），使定量环接入输液管路，样品由高压流动相带入色谱柱中。

（2）自动进样器　适用于数量较多样品的常规分析，自动化程度高，节约人力，重复性好。

3. 色谱系统

色谱系统主要由色谱柱和柱温箱组成。色谱柱由柱管和填充剂组成。柱管多用不锈钢制成。柱内填充剂有硅胶和化学键合固定相。在化学键合固定相中有十八烷基硅烷键合硅胶（又称 ODS 柱或 C_{18} 柱）、辛烷基硅烷键合硅胶（C_8 柱）、氨基或氰基键合硅胶等，在中药制剂的定量分析中，主要使用 ODS 柱。由于 ODS 属于非极性固定相，在分离分析时一般使用极性流动相，所以属反相色谱法。常用流动相有甲醇－水或乙腈－水等，洗脱时极性大的组分先出柱，极性小的组分后出柱。

4. 检测系统

检测系统主要是检测器，高效液相色谱法所用的检测器有紫外检测器（UVD）、二极管阵列检测器（DVD）、荧光检测器、蒸发光散射检测器、示差折光检测器、电化学检测器和质谱检测器等。

紫外检测器、二极管阵列检测器、荧光检测器、电化学检测器为选择性检测器，其响应值不仅与供试品溶液的浓度有关，还与化合物的结构有关。紫外检测器、二极管阵列检测器适用于有紫外吸收的化合物的检测，适合于大多数芳香族、芳杂环、稠芳环类以及芳香氨基酸、核酸等的检测，其中，二极管阵列检测器可以同时记录供试品的吸收光谱，故可用于供试品的光谱鉴定和色谱峰的纯度检查。紫外检测器、二极管阵列检测器是最常用的检测器。荧光检测器适用于能够产生荧光的物质的检测，电化学检测器适用于具有氧化还原性质化合物的检测，如含硝基、氨基等有机化合物及无机阴、阳离子等物质。

蒸发光散射检测器、示差折光检测器、质谱检测器为通用型检测器，对所有的化合物均有响应，其中质谱检测器灵敏度高、选择性好，能同时给出组分的结构信息，但仪器较为昂贵，使用费用高。

不同的检测器，对流动相的要求不同。如采用紫外检测器，所用流动相应符合紫外－可见分光光度法（《中国药典》附录Ⅴ A）项下对溶剂的要求；采用低波长检测时，还应考虑有机相中有机溶剂的截止使用波长，并选用色谱级有机溶剂。蒸发光散射检测器和质谱检测器通常不得使用含不挥发性盐组分的流动相。

5. 数据处理系统

数据处理系统一般为仪器的色谱工作站，色谱工作站是一种辅助色谱仪器采样、收集色谱检测器当中的信号，并进行数据分析处理的计算机软件。具有谱图采集与显示、色谱图处理，计算保留时间、峰面积、基线噪声及漂移、色谱柱塔板数、峰分离度、拖尾因子、容量因子等色谱指标及将结果输出。

（三）操作前的准备

1. 流动相的制备

流动相应用高纯度的试剂配制，一般使用色谱纯的试剂，必要时照紫外－可见分光光度法进行溶剂检查，应符合要求；水应为新鲜制备的高纯水，可用超纯水器制得或用重蒸馏水。对规定 pH 的流动相，应使用精密 pH 计进行调节。

配制好的流动相应用 $0.45\mu m$ 滤膜过滤，过滤时要分清水膜和有机膜，过滤水用水膜，过滤有机溶剂用有机膜，一定不要用错。如用水膜过滤有机溶剂可能导致膜溶解，对有机溶剂造成污染，如果出现此情况，有机溶剂一定不能再用于实验，否则会造成对色谱柱的污染。

流动相在使用前必须脱气，否则很易在系统的低压部分逸出气泡，气泡的出现不仅影响柱分离效率，还会影响检测器的灵敏度甚至不能正常工作。脱气的方法有加热回流法、抽真空脱气法、超声脱气法和在线真空脱气法等。实验室制备流动相时，常用的脱气方法是用 $0.45\mu m$ 滤膜过滤后再进行超声波脱气。

配制流动相的量应足够使用或稍有富余，避免测定过程再次配制流动相，再次配制流动相除了配制过滤脱气麻烦外，更换新流动相后还要仪器色谱系统进行平衡，因此，流动相要一次配制足量。

2. 溶液的制备

供试品溶液和对照品溶液的制备：按质量标准要求制备供试品溶液和对照品溶液。定量测定时，对照品溶液和供试品溶液均应分别配制 2 份。供试品溶液在注入色谱仪前，应经过 0.45μm 滤膜滤过。必要时，在配制供试品溶液前，样品需经提取净化，以免对色谱系统产生污染和干扰。

3. 仪器状态

（1）检查仪器的校验合格证　仪器应按规定周期进行了校验，贴有校验合格证。在校验有效期内使用，数据才可能准确。

（2）检查仪器的使用记录和状态　仪器是否完好，仪器的开关位置是否处于关断位置。

（3）选择适宜的色谱柱并正确连接　根据质量标准规定和供试品及流动相的 pH 值等性质选择适宜的色谱柱，将色谱柱接入系统，色谱柱进出口位置应与流动相的流向一致，检查色谱柱的使用记录，看封存色谱柱的溶剂与现用流动相能否互溶，如果不互溶应选择适宜的互溶溶剂进行过渡。

4. 系统适用性试验

为了保证检测结果的准确性，在采用高效液相色谱法测定时，除了要求对高效液相色谱仪定期检定并符合有关规定外，还要进行系统适用性试验。

系统适用性是指在测定样品之前，按品种项下规定，用规定的对照品溶液或规定的系统适用性溶液在规定的色谱系统进行试验，应符合规定。色谱系统的适用性试验通常包括理论板数、分离度、重复性和拖尾因子等四个参数。其中，分离度和重复性尤为重要。

（1）色谱柱的理论板数（n）　用于评价色谱柱的效能。由于不同物质在同一色谱柱上的色谱行为不同，采用理论板数作为衡量柱效能的指标时，应指明测定物质，一般为待测组分或内标物质的理论板数。在规定条件下，注入供试品溶液或品种项下规定的溶液，记录色谱图，按下式计算理论板数。

$$n = 5.54 \left(\frac{t_R}{W_{h/2}}\right)^2 = 16 \left(\frac{t_R}{W}\right)^2 \qquad (2-12)$$

式中　t_R——保留时间；

　　　$W_{h/2}$——半峰宽；

　　　W——峰宽。

注：以上各符号以分钟或长度计，下同，但应取相同单位。

（2）分离度（R）　用于评价物质之间的分离程度的参数，是衡量色谱系统效能的关键指标。无论是定性鉴别还是定量分析，均要求待测峰与其他峰、内标峰或特定的杂质对照峰之间有较好的分离度。除另有规定外，待测组分与相邻

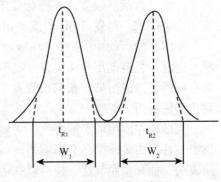

图 2-18　分离度示意图

共存物之间的分离度应大于 1.5。分离度示意图见图 2-18。

$$R = \frac{2\ (t_{R2} - t_{R1})}{W_1 + W_2} \qquad (2-13)$$

式中　t_{R1}——相邻两峰中前一峰的保留时间；

　　　t_{R2}——相邻两峰中后一峰的保留时间；

　　　W_1——相邻两峰中前一峰的峰宽；

　　　W_2——相邻两峰中后一峰的峰宽。

（3）重复性　用于评价连续进样后，色谱系统响应值的重复性能。采用外标法时，通常取各品种项下的对照品溶液，连续进样 5 次，除另有规定外，其峰面积测量值的相对标准偏差（RSD）应不大于 2.0%；采用内标法时，通常配制相当于 80%、100% 和 120% 的对照品溶液，加入规定量的内标溶液，配成 3 种不同浓度的溶液，分别至少进样 2 次，计算平均校正因子。其相对标准偏差应不大于 2.0%。

（4）拖尾因子（T）　用于评价色谱峰的对称性。为保证分离效果和测量精度，应检查待测峰的拖尾因子是否符合各品种项下的规定。拖尾因子计算公式为：

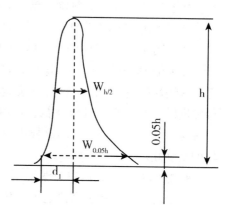

图 2-19　拖尾峰示意图

$$T = \frac{W_{0.05h}}{2d_1} \qquad (2-14)$$

式中　d_1——5% 峰顶点至峰前沿之间的距离。

　　　$W_{0.05h}$——5% 峰高处的峰宽。

除另有规定外，峰高法定量时 T 应在 0.95~1.05 之间。拖尾峰示意图见图 2-19。

峰面积法测定时，若拖尾严重，将影响峰面积的准确测量。必要时，对拖尾因子作出规定。

（四）高效液相色谱仪操作方法

1. 泵的操作

（1）用流动相冲洗滤器，再把滤器浸入流动相中，启动泵。

（2）打开泵的排放阀，用专用注射器从阀口抽出流动相约 20ml，设置高流速（如 5ml/min）或用冲洗键（PURGE）进行泵排气，观察出口处流动相呈连续液流后，将流速逐步回零或停止冲洗，关闭排放阀。

（3）将流速调节至分析用流速，对色谱柱进行平衡，同时观察压力指示应稳定，用干燥滤纸片的边缘检查柱管各连接处应无渗漏。初始平衡时间一般需约 30 分钟，如果使用带有表面活性剂的流动相或使用较长色谱柱则平衡时间也会较长。如为梯度洗脱，应在程序中设置梯度程序，用初始比例的流动相对色谱柱进行平衡。

2. 紫外-可见检测器操作

现代高效液相色谱法色谱仪多通过色谱工作站或控制面板对检测器进行调控。打开检测器电源，检测器自检完毕后，设定检测波长、样品运行时间、灵敏度等参数。

记录基线，待稳定后，符合要求后方能进行操作。

3. 进样操作

（1）六通阀进样器

① 进样手柄置采样位置（LOAD）。

② 用供试品溶液清洗配套的注射器，再抽取适量，如用定量环（LOOP）定量，则注射器抽取量应不少于定量环容积的 3～5 倍，用微量注射器定量进样时，进样量不得多于环容积的 50%。在排除气泡后方能向进样器中注入供试品溶液。

③ 把注射器的平头针直插至进样器底部，注入供试溶液。

④ 将手柄转至进样位置（INJECT），样品被流动相带入色谱柱。

（2）自动进样器进样　操作者将制备好的供试品及对照品装入专用进样瓶中，盖上带有垫片的瓶盖，顺时针方向旋紧后，放入贮样室的样品盘中，设定样品瓶的位置号和进样体积等自动进样参数，自动进样器通过工作站控制，完成自动取样、进样、清洗等一系列的操作。自动进样不仅自动化程度高、降低人工成本，而且一般自动进样的重复性好于手动进样。

4. 色谱数据的收集和处理

早期的高效液相色谱仪是记录仪记录检测信号再手工计算。现在多采用色谱工作站软件进行计算机自动控制，只要将相关参数输入工作站，工作站可以进行数据采集、处理和数据分析并可自动完成。不同工作站操作界面不尽不同。

注意：最后一峰出完后，应继续走一段基线，确认再无组分流出，方能结束记录；根据第一张预试的色谱图，适当调整衰减、记录时间等参数；定量测定中，一般峰顶不得超过记录满量程。

5. 清洗和关机

（1）分析完毕先关检测器和数据处理机，再用经滤过和脱气的适当溶剂清洗色谱系统。

（2）正相柱用正己烷冲洗，反相柱如使用过含盐流动相，则先用水，然后用甲醇－水冲洗，各种冲洗剂一般冲洗 20～30 分钟，特殊情况可延长冲洗时间，用过含盐尤其是含离子对试剂的柱子，有时需冲洗数小时甚至更长时间。

（3）冲洗完毕后逐步降低流速至 0，关泵。进样器也应用相应溶剂冲洗，可用进样阀所附专用冲洗接头。

（4）关闭仪器及稳压器所有电源。

（5）做好使用仪器的使用记录和色谱柱的使用保养记录登记。仪器的使用记录内容包括日期、检品名称、测定项目、使用起止时间、仪器冲洗时用的溶剂、仪器使用过程有无异常等。色谱柱的使用记录内容包括日期、检品名称、测定项目、使用起止时间、色谱柱的柱压、理论板数、分离度、冲洗溶剂、封存的溶剂等。

（五）中药制剂检测中的应用

1. 鉴别

利用在相同的色谱条件下，相同物质的保留时间或相对保留时间相同，将纯物质和样品的保留时间或相对保留时间相互对照，进行鉴别分析。

高效液相色谱法由于需要对照品、配制流动相、仪器平衡等，过程比较复杂，所以它很少单独用于样品的鉴别，一般是含量测定与鉴别同时使用。

2. 含量测定和杂质检查

由于高效液相色谱法分析样品不受沸点、热稳定性、分子量大小及有机物、无机物的限制，同时又具有分离、分析的功能，因此它适合于复杂成分的分离分析。它被广泛应用于中草药及中药制剂有效成分分离与含量测定。由于它还具有很高的灵敏度，可检测到纳克级水平的物质，因此它可用于杂质检查。

（六）注意事项

1. 色谱柱使用和维护注意事项

（1）色谱柱与进样器及其出口端与检测器之间应尽量减少死体积连接，减少扩散对分离影响。

（2）避免压力急剧变化及任何机械震动。开启输液泵时，要逐步加大至所需流速，避免流速急剧变化造成柱压突然变大，造成色谱柱固定相物理损坏，柱压的突然降低也会冲动柱内填料，因此在调节流速时应该缓慢进行；避免色谱柱从高处掉下，影响柱内的固定相产生裂缝。

（3）应逐渐改变溶剂的组成，特别是反相色谱中，不应直接从有机溶剂改变为全部是水，反之亦然。

（4）一般说来色谱柱不能反冲，只有生产者指明该柱可以反冲时，才可以反冲除去留在柱头的杂质。否则反冲会迅速降低柱效。

（5）在对新柱或被污染柱进行冲洗时，应将其出口端与检测器脱开，避免污染检测器。

（6）根据流动相的性质（尤其是 pH）选择使用适宜的色谱柱，以避免固定相被破坏。以硅胶为基质的填料，流动相的 pH 值应控制在 2~8 间。当 pH 值大于 8 时，可使载体硅胶溶解；当 pH 值小于 2 时，与硅胶相连的化学键合相易水解脱落。当色谱系统中需使用 pH 值大于 8 的流动相时，应选用耐碱填充剂的色谱柱，当需使用 pH 值小于 2 的流动相时，应选用耐酸填充剂的色谱柱。

（7）以硅胶为载体的键合固定相的使用温度通常不超过 40℃，为改善分离效果可适当提高色谱柱的使用温度，但不宜超过 60℃，如果超过 60℃，可能会导致色谱柱损坏无法使用。

（8）避免将基质复杂的样品尤其是生物样品直接注入柱内，需要对样品进行预处理或者在进样器和色谱柱之间连接一保护柱。保护柱一般是填有相似固定相的短柱。保护柱可以而且应该经常更换。

（9）保存 C_{18} 色谱柱时应将柱内充满乙腈或甲醇，柱接头要拧紧，防止溶剂挥发干燥柱床收缩或干枯。绝对禁止将缓冲溶液留在柱内静置过夜或更长时间。

2. 泵的注意事项

（1）防止任何固体微粒进入泵体，因为尘埃或其他任何杂质微粒都会磨损柱塞、密封环、缸体和单向阀，因此应预先除去流动相中的任何固体微粒，流动相除去颗粒物质的方法是用 0.45μm 滤膜滤过。

（2）泵的入口都应连接砂滤棒（或片），输液泵的滤器应经常清洗或更换。

（3）流动相不应含有任何腐蚀性物质，含有缓冲液的流动相不应保留在泵内，如果将含缓冲液的流动相留在泵内，由于蒸发或泄漏，甚至只是由于溶液的静置，就可能析出盐的微细晶体，这些晶体将损坏密封环和柱塞等。

（4）泵工作时要留心防止溶剂瓶内的流动相被用完，否则空泵运转也会磨损柱塞、缸体或密封环，最终产生漏液。

（5）输液泵的工作压力决不要超过规定的最高压力，否则会使高压密封环变形，产生漏液。

3. 六通阀进样器使用注意事项

（1）手柄处于 LOAD 和 INJECT 之间时，由于暂时堵住了流路，流路中压力骤增，再转到进样位，过高的压力在柱头上引起损坏，所以应尽快转动阀，不能停留在中途。

（2）在 HPLC 系统中进样使用的注射器针头有别于气相色谱，是平头注射器。一方面，针头外侧紧贴进样器密封管内侧，密封性能好，不漏液，不引入空气；另一方面，也防止了针头刺坏密封组件及定子。

（3）六通阀进样器的进样方式有部分装液法和完全装液法两种。

（4）使用微量注射器定量时，进样量不宜超过定量环体积的50%，如20μl的定量环最多进样10μl的样品，并且要求每次进样体积准确、相同；使用定量环定量时，进样量最少为定量环体积的3至5倍，即20μl的定量环最少进样60～100μl的样品，这样才能完全置换样品定量环内残留的溶液，达到所要求的精密度及重现性。推荐采用100μl的平头进样针配合20μl满环进样。

（5）进样样品要求无微粒，能阻死针头及进样阀的物质、样品溶液均要用0.45μm的滤膜过滤。

4. 其他注意事项

（1）流动相配制应用色谱纯试剂，水应用高纯水，应用0.45μm滤膜过滤除去颗粒物质后还应脱气，以免在泵内产生气泡，影响流量的稳定性，如果有大量气泡，泵就无法正常工作。气泡进入色谱柱和检测器会出现柱压不稳和基线不稳，严重时无法正常检测。

（2）使用的流动相应与仪器系统的原保存溶剂能互溶，如不互溶，则先取下上次的色谱柱，用异丙醇冲洗过渡，进样器和检测器的流通池也注入异丙醇进行过渡，过渡完毕后，接上相应的色谱柱，换上本次使用的流动相，再进行操作。

（3）在分析完毕后，色谱流路系统，从泵、进样器、色谱柱到检测器流通池应充分冲洗，特别是用过含盐流动相的，更应注意先用水，再用甲醇－水充分冲洗，如发现泵漏液等较严重的情况，应请有经验的维修人员进行检查、维修。

（4）操作结束后应填写仪器使用记录和各色谱柱的使用记录，应包括本次测试药品及柱中的保存溶剂。

三、气相色谱法

（一）简述

1. 定义

气相色谱法（GC）系采用气体为流动相（载气）流经装有填充剂的色谱柱进行分离测定的色谱方法。物质或其衍生物气化后，被载气带入色谱柱进行分离，各组分先后进入检测器，用数据处理系统记录色谱信号，完成对样品的定性定量分析。

2. 特点

（1）分离效率高，选择性好。气相色谱柱具有较高的分离效能，可使一些理化性质相差很小的组分以及很复杂的混合物都可以实行分离。

（2）检测灵敏度高，供试品用量少。

（3）操作简单，分析速度快。

3. 使用范围

适用于气体试样和受热易挥发（或衍生化后易挥发）且热稳定好的物质的分析。因此，在中药制剂检测中可用于水分测定、甲醇量测定、乙醇量测定、农药残留量测定、挥发油测定以及其他挥发性成分的含量测定。一般不适用不易挥发或受热易分解的物质。

（二）仪器的组成

气相色谱法所用的仪器为气相色谱仪，由气路系统、进样系统、分离系统、检测系统和数据处理系统等组成，见图 2 - 20。

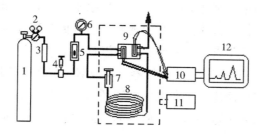

图 2 - 20　气相色谱仪示意图

1. 载气钢瓶；2. 减压阀；3. 净化干燥管；4. 针形阀；5. 流量计；6. 压力表
7. 进样气化室；8. 色谱柱；9. 导热检测器；10. 放大器；11. 温度控制器；12. 记录仪

1. 气路系统

气路系统包括气源及气流控制测量装置、气体净化装置。

（1）气源及气流控制测量装置　气相色谱法的流动相为高纯气体，称为载气，氮、氮和氢可用作载气，可由高压钢瓶或高纯度气体发生器提供，经过适当的控制测量装置，以一定的流速经过进样器和色谱柱。

根据供试品的性质和检测器种类选择载气。常用载气为氮气和氢气。氮气由于扩散系数小，柱效相对高，使用氢火焰离子化检测器、电子捕获检测器和火焰光度检测器时，通常采用氮气作载气。氢气由于分子量小，热导系数大，黏度系数小，所以用热导检测器时，几乎都用氢气作载气。氦气虽然比氢气具有更好的特点，但是由于它的价格昂贵，国外较常使用，国内很少被采用。

（2）气体净化装置　气相色谱法中气体所含有杂质可能对色谱柱性能产生影响，还会使检测器的噪声增大、缩小检测器的线性范围，严重的会污染检测器。因此虽然使用了高纯的氮气、氢气，在实际应用中仍然要在气源和仪器之间连接气体净化装置。一般将变色硅胶、分子筛、活性炭，按顺序分段填充干燥管，变色硅胶用于除去大量的水，分子筛除去微量的水、二氧化碳及其他有机杂质，活性炭吸附载气中的烃类化合物。净化剂在使用一段时间后会失效，应及时更换或活化，以保证气体的纯度。分子筛活化方法是将分子筛放入盘中，放入马弗炉中 400～600℃ 活化 4～6 小时。变色硅胶有变红的情况需进行活化，方法是变色硅胶装入盘中，140℃ 加热 2 小时，硅胶颗粒由红变为蓝色即可再使用。

2. 进样系统

进样系统包括气化室和进样器。

（1）气化室　气化室的作用是将液体或固体供试品瞬间气化为蒸气。一般要求气化室死空间小，热容量大，无催化效应即不使供试品分解。常用金属块制成气化室。为了避免气化的供试品与金属接触产生分解，一般气化室装有石英或玻璃衬管以便及时清洗更换。

（2）进样器　进样器按进样方式一般可采用手动直接进样、自动进样或顶空进样。

手动直接进样采用尖头的微量注射器、微量进样阀或有分流装置的气化室进样；采用溶液直接手动进样或自动进样时，进样口温度应高于柱温 30～50℃；进样量一般不超过数微升；柱径越细，进样应越少，采用毛细管柱时，一般应分流以免过载。

顶空进样适用于固体和液体供试品中挥发性组分的分离和测定。将固态或液态的供试品制成供试液后，置于密闭小瓶中，在恒温控制的加热室中加热至供试品中挥发性组分在液态和气态达到平衡后，由进样器自动吸取一定体积的顶空气注入色谱柱中。气相色谱顶空进样技术广泛应用于药物中的残留有机溶剂分析。顶空进样是通过样品基质上方的气体成分来测定这些组分在原样品中的含量，是一种简单而有效的样品净化方法，避免了基质的影响。

3. 分离系统

分离系统包括色谱柱和柱温箱。

（1）色谱柱　色谱柱分为填充柱或毛细管柱。填充柱的材质为不锈钢或玻璃，内径为 2～4mm，长为 2～4m，吸附剂、高分子多孔小球或涂渍固定液的载体，粒径为 0.18～0.15mm 或 0.125～0.15mm。常用载体为经酸洗并硅烷化处理的硅藻土或高分子多孔小球，常用固定液有甲基聚硅氧烷、聚乙二醇等。毛细管柱的材质为玻璃或石英，内壁或载体经涂渍或交联固定液，内径一般为 0.25mm、0.32mm 或 0.53mm，柱长 5～60m，固定液膜厚 0.1～0.5μm，常用的固定液有甲基聚硅氧烷、不同比例组成的苯基甲基聚硅氧烷、聚乙二醇等。

新填充柱和毛细管柱在使用前需老化处理，以除去残留溶剂及易流失的物质，色谱柱如长期不用，使用前应老化处理，使基线稳定。

（2）柱温箱　由于柱温箱温度的波动会影响色谱分析结果的重现性，因此柱温箱控温精度应在 ±1℃，且温度波动小于每小时 0.1℃。温度控制系统分为恒温和程序升温两种。恒温系统多用于单一成分或成分简单的样品，而程序升温适用于多组分复杂样品或宽沸程混合物分析。

> **知识链接**
>
> 　　色谱柱的老化、维护与保存与填充柱一样，新色谱柱需要老化，以除去残留溶剂及低分子量的聚合物。此外，用过一段时间，柱内会滞留一些高沸点组分也应定期老化，尤其是出现基线波动或漂移，某些色谱峰开始拖尾时或出现鬼峰，此时也需要对色谱柱进行老化。应该进行老化以除去样品中的难挥发物在柱头的积累。为了延长柱的使用寿命，要用高纯度的载气，载气中的氧气含量不宜高于 10^{-6}（g/g），并且利用净化器除去气体中的氧气和碳氢化合物杂质，定期更换气体净化器填料，毛细管柱要及时更换密封垫以确保整个系统必须没有泄漏，并且要确保样品中不存在非挥发性物质，因为氧和污染物对固定液的分解有催化作用，会导致柱流失增强。毛细管柱的前端及末端数厘米最易损坏，如不挥发物的积累，进样溶剂的侵蚀，高温以及机械损伤等。可以在装柱之前切除这段受损害的部分，由于长度仅几厘米，不至于影响总的柱效，切除时切口应平整。

4. 检测器

适合气相色谱法的检测器有火焰离子化检测器（FID）、热导检测器（TCD）、氮磷检测器（NPD）、火焰光度检测器（FPD）、电子捕获检测器（ECD）、质谱检测器（MS）等。火焰离子化检测器对碳氢化合物响应良好，适合检测大多数的药物，为最常用的检测器；氮磷检测器对含氮、磷元素的化合物灵敏度高；火焰光度检测器对含磷、硫元素的化合物灵敏度高；电子捕获检测器适于含卤素的化合物；热导检测器和质谱检测器为通用型检测器，质谱检测器还能给出供试品某个成分相应的结构信息，可用于结构确证。除另有规定外，火焰离子化检测器用氢气作为燃气，空气作为助燃气。在使用火焰离子化检测器时，检测器温度一般应高于柱温，并不得低于 150°C，以免水汽凝结，通常为 250～350°C。

5. 数据处理系统

数据处理系统可分为记录仪、积分仪以及色谱工作站等。现在多采用色谱工作站软件进行计算机自动控制，只要将相关参数输入工作站，工作站可以进行数据采集、处理和数据分析并可自动完成。不同工作站操作界面不尽不同。

（三）操作前准备

1. 供试品溶液和对照品溶液的制备

按标准要求制备供试品溶液和对照品溶液。定量测定时，对照品溶液和供试品溶液均应分别配制 2 份。供试品溶液在注入色谱仪前，应经过 0.45μm 滤膜滤过。必要时，在配制供试品溶液前，样品需经提取净化，以免对色谱系统产生污染和干扰。具体操作要按药品标准项下要求进行。

2. 仪器检查

（1）首先检查校验合格证，仪器应按规定周期进行校验并贴有检验合格证，并在校验有效期内使用，数据才可能准确。

（2）检查仪器的使用记录和状态，仪器是否完好，仪器的开关位置是否处于关断位置。

（3）根据药品标准规定的色谱条件，选择适宜的色谱柱，柱的两端应堵有盲堵，取下盲堵，分清入口端及出口端，套好石墨密封圈及固定螺母，小心装于仪器上，拧紧固定螺母，但也勿过紧，以不漏气为合适。换下的色谱柱，应堵上盲堵保存。

（4）开启载气钢瓶上总阀调节减压阀至规定压力。注意：如果采用氮气发生器作为载气气源，则应提前 2～3 小时打开氮气发生器进行平衡。

（5）用肥皂水检查柱连接处是否漏气，如有漏气应检查柱两端的石墨密封圈或再略加紧固定螺母。

3. 系统适用性试验

为了保证检测结果的准确性，在采用气相色谱法测定时，除了要求对气相色谱仪定期检定并符合有关规定外，还要进系统适用性试验。色谱系统的适用性试验通常包括理论板数、分离度、重复性和拖尾因子等四个参数。在测定样品之前，按品种项下规定进行测定。不符合规定不得进行样品测定，否则数据无效。除品种项下特殊要求外，一般要求同高效液相色谱法项下的系统适用性试验。

（四）气相色谱仪操作通法

（1）打开各部分电路开关，开启色谱工作站，设定气化室、柱温箱、检测器温度和载气流量等色谱参数，并开始加热。

（2）待各部分设定的参数恒定后，开启氢气钢瓶总阀和空气压缩机总阀，操作同载气。

（3）按下点火按钮（有些仪器在检测器温度达到一定温度后有自动点火功能），应有"扑"的点火声，用玻璃片置离子化检测器气体出口处，检视玻璃片上有水雾，表示已点着火，同时显示屏上应有响应信号。

（4）调节仪器的放大器、灵敏度等，走基线，待基线平稳度达到可以接受的范围内，即可进样分析。

（5）气相色谱常用的进样方法有手动进样、自动进样、顶空进样（多为自动进样）等。操作要求如下（针对常规液体样品）：

① 手动进样　选用合适体积尖头微量进样器，由于气相色谱法进样量一般较少（与高效液相色谱法相比），要用待测溶液充分润洗，排气泡后，快速注射，在用微量注射器手动进样时，精密度决定于操作的熟练程度，各步操作应尽量一致。

② 自动进样及顶空进样　按标准规定处理好的样品装入专用小瓶中，设定程序后仪器自动进样，精密度一般较高，顶空进样还可消除或减少样品中某些组分对被测组分的影响。

（6）仪器系统适用性试验要求同高相液相色谱法。品种项下另有规定的，执行品种项下的规定。系统适用性试验符合规定后方可正式进行样品测定。

（7）初次测定该品种时，可先经预试验以确定仪器参数，根据预试验情况适当调节。各品种项下规定的色谱条件，除检测器种类、固定液品种及特殊指定的色谱柱材料不得改变外，其余如色谱柱内径、长度、载体牌号、粒度、固定液涂布浓度、载气流速、柱温、进样量、检测器的灵敏度等，均可适当改变，以适应具体品种并符合系统适用性试验的要求。

知识链接

氢火焰离子化检测器往往由于固定液流失及样品在喷嘴燃烧后产生积碳，或使用硅烷化衍生试剂沉积二氧化硅，污染检测器，喷嘴内径变小，造成点火困难，检测器线性范围变窄，收集极表面也沉积二氧化硅，使检测器灵敏度下降，故最好定期卸下检测器喷嘴和收集极进行清洗，具体方法是先用通针（游丝）通喷嘴，必要时用金相砂纸打磨，然后再依次用洗涤剂、水超声清洗。在100～120℃温度烘干。收集极也按上述方法清洗，注意在拆卸喷嘴和收集极时，要戴上手套，避免直接用手拿喷嘴和收集极。

（8）分析完毕后，待各组分流出后，先关闭氢气和空气，再进行降温操作，将进样口、柱温箱、检测器以及顶空进样器的温度均设为40℃或更低，待到各组件的温度降到40℃以下时，依次关闭载气、工作站、气相色谱仪。如果要取下色谱柱，则取下后应将柱两端用盲堵堵上，放在盒内，妥善保存。

（9）填写仪器、色谱柱使用记录。

（五）中药制剂检测中的应用

气相色谱法在中药制剂检测中可用于鉴别、检查、含量测定。

1. 鉴别

气相色谱法鉴别，适用于有挥发性、热稳定的物质鉴别，利用同一物质在相同色谱条件下保留时间相同进行定性。

2. 检查、含量测定

气相色谱法虽然只适用于挥发性、热稳定的物质，应用范围不及高效液相色谱法广，但由于它也具有分离、分析的功能和很高的灵敏度，特别是对于易挥发溶剂如甲醇、乙醇、水以及挥发油等的测定具有高效液相色谱法不可比拟的独特优势，因此它常常用来测定甲醇量、乙醇量及挥发油的含量，还可以测定特定的杂质如农药残留量以及溶媒残留量。含量测定和杂质检查的分析的依据是组分的浓度与峰面积（或峰高）成正比，通过测定样品中指标成分（或杂质）与对照品相同保留时间或相对保留时间的吸收峰面积（或峰高），计算样品指标成分（或杂质）的量。

（六）注意事项

（1）主机与记录仪等接地良好。仪器稳定性的好坏直接与接地有关。

（2）要注意经常活化或更换气体净化器中的填料。

（3）由于电子捕获检测器对载气中的氧特别敏感，而氮气发生器产生的氮气中氧的含量较高，所以采用电子捕获检测器时，不宜用氮气发生器作为载气气源，应该采用高纯氮钢瓶作为气源。

（4）任何一种检测器，启动仪器前应先通载气。

（5）气路系统最常出现的问题是泄漏。一旦某处发生泄漏，轻则影响仪器正常工作，重则造成意外事故（如氢气泄漏就可能引起爆炸），所以要注意经常检漏。

（6）钢瓶压力较低时应停止使用，以免造成压力不稳及纯度下降。

（7）为了安全建议将氢气、氧气气瓶分开放置，也最好不要与气相色谱仪同室放置。

（8）对于带有自动点火功能的仪器来说，有时工作站已显示点火成功，但是实际没有点火，所以每次试验都应该用玻璃片进行检视，以确保点火成功。

（9）氢气是易燃易爆气体，所以在操作中要特别小心。无论什么原因导致火焰熄灭时，应尽快关闭氢气阀门，直到排除了故障，重新点火时，再打开氢气阀门。高档仪器有自动检测和保护功能，火焰熄灭时可自动关闭氢气。

（10）使用微量注射器时勿将注射塞拉过规定的位置，以免造成注射器密封性差甚至损坏。

（11）手动进样应注意，注射速度要快。注射速度慢时会使供试品的气化过程变长，导致供试品进入色谱柱的初始谱带变宽。

（12）微量注射器使用后，应用适宜的溶剂清洗干净，水洗过的微量注射器存放前再吸取甲醇润洗，以免生锈。

（13）购买色谱柱前与厂家沟通色谱柱型号和所要求的条件，确保色谱柱型号合适。

（14）新购买的色谱柱一定要先测试柱性能合格后，再用于分析供试品。测试方法可采用色谱柱厂家说明书给定的测试方法，也可以采用自定的测试 SOP 进行测试，如不合格，可以退货或更换新色谱柱。这样做可以避免不必要的经济损失。

（15）暂时不用的色谱柱从仪器上卸下后，柱两端应当用一块硅橡胶堵上，并放在相应的柱包装盒中，以免柱头被污染。

（16）新色谱柱也需要老化后再使用，色谱柱使用一段时间后，柱内会滞留一些高沸点组分，这时基线可能出现波动或出现鬼峰。此时也需要对色谱柱进行老化。

（17）色谱柱老化前，应将色谱柱后管路与检测器断开，以免仪器管路与检测器污染。

（18）为防止检测器被污染，检测器温度设置不应低于色谱柱实际工作的最高温度。检测器被污染，轻则灵敏度明显下降或噪声增大，重则点不着火。

（19）每次关机前都应将柱箱温度降到40℃以下，然后再关电源和载气。温度高时切断载气，可能会导致空气扩散进入柱管，空气中氧气会造成固定液的氧化降解。

第三节　中药制剂检验新技术

一、中药指纹图谱

现行的中药质量控制模式是借鉴化学药品质量控制模式，以利用色谱、光谱或波谱学分析等手段鉴别和测定某一组分或几种有效成分、活性成分为目标对中药及其制剂进行定性和定量。这种思维模式对于已知结构、构效关系明确、有效性和安全性与该药物成分直接相关的化学药品来说，其质量控制中的鉴别、检测、含量和含量测定可以直接作为药品优劣评判的指标。但对于中医"整体"理论指导下的中药及中药制剂，一种活性并不能客观反映其所体现的整体疗效，所以要控制中药及其中药制剂的功效，不能只针对某几种化学成分，还必须对方剂的物质群整体予以控制。于是在尚不清楚中药全部化学成分的情况下，将现代检测技术引入中药和中药制剂的质量研究中，运用现代色谱、光谱、波谱等仪器分析所得的指纹图谱，实现对中药以及制剂所含物质群体质量控制的思想应运而生。

（一）中药指纹图谱的定义、特点和分类

1. 中药指纹图谱的定义

中药指纹图谱是指中药材、中药饮片及中药制剂经适当的处理后，采用一定的分析手段（光谱、波谱、色谱等技术），得到能够标示其组分群体特征的图谱。中药指纹图谱借用了法医学中指纹鉴定的概念，将中药及中药制剂的某一方面特征性的某种分析来表征其成分的特性。中药指纹图谱是一种综合的、可量化的鉴定手段，它是建立在中药化学成分系统研究基础上，主要用于中药（中药材、中药饮片及中药制剂）质量的真实性、优良性和稳定性，具有整体性和模糊性两个基本属性。

2. 中药指纹图谱的特点

中药指纹图谱应满足专属性、重现性和实用性的技术要求。其具有以下四个主要特点：一是通过指纹图谱的特征性分析，能有效地鉴别中药的品种、真伪、产地、中药提取物或生产企业等；二是通过指纹图谱主要特征峰的面积、比例，吸收峰的强度、相似度等量化指标的制定，有效控制产品的质量，确保产品质量的相对一致；三是具有整体中药化学成分及特征面貌；四是具有无法精确度量的模糊性特点。

3. 中药指纹图谱的分类

（1）按测定手段分类　中药指纹图谱可分为中药化学（成分）指纹图谱和中药生物指纹图谱。

中药化学（成分）指纹图谱是指采用光谱、波谱、色谱和其他分析方法建立的用于表征中药化学成分特征的指纹图谱。其中光谱法最常用的是红外光谱，色谱法常用的是薄层色谱、气相色谱、高效液相色谱和高效毛细管电泳。其他方法包括质谱、核磁共振和色谱 - 质谱联用技术等。由于高效液相色谱法具有高分离效能、高选择性、高灵敏度、高分析速度和应用范围广等特点，而且大多数中药成分可以在高效液相色谱仪中进行分析检测，因此高效液相色谱法成为中药化学指纹图谱技术的首选方法。

中药生物指纹图谱包括中药基因组学指纹图谱、中药蛋白质组学指纹图谱、中药 DNA 指纹图谱等。中药基因组学指纹图谱和中药蛋白质组学指纹图谱是指中药制剂作用于特定细胞或动物后，引起的基因或蛋白质复杂变化的情况。这两种指纹图谱可称为生物活性指纹图谱或多维多息中药生物活性指纹图谱。利用聚合酶链反应从不同生物样品中人工合成 DNA 片段，而这种 DNA 片段的大小、数目可因不同的生物而异，故称之为 DNA 指纹图谱。

（2）按研究和应用对象分类　中药指纹图谱可分为中药材指纹图谱、中药原料（包括饮片、提取物）指纹图谱、中间体指纹谱图及中药制剂指纹图谱。

（二）中药指纹图谱建立的意义

（1）中药指纹图谱是从中药物质基础的角度出发，运用多学科交叉综合技术手段，对复杂物质组分体系质量稳定性进行评价的计算机辅助分析检测方法，主要体现了信息获取、信息处理、信息挖掘三个方面的内容，满足了对中药质量的可控、保证其疗

效的要求。

（2）中药指纹图谱通过把握药材、成方、制剂中有效部位或有效组分的理化特性，直接将化学物质基础与药效相结合，既充分吸收中医用药理论精华，又蕴含现代药物活性特征，从整体综合的角度把握了药物作用的针对性，为新药研发和快速筛选提供了研究思路和方法。

（3）中药指纹图谱技术是当前符合中药特色的评价中药真实性、稳定性和一致性的质量控制模式之一。通过建立中药指纹图谱，能比较全面反映中药所含化学成分的种类和数量，尤其是在现阶段有效成分绝大多数未明确的情况下，能更好地反映中药内在质量，大大提高了中药质量评价的技术水平和科技含量。

（4）中药指纹图谱技术可用于鉴定中药材、中药制剂质量的优劣。中药指纹图谱技术力图从中药的各个角度和方面，进行中药样品的理化分析，通过相似性和相关性比较，发现质量变异和缺陷，有效地鉴别样品的真伪和优劣。通过中药指纹图谱主要特征峰的含量或比例的制定，能有效控制样品的质量，从而全面、特异地控制和把握中药质量的命脉，有利于保护中药知识产权。

（5）中药制剂要达到"安全、有效、可控"的国际共识，中药指纹图谱质控技术是实现其走向标准化、现代化、国际化的必备保证。

（三）中药指纹图谱研究概况

以指纹图谱作为中药（天然药物）原料、提取物及其制剂的质量控制方法的中药指纹图谱，已成为目前国际共识，各种符合中药特色的指纹图谱控制技术体系正在研究和建立。美国食品药品管理局（FDA）允许草药保健品申报资料提供色谱指纹图谱；世界卫生组织（WHO）在1996年草药评估指导原则中也规定，如果草药的活性成分未明确，可提供色谱指纹图谱以证明产品质量的一致性。国外指纹图谱的应用，目的在于解决组分复杂、有效成分不确切的植物药质量检测和产品批次间差异的问题。其中德国研制的银杏叶提取物制剂是一个突出的例子：他们应用指纹图谱制订了相应的质量标准，该指纹图谱体现了制剂所含的33个化学成分（主要为黄酮类和内酯类）和各自的含量，经化学成分和药效相关性研究，发现约24%银杏黄酮和约6%银杏内酯组成的提取物具有最佳疗效。

我国最早的中药指纹图谱研究可追溯到20世纪70年代，如采用薄层色谱、紫外光谱制定中药材指纹图谱，但当时技术条件不成熟，人民重视程度不够，研究主要限于学术层面，发展速度缓慢。20世纪90年代的《中国药典》增设了中药化学对照品和对照药材，为中药指纹图谱的研究奠定基础。随着色谱技术及其他分析技术的迅速发展和检测能力的显著增强，中药指纹图谱的研究和应用也越来越广泛。国家对中药指纹图谱也十分重视，制定了一系列政策和措施，加大对中药指纹图谱的研究和应用力度。自2000年国家药品监督管理部门对中药制剂强制性实施用指纹图谱作为质量控制手段以来，引起中药生产企业、教学、科研等部门更大范围的关注，对中药指纹图谱的研究产生了强大的推动力。

但是作为一项新技术，中药指纹图谱在实际研究应用中还面临许多问题，只有进一步加强中药的种植加工和生产贮存的规范化，进一步加强中药成分和中药药效研究的系统化和标准化，才能保证中药质量的稳定，进而保证中药指纹图谱的建立和实施。

（四）中药指纹图谱建立的原则和步骤

1. 建立中药指纹图谱的一般原则

中药指纹图谱的建立是针对中药及制剂种植、贮存、生产制备过程中全面质量控制而设计的。它在整个质量控制环节应起到从整体上把握中药及其制剂工艺的稳定性和可控性的作用，目的是将整个中药及制剂的质量纳入可控的范围。建立中药指纹图谱，必须以化学成分研究和药理作用研究为基础，体现系统性、特征性和稳定性三个基本原则。只有这样才能保证中药指纹图谱的标准化、规范化、客观化，从而便于推广和应用。

系统性是指中药指纹图谱中反映的中药化学组分应为中药有效部位所含的大部分组分或全部指标性组分。如中药两头尖中抗肿瘤的有效组分为皂苷类化合物，则其指纹图谱应尽可能地反映其中的皂苷类组分；银杏叶的有效组分是黄酮类和银杏内酯类，则其指纹图谱可采用两种方法，针对这两类组分分别分析，达到系统全面的目的。

特征性是指中药指纹图谱中反映的化学信息应具有较强的选择性，这些信息的综合结果，将能特征性地区分中药的真伪与优劣，成为中药自身的"化学条码"。如北五味子的高效液相色谱指纹图谱和薄层色谱指纹图谱，不仅包括多种的五味子木脂素类成分，而且具有许多未知类成分，这些成分的峰位顺序、比值在一定范围内是固定的，并且随药材品种不同而产生差异，依此可以很好地区别其来源、产地，判别药材的真伪优劣。以下是10批北五味子指纹图谱，见图2-21。

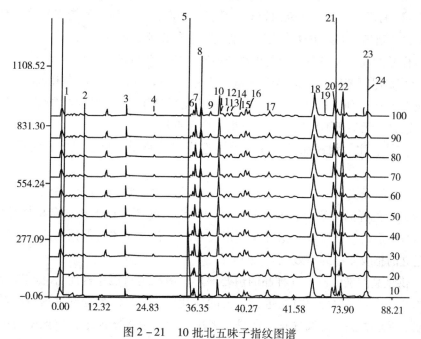

图2-21 10批北五味子指纹图谱

稳定性是指所建立的中药指纹图谱在规定的方法、条件下，应具有很好的重现性，即不同操作者、不同实验室所重复做出的指纹图谱应在所允许的误差范围内，以体现其通用性和实用性。因而要求包括样品制备、分析方法、实验过程、数据采集、处理、分析等全过程都要规范化操作，同时，还应建立相应的评价机构，对其进行客观评价。

2. 建立中药指纹图谱的一般步骤

（1）方案设计与思路

① 研究对象的确定　在研究某一种中药或中药制剂的指纹图谱时，必须先调研有关文献、新药申报资料（质量部分和工艺部分）及其他研究结果，尽可能详尽地了解药材、中间体及成品中所含化学成分的种类及其理化性质，综合分析后找出成品中的药效组分或有效组分，作为成品和中间体指纹图谱的研究对象，即分析检测目标。

例如，黄芪含黄酮、皂苷及多糖三类有效组分，黄芪多糖注射液及其中间体的指纹图谱则以多糖为研究对象，黄芪原药材的指纹图谱应把黄酮、皂苷及多糖作为研究对象。复方注射剂应根据君臣佐使的原则，以君药、臣药中的有效组分作为指纹图谱的主要研究对象，佐、使药中的组分可采用其他指纹图谱方法进行辅助、补充研究。

② 研究方法的选择　研究方法应根据研究对象的物理化学性质来选择。大多数化合物可采用高效液相色谱法，例如黄芪中黄酮、皂苷、多糖等。挥发性成分应采用气相色谱法，例如鱼腥草中的鱼腥草素、土木香中的土木香内酯、异土木香内酯和二氢土木香内酯等。某些有机酸经甲酯化后亦可用气相色谱法分析。采用上述方法难以分离检测的成分，可考虑使用波长色谱法和高效毛细管电泳法。

一个中药制剂的指纹图谱可以同时采用多种方法进行研究。选择方法时，还需考虑药品检验系统复核时的设备、技术等因素。

③ 研究内容　根据国家食品药品监督管理局《中药注射剂指纹图谱研究的技术要求（暂行）》的规定，主要研究内容有原药材、中间体、注射剂的指纹图谱，涉及样品名称、来源、制备、测定方法、指纹图谱及技术参数等。

（2）样品的收集　在研究中药指纹图谱时，原料药材样品的收集应遵循以下原则：

① 原药材尽可能固定产地（GAP 基地药材，地道药材）、采收期和炮制方法。

② 对以往生产使用过的药材，应结合临床使用情况选择性地收集样品，对工艺稳定，疗效稳定，无临床不良反应的药材批次应重点选择。

③ 中间体、注射剂样品的收集应重点选择工艺稳定、疗效稳定、无不良反应的批次。

在中药指纹图谱研究中，至少要对 10 个产地以上不同等级的样品或对同一产地的10 个批次以上的样品进行分析和考察，从中归纳出各产地或各批次合格样品所共有、峰面积相对稳定的色谱峰或光谱峰作为指纹峰。只有这样才能保证样品的代表性，才能保证建立的指纹图谱的有效性。

（3）供试品溶液的制备（样品的预处理）　应根据待测中药所含化学成分的理化性质，选择优化的提取分离方法进行相关的预处理。样品的预处理过程中应对不同的提取溶剂、提取方法、分离纯化方法进行考虑，力求最大限度地保留该中药中的化学成分，保证该中药的主要化学成分在指纹图谱中得到体现。中药在不同方剂中所起的作用不同，实际上是不同的药效成分组在起不同的药理作用。理想的中药指纹图谱应针对该中药不同的药效成分组制订多种供试品，获得多张指纹图谱。这样就可根据不同的方剂用不同药效成分组的特性，分别提取、控制质量，一方面可到达最佳疗效，另一方面可充分利用该中药中各类药效成分组。

（4）参照物的选择　制订中药指纹图谱必须设立参照物或参照峰，以考察该指纹图谱的稳定性和重现性。应根据供试品种所含化学组分的性质，选择一个或几个主要的活性组分或指标性组分的对照品作为参照物。参照物主要用于指纹图谱技术参数的确定，如特征峰（共有峰）的相对保留时间，峰面积比值等。并有助于图谱的稳定性、重现性的考查。例如三七药材的指纹图谱中以三七皂苷 R_1 为参照物。如果没有对照品，也可选择适宜的内标物作为参照物。有时在无参照物的情况下，选用指纹图谱中稳定的峰作参照峰，但应说明有关的色谱或光谱行为和相关数据。

（5）实验方法和条件的选择　其目的是通过比较实验，从中选取相对简便易行的方法和条件，获取足以代表品种特征的指纹图谱，以满足指纹图谱的专属性、重现性和普遍适用性的要求。方法和条件须经过严格的方法学考察。例如稳定性试验、精密度试验、重现性试验等。

实验方法的选择主要包含测定方法、仪器、试剂盒测试条件等。根据待测中药所含化学组分的理化性质，选择适宜的测定方法。建立实验方法优先考虑色谱法。方法选择应根据研究对象的实际情况和不同技术的优势和特点而定，目的是保证方法的重现性和反映产品中的主要的化学组分。对于成分复杂的中药材和中药制剂，特别是中药复方注射剂，必要时应考虑采用多种不同的检测方法，建立多张指纹图谱。

当实验方法确定后，应对实验条件进行优化，使实验条件能满足指纹图谱的需要，从中选取相对简单可行的方法和条件，获取足以代表品种特征的中药指纹图谱，以满足指纹图谱的专属性，重现性和普遍适应性的要求。方法和条件必须经过严谨的方法学验证。

（6）中药指纹图谱的建立和辨认　实验条件确定后，将所获得的所有样品的指纹图谱进行逐一比较，首先找出药材图谱中具有指纹意义的各个特征峰，予以编号。将药材、提取物和制剂之间的图谱比较，如有缺峰，则缺号，要保持特征峰编号不变，便于清楚地考察相互之间的相关性。提取物的指纹图谱与原药材的指纹图谱应有一定的相关性，即提取物指纹图谱的特征应在原药材指纹图谱中可以追溯，而原药材中的某些特征在提取物指纹图谱中允许因生产工艺关系而有规律地丢失。提取物的植物图谱与制剂的指纹图谱应有较高的相关性。

中药指纹图谱的辨认应注意指纹特征的整体性。一个品种的中药指纹图谱是由各个有指纹意义的特征峰（或斑点）组成的完整图谱构成，各个特征峰其位置（保留时间、相对保留时间或波长、波数）、大小或高度（积分面积或峰高）、各峰之间的相对比例是指纹图谱的综合参数，比较和辨认时应从整体的角度综合考虑，注意特征峰之间的相互依存关系。中药指纹图谱的评价指标是供试品指纹图谱与该品种下对照的指纹图谱及供试品之间的指纹图谱的相似性。中药指纹图谱的相似性应从两方面考虑：一是图谱的整体"面貌"，即有特征峰的数目、位置、数目和各特征峰的大致比例等是否相似，以判断样品的真伪性。二是供试样品与对照样品或"对照用指纹图谱"之间及不同批次样品指纹图谱之间总积分值做量化比较，以判断他们之间的相似程度。

（7）中药指纹图谱的技术参数的建立　根据检测结果，建立中药指纹图谱，建立指纹图谱分析比较的各技术参数，标示共有峰、参照物的峰或参照峰。

①　共有指纹峰的标定：根据 10 次以上的检测结果，标定共有指纹峰。色谱法采用保留时间或相对保留时间标定指纹峰，光谱法采用波长或波数等相关值标定指纹峰。

②　共有指纹峰面积的比值：以对照品作为参照物的指纹图谱，以参照物峰面积作为 1，计算各共有指纹峰面积与参照物峰面积的比值；如以内标物作为参照物的指纹图谱，则以共有指纹峰其中一个峰（要求峰积分面积相对较大，较稳定的共有峰）的峰面积作为 1，计算其他各共有峰的峰面积比值。各共有峰的峰面积的比值必须相对固定，并允许有一定波动范围。未达基线分离的共有峰，应计算该组峰总面积作为峰面积，同时标定该组各峰的相对保留时间。

③　非共有峰面积：供试品图谱与对照指纹图谱比较，相对保留值（波数或波长）不同的峰。非共有峰总面积应控制在一定比例范围之内，一般中药材不能超过 10%，提取物不能超过 5%。

（8）指纹图谱的评价　中药指纹图谱的评价不同于含量测定，它强调的是相似性，而不是相同性，也即着重辨识完整图谱"面貌"，而不是求索细枝末节。分析比较的结果是对供试品与对照品之间的差异或一致性作出的评价。中药指纹图谱的评价指标是以供试品的指纹图谱与该品种对照用指纹图谱之间的相似性来衡量的，这种相似性比较可以用"相似度"表达。相似度是供试品指纹图谱与对照指纹图谱的相似性的量度。中药指纹图谱相似度一般采用指纹图谱上所有峰进行计算。根据国家食品药品监督管理局颁发的《中药注射剂指纹图谱实验研究技术指南》规定：中药指纹图谱相似度可借助国家药典委员会推荐的"中药指纹图谱计算机辅助相似度评价软件"计算。2009年国家药典委员会颁布最新版的《中药色谱指纹图谱相似度评价系统》。一般情况下当成品相似度在 0.9～1.0（90%～100%）之间即认为符合要求。

（五）应用实例

《中国药典》一部收载高效液相色指纹图谱 13 项，其中中药制剂 6 项，提取物 7项。现以注射用双黄连（冻干）为例，进行说明。

注射用双黄连（冻干）【指纹图谱】项下：取本品 5 支内容物，混匀，取 10mg，精密称定，置 10ml 量瓶中，加 50% 甲醇 8ml，超声处理（功率 250W，频率 33kHz）20分钟使溶解，放冷，加 50% 甲醇至刻度，摇匀，作为供试液品溶液。取绿原酸对照品适量，精密称定，加 50% 甲醇制成每 1ml 含 40μg 的溶液，作为对照溶液。照高效液相色谱法（附录Ⅵ D）测定，以十八烷基硅烷键合硅胶为填充剂，YMC. Pack ODS. A 色谱柱（柱长 150mm，内径 4.6mm）；以甲醇为流动性 A，以 0.25% 冰醋酸为流动相 B，按下表中的规定进行梯度洗脱；检测波长为 350nm；柱温为 30℃；流速为每分钟 1ml。理论塔板数按绿原酸峰计算不应低于 6000。

时间（分钟）	流动性 A（%）	流动性 B（%）
0～15	15→35	85→65
15～20	35	65
20～50	35→100	65→0

分别精密吸取对照品溶液和供试品溶液各 10μl，注入液相色谱仪，记录 60 分钟内的色谱图。供试品色谱应与对照品指纹图谱基本一致，有相对应的 7 个特征峰。按中药色谱指纹图谱相似度评价系统，除去溶剂峰和 7 号峰外，供试品指纹图谱与对照品指纹图谱经相似度计算，相似度不得低于 0.90。见图 2 – 22。

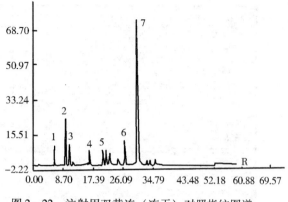

图 2 – 22　注射用双黄连（冻干）对照指纹图谱

二、电感耦合等离子体原子发射光谱法

电感耦合等离子体原子发射光谱法（ICP. AES）通常是将样品由载气（氩气）引入雾化系统进行雾化后，以气溶胶形式导入由射频能量激发处于大气压下的氩等离子体中心区，在高温和惰性气氛中被充分蒸发、原子化、电离和激发，使所含元素发射各自的特征谱线。经分光系统分光后，其谱线强度由光电元件接受并转变为电信号而被记录。根据各元素特征谱线的存在与否，鉴别样品中是否含有某种元素（定性分析）；由特征谱线的强度测定样品中相应元素的含量（定量分析）。

本法适用于各类药品从痕量到常量的元素分析，尤其适用于矿物类中药、营养补充剂等的元素定性定量测定。

（一）仪器的组成

电感耦合等离子体原子发射光谱仪由样品导入系统、电感耦合等离子体（ICP）光源、分光系统、检测系统等构成，并配有计算机控制及数据处理系统、冷却系统、气体控制系统等，见图 2 – 23。

1. 样品导入系统

按样品状态不同分为液体或固体进样，通常采用液体进样方式。样品导入系统主要由样品提升和雾化两个部分组成。样品提升部分一般为蠕动泵，也可使用自提升雾化器。要求蠕动泵转速稳定，泵管弹性良好，使样品溶液匀速泵入，废液顺畅排出。样品提升部分的目的是将样品溶液导入雾化部分雾化。雾化部分包括雾化器和雾化室。样品以泵入方式或自提升方式进入雾化器后，在载气（高纯氩气）作用下形成小雾滴并进入雾化室，大雾滴碰到雾化室壁后被排除，只有小雾滴可进入等离子体源。要求雾化器雾化效率高，雾化稳定性高，记忆效应小，耐腐蚀；雾化室应保持稳定的低温环境，并应经常清洗。常用的溶液型雾化器有同心雾化器、交叉型雾化器等；常见的雾化室有双通路型和旋流型。实际应用中宜根据样品基质、待测元素、灵敏度等因素选择合适的雾化器和雾化室。雾化部分的作用是样品溶液经雾化后变成气溶胶随工作气体进入炬管生成等离子体。

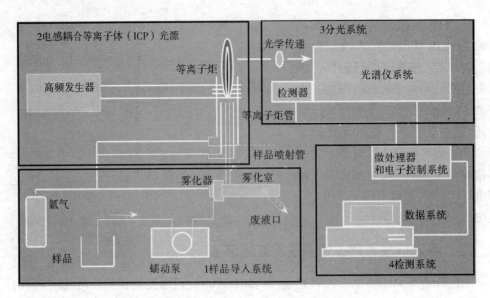

图 2 – 23　电感耦合等离子体原子发射光谱仪示意图

2. 电感耦合等离子体（ICP）光源

电感耦合等离子体光源的"点燃"，需具备三个条件：高频磁场、工作气体（高纯氩气）、能维持气体稳定放电的石英炬管。

高频磁场是由环绕在炬管外围的感应线圈（RF 线圈）通电后在线圈轴线方向产生的强烈振荡磁场。

工作气体为高纯的惰性气体，一般为高纯氩气。工作气体可分为三种气体：冷却气，沿切线方向引入外管，它主要起冷却作用，保护石英炬管免被高温所熔化，使等离子体的外表面冷却并与管壁保持一定的距离；辅助气，通入中心管与中层管之间，其作用是"点燃"等离子体，并使高温的 ICP 底部与中心管、中层管保持一定的距离，保护中心管和中层管的顶端，尤其是中心管口不被烧熔或过热，减少气溶胶所带的盐分过多的沉积在中心管口上，另外它又起到抬升 ICP，改变等离子体观察度的作用；雾化气，也称载气或样品气，作用之一是作为动力在雾化器将样品的溶液转化为粒径只有 1.10μm 的气溶胶，作用之二是作为载气将样品的气溶胶引入 ICP，作用之三是对雾化器、雾化室、中心管起清洗作用。

石英炬管，由外管、中层管和中心管三层石英同心管组成。

冷却（等离子）氩气以外管内壁相切的方向进入 ICP 炬管内，有效地解决了石英管壁的冷却问题。防止其被高温的 ICP 烧熔。炬管置于高频线圈的正中，线圈的下端距中层管的上端2.4mm，水冷的线圈连接到高频发生器的输出端。高频电能通过线圈耦合到炬管内电离的氩气中。当线圈上有高频电流通过时，则在线圈的轴线方向上产生一个强烈振荡的环形磁场。开始时，炬管中的原子氩并不导电，因而也不会形成放电。当点火器的高频火花放电在炬管内使小量氩气电离时，一旦在炬管内出现了导电的粒子，由于磁场的作用，其运动方向随磁场的频率而振荡，并形成与炬管同轴的环形电流。原子、离子、电子在强烈的振荡运动中互相碰撞产生更多的电子与离子。终于形成明亮的白色 Ar. ICP 放电，其外形犹如一滴刚形成的水滴。在高度电离的 ICP 内部所形成的环形涡流可看作只有一匝的变压器次级线圈，而水冷的工作线圈则相当于变压器的初级线圈，它们之间的耦合，使磁场的强度和方向随时间而变化，受磁场加速的电子和离子不断改变其运动方向，导致焦耳发热效应并附带产生电离作用。这种气体在极短时间内在石英的炬管内形成一个新型的稳定的"电火焰"光源。

样品气溶胶被导入等离子体光源，在6000～10000K 的高温下，发生去溶剂、蒸发、解离、激发、电离、发射谱线。根据光路采光方向，可分为水平（轴向）观察 ICP 光源和垂直（径向）观察 ICP 光源（图 2－24）；双向观察 ICP 光源可实现垂直/水平双向观察。实际应用中应根据样品基质、待测元素、波长、灵敏度等因素选择合适的观察方式。

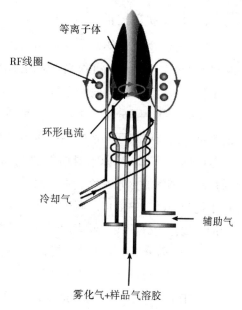

图 2－24　典型 ICP 光源示意图

知识链接

等离子体（Plasma）一词首先由 Langmuir 在 1929 年提出，目前一般指电离度超过 0.1% 被电离了的气体，这种气体不仅含有中性原子和分子，而且含有大量的电子和离子，且电子和正离子的浓度处于平衡状态，从整体来看是处于中性的。从广义上讲像火焰和电弧的高温部分、火花放电、太阳和恒星表面的电离层等都是等离子体。

3. 分光系统

电感耦合等离子体原子发射光谱的单色器通常采用光栅或棱镜与光栅的组合，光源发出的复合光经分光系统分解成按波长顺序排列的谱线，形成光谱。

4. 检测系统

电感耦合等离子体原子发射光谱的检测系统为光电转换器，它是利用光电效应将不同波长光信号转化成电信号。常见的光电转换器有光电倍增管和固态成像系统两类。固态成像系统是一类以半导体硅片为基材的光敏元件制成的多元阵列集成电路式的焦平面检测器，如电感耦合器件（CCD）、电荷注入器件（CID）等，具有多谱线同时检测能力，检测速度快、动态线性范围宽，灵敏度高等特点。检测系统要求性能稳定，具有良好的灵敏度、分辨率和光谱响应范围。

5. 冷却和气体控制系统

冷却系统包括排风系统和循环冷却水系统，其功能是排出仪器内部的热量。循环水温度和排风口温度应控制在仪器要求范围内。气体控制系统运行应稳定，氩气的纯度应为高纯级别（＞99.99%）。

（二）干扰和校正

电感耦合等离子体原子发射光谱法测定中通常存在的干扰大致可分为两类：一类是光谱干扰，主要包括连续背景和谱线重叠干扰等；另一类是非光谱干扰，主要包括化学干扰、电离干扰、物理干扰等。

光谱干扰主要分为两类：一类是谱线重叠干扰，它是由于光谱仪色散率和分辨率的不足，使某些共存元素的谱线重叠在分析上的干扰；另一类是背景干扰，这类干扰与基体成分及 ICP 光源本身所发射的强烈的杂散光的影响有关。对于谱线重叠干扰，采用高分辨率的分光系统，绝不是意味着可以完全消除这类光谱干扰，只能认为当光谱干扰产生时，它们可以减轻至最小强度。因此，最常用的方法是选择另外一条干扰少的谱线作为分析线，或应用干扰因子校正法（IEC）或多谱拟合（MSF）以予校正。

ICP 光谱分析中的化学干扰，比起火焰原子吸收光谱或火焰原子发射光谱分析要轻微得多，因此化学干扰在 ICP 发射光谱分析中可以忽略不计。

由于 ICP 中试样是在通道里进行蒸发、离解、电离和激发的，试样成分的变化对于高频趋肤效应的电学参数的影响很小，因而易电离元素的加入对离子线和原子线强度的影响比其他光源都要小，但实验表明这种易电离干扰效应仍对光谱分析有一定的影响。对于垂直观察 ICP 光源，适当地选择等离子体的参数，可使电离干扰抑制到最小的程度。但对于水平观察 ICP 光源，这种易电离干扰相对要严重一些，目前采用的双向观察技术，能比较有效地解决这种易电离干扰。此外，保持待测的样品溶液与分析标准溶液具有大致相同的组成也是十分必要。

基体效应来源等离子体，对于任何分析线来说，这种效应与谱线激发电位有关，但由于 ICP 具有良好的检出能力，分析溶液可以适当稀释，使总盐量保持在 1mg/ml 左右，在此稀溶液中基体干扰往往是无足轻重的。当基体物质的浓度达到每毫升几毫克时，则不能对基体效应完全置之不顾。相对而言，水平观察 ICP 光源的基体效应要稍严重些。采用基体匹配、分离技术或标准加入法可消除或抑制基体效应。

干扰的消除和校正通常可采用空白校正、稀释校正、内标校正、背景扣除校正、干扰系数校正和标准加入等方法。

（三）供试品溶液的制备

所用试剂一般是酸类，包括硝酸、盐酸、过氧化氢、高氯酸、硫酸、氢氟酸以及混合酸如王水等，纯度应不低于优级纯。其中硝酸引起的干扰最小，是供试品溶液制备的首选酸。所用水应为去离子水（电导率应小于 $0.056\mu S/cm$）。

供试品溶液制备时应同时制备试剂空白，标准溶液的介质和酸度应与供试品溶液保持一致。

固体样品除另有规定外，称取样品适量（0.1～3g），结合实验室条件以及样品基质类型选用合适的消解方法。消解方法一般有敞口容器消解法、密闭容器消解法和微波消解法。微波消解法所需试剂少，消解效率高，对于降低试剂空白值、减少样品制备过程中的污染或待测元素的挥发损失以及保护环境都是有益的，可作为首选方法。

样品消解后根据待测元素含量定容至适当体积后即可进行测定。

液体样品根据样品的基质、有机物含量和待测元素含量等情况，可选用直接分析、稀释或浓缩后分析、消化处理后分析等不同的测定方式。

（四）测定法

分析谱线的选择原则一般是选择干扰少，灵敏度高的谱线；同时应考虑分析对象：对于微量元素的分析，采用灵敏线，而对于高含量元素的分析，可采用较弱的谱线。

1. 定性鉴别

根据原子发射光谱中各元素固有的一系列特征谱线的存在与否可以确定供试品中是否含有相应的元素。元素特征光谱中强度最大的谱线称为元素的灵敏线。在供试品光谱中，某元素灵敏线的检出限即为相应元素的检出限。

2. 定量测定

（1）标准曲线法　在选定的分析条件下，测定不少于三个不同浓度的待测元素的标准系列溶液（标准溶液的介质和酸度应与供试品溶液一致），以分析线的响应值为纵坐标，浓度为横坐标，绘制标准曲线，计算回归方程。除另有规定外，相关系数应不低于0.99。测定供试品溶液，从标准曲线或回归方程中查得相应的浓度，计算样品中各待测元素的含量。

在同样的分析条件下进行空白试验，根据仪器说明书的要求扣除空白干扰。

【附】内标校正的标准曲线法

在每个样品（包括标准溶液、供试品溶液和试剂空白）中添加相同浓度的内标（ISTD）元素，以标准溶液待测元素分析线的响应值与内标元素参比线响应值的比值为纵坐标，浓度为横坐标，绘制标准曲线，计算回归方程。利用供试品中待测元素分析线的响应值和内标元素参比线响应值的比值，从标准曲线或回归方程中查得相应的浓度，计算样品中含待测元素的含量。

内标元素及参比线的选择原则如下：

内标元素的选择　外加内标元素在分析试样中应不存在或含量极微可忽略，如样品基体元素的含量较稳时，亦可用该基体元素作内标；内标元素与待测元素应有相近的特性；同族元素，具相近的电离能。

参比线的选择　激发能应尽量相近；分析线与参比线的波长及强度接近；无自吸现象且不受其他元素干扰；背景应尽量小。

（2）标准加入法　取同体积的供试品溶液4份，分别置4个同体积的量瓶中，除第1个量瓶外，在其他3个量瓶中分别精密加入不同浓度的待测元素标准溶液，分别稀释至刻度，摇匀，制成系列待测溶液。在选定的分析条件下分别测定，以分析线的响应值为纵坐标，待测元素加入量为横坐标，绘制标准曲线，将标准曲线延长交于横坐标，交点与原点的距离所相应的含量，即为供试品取用量中待测元素的含量，再以此计算供试品中待测元素的含量。

知识链接

电感耦合等离子体质谱法

　　电感耦合等离子体质谱法（ICP－MS）是20世纪80年代发展起来的无机元素和同位素分析测试技术，它以独特的接口技术将电感耦合等离子体的高温电离特性与质谱仪的灵敏快速扫描的优点相结合而形成一种高灵敏度的分析检测技术。ICP－MS仪器所使用的等离子体除了方位和线圈接地方式外，其他与ICP－AES基本相同。所使用的质量分析器、离子检测器和数据采集系统与四极杆GC－MS仪器相类似。质量分析器多采用四极杆质谱仪，也有采用具有高分辨的双聚焦扇形磁场质谱计、飞行时间质谱仪等。该技术的特点：灵敏度高；测定速度快，可在几分钟内完成几十个元素的定量测定；谱线简单，干扰相对于光谱技术要少；线性范围宽，可达7~9个数量级；样品的制备和引入相对于其他质谱技术简单；既可用于元素形态分析，还可进行同位素组成的快速测定，测定精密度（RSD）可达到0.1%。

目标检测

一、选择题

（一）单项选择题

1. 紫外－可见分光光度法属于（　　　）

    A. 分子光谱法　　　　　　　　B. 离子光谱法

    C. 离子光谱法　　　　　　　　D. 拉曼光谱法

    E. 散射光谱

2. 紫外－可见分光光度法的定性依据为（　　　）

    A. 机械能守恒定律　　　　　　B. 胡克定律

    C. 反射定律　　　　　　　　　D. 朗伯－比尔定律

    E. 牛顿定律

3. 紫外－可见分光光度法所选用的光源与比色皿的搭配正确的是（　　　）

    A. 氙灯与石英比色皿　　　　　B. 氘灯与石英比色皿

    C. 氙灯与玻璃比色皿　　　　　D. 氘灯与玻璃比色皿

    E. 白炽灯与石英比色皿

4. 紫外－可见分光光度计所能达到的波长范围为（　　　）

    A. 160 ~ 375nm　　　　　　　　B. 350 ~ 2500nm

    C. 200 ~ 350nm　　　　　　　　D. 2000 ~ 9000nm

    E. 200 ~ 760nm

5. 下列操作中，不正确的是（　　　）

    A. 拿比色皿时用手捏住比色皿的毛面，切勿触及透光面

    B. 比色皿外壁的液体要用细而软的吸水纸吸干，不能用力擦拭，以保护透光面

    C. 在测定一系列溶液的吸光度时，按从稀到浓的顺序进行以减小误差

    D. 被测液要倒满比色皿,以保证光路完全通过溶液

    E. 测定前应开机预热

6. 某一物质的吸光度与下列哪个参数在一定范围呈线性关系 (　　)

    A. 波长　　　　　　　　　　　B. 光源强度

    C. 浓度　　　　　　　　　　　D. 物质结构

    E. 溶媒

7. 分光光度计产生单色光的元件是 (　　)

    A. 光栅 + 狭缝　　　　　　　　B. 光栅

    C. 狭缝　　　　　　　　　　　D. 棱镜

    E. 准直镜

8. 分光光度计控制波长纯度的元件是 (　　)

    A. 棱镜 + 狭缝　　　　　　　　B. 光栅

    C. 狭缝　　　　　　　　　　　D. 棱镜

    E. 准直镜

9. 吸光度读数在什么范围内,测量较准确 (　　)

    A. 0 ~ 1.0　　　　　　　　　　B. 0.3 ~ 0.7

    C. 0 ~ 0.8　　　　　　　　　　D. 0.15 ~ 1.5

    E. 0 ~ 0.2

10. 原子吸收分光光度计光源是 (　　)

    A. 氘灯　　　　　　　　　　　B. 白炽灯

    C. 空心阴极灯　　　　　　　　D. 氙灯

    E. 氢灯

11. 火焰型原子化法最常用的燃气和助燃气的组合是 (　　)

    A. 氢气　空气　　　　　　　　B. 乙炔　空气

    C. 氩气　空气　　　　　　　　D. 乙炔　笑气

    E. 氮气　空气

12. 使用最广泛的电热型原子化器是 (　　)

    A. 石墨炉　　　　　　　　　　B. 冷蒸气原子化器

    C. 氢化物发生原子化器　　　　D. 燃烧头

    E. 离子炬

13. 原子吸收分光光度法的检测对象是 (　　)

    A. 卤化物　　　　　　　　　　B. 生物碱

    C. 金属元素和部分非金属元素　D. 烷烃

    E. 芳香化合物

14. 原子吸收光谱分析仪中单色器位于 (　　)

    A. 空心阴极灯之后　　　　　　B. 原子化器之后

    C. 原子化器之前　　　　　　　D. 空心阴极灯之前

    E. 无明确规定

15. 原子吸收分光光度法所用的玻璃器皿的清洗不宜用含哪种离子的清洗液 (　　)

A. 钙   B. 钠

C. 氯   D. 铬

E. 镁

16. 中药指纹图谱的评价指标是（　　　　）

A. 相似度   B. 准确度

C. 精确度   D. 相同度

E. 近似度

17. 中药指纹图谱的基本属性有（　　　　）

A. 整体性   B. 模糊性

C. 整体性 + 模糊性   D. 发散性

E. 完整性

18. 中药化学指纹图谱技术的首选方法（　　　　）

A. 高效液相色谱   B. 红外光谱

C. 核磁共振   D. 质谱法

E. 波普

19. 电感耦合等离子体原子发射光谱的工作气体为（　　　　）

A. 氢气   B. 空气

C. 乙炔   D. 氩气

E. 氮气

20. 高效液相色谱法用于中药制剂的含量测定时，定量的依据一般是（　　　　）

A. 峰面积   B. 保留时间

C. 容量因子   D. 拖尾因子

E. 理论板数

21. 气相色谱法法鉴别时，定性的依据是（　　　　）

A. 峰面积   B. 保留时间

C. 容量因子   D. 拖尾因子

E. 理论板数

22. 薄层色谱扫描法测定时，对斑点扫描采用（　　　　）

A. 沿薄层展开方向   B. 逆薄层展开方向

C. 横向扫描   D. 均可

E. 均不可

23. 气相色谱法手动进样是使用（　　　　）

A. 平头微量注射器   B. 尖头微量注射器

C. 均可   D. 均不可

E. 医用注射器

24. 高效液相色谱法最常用的色谱柱填料是（　　　　）

A. 八烷基键合硅胶   B. 硅胶

C. 十八烷基键合硅胶   D. 氨基键合硅胶

E. 氰基键合硅胶

（二）多项选择题

1. 紫外－可见分光光度法光源属于（　　）
    A. 分子光源
    B. 原子光源
    C. 谱带光源
    D. 锐线光源
    E. 短波光源

2. 原子吸收分光光度法光源属于（　　）
    A. 分子光源
    B. 原子光源
    C. 谱带光源
    D. 锐线光源
    E. 短波光源

3. 原子吸收光谱分析仪中最常用的背景校正方法有（　　）
    A. 连续光源校正法
    B. 塞曼效应校正法
    C. 自吸收校正法
    D. 反向校正法
    E. 模拟校正法

4. 电感耦合等离子体光源的"点燃"，需具备的条件（　　）
    A. 高频磁场
    B. 工作气体（高纯氩气）
    C. 真空环境
    D. 能维持气体稳定放电的石英炬管
    E. 干燥环境

5. 中药色谱指纹图谱相似度为多少，可认为符合要求（　　）
    A. 0.1
    B. 0.92
    C. 0.99
    D. 85
    E. 0.8

6. 建立中药指纹图谱的一般原则（　　）
    A. 客观性
    B. 独立性
    C. 特征性
    D. 稳定性
    E. 系统性

7. 高效液相色谱的检测器有（　　）
    A. 氢火焰离子化检测器
    B. 紫外检测器
    C. 质谱检测器
    D. 荧光检测器
    E. 蒸发光检测器

8. 影响薄层色谱分析的主要因素有（　　）
    A. 样品预处理及供试液制备
    B. 吸附剂的活性与相对湿度
    C. 样品的光谱数据
    D. 温度
    E. 点样技术

9. 高效液相色谱法手动进样，用定量环定量时，进样正确的是（　　）
    A. 注入与定量杯相同的体积

  B. 注入不少于定量杯 2 倍体积

  C. 使用尖头针

  D. 使用平头针

  E. 注入不少于定量杯 5 倍体积

10. 薄层色谱法与高效液相色谱法和气相色谱法相比的独特优势是（ ）

  A. 可以使多个样品和对照品同时展开、同时检测

  B. 设备简单

  C. 准确度高

  D. 重现性好

  E. 中药鉴别应用广

11. 保存 C_{18} 色谱柱时应（ ）

  A. 柱内充满乙腈或甲醇   B. 柱内充满缓冲溶液

  C. 柱内充满高纯水   D. 柱接头要拧紧

  E. 装入色谱柱专用盒中

二、简答题

1. 偏离朗伯 – 比尔定律的常见因素有哪些？

2. 原子吸收分光光度计主要有哪几部分组成？

3. 简述薄层色谱法的注意事项。

4. 气相色谱法适宜检测何种样品？

5. 高效液相色谱法系统适用性试验包括那些项目？

6. 简述分子筛和变色硅胶的活化方法。

7. 简述色谱柱的使用注意事项。

第三章 | 中药制剂的理化鉴别技术

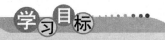

◎知识目标

1. 掌握中药制剂鉴别的概念，性状项下描述的含义，显微鉴别法、化学反应法、升华法、薄层色谱法等鉴别方法的原理和方法。

2. 熟悉分光光度鉴别方法的原理和方法。

3. 了解荧光鉴别方法的原理和方法。

◎技能目标

1. 熟练掌握显微鉴别法、化学反应法、薄层色谱法等鉴别方法的有关知识和操作技能。

2. 学会正确选取仪器、试药，学会配制试液，按照药品标准和标准操作规程，独立完成中药制剂中上述项目的检测任务，并学会结合中药制剂的性状和鉴别项下的测定结果判断中药制剂的真伪，学会书写检验报告书。

中药制剂的鉴别，系指根据中药制剂的性状、组方中各单味药材的组织学特征及所含化学物质的化学特性，利用一定的方法来确定中药制剂中原料药的组成，从而判断该制剂的真伪。鉴别方法包括性状鉴别法、显微鉴别法和理化鉴别法，其中理化鉴别法包括化学反应法、升华法、薄层色谱法、分光光度法、气相色谱法、高效液相色谱法等鉴别方法。

中药制剂一般由多味药材组成，化学成分非常复杂，干扰因素较多，大多数中药制剂的鉴别需要多种鉴别方法配合进行，才能得到准确结果，综合地判断药物的真伪。

《中国药典》各品种项下的鉴别方法，仅适用于贮藏在有标签容器中的药物，用于证实是否为其所标示的物质。

第一节 性状鉴别法

一、简述

中药制剂的性状项下记载了剂型、内容物的颜色、气、味等方面，中药制剂的性状往往与投料的原料质量及生产工艺有关，原料药材质量有保证，生产工艺恒定则成品的性状应该是基本一致的，故制剂的性状，能初步反映出中药制剂的质量状况。毒、麻、外用药等不做描述。

少数中药制剂还需要测定其物理常数，包括折光率、比旋度、凝点、熔点、相对密度、pH 值等。

二、方法

取供试品，除去外包装、打开内包装，其后将内容物倒在白纸或其他适宜的容器内，闻其气；置日光或灯光下观察制剂的颜色、形态等；必要时取内容物少许，口试其味。包衣制剂应除去包衣后观测。

（一）性状鉴别的内容

1. 性状

（1）色泽　制剂的色泽描述应准确。当以两种色调复合描述制剂的色泽时，应以后面一种颜色为主，如红棕色，以棕色为主；棕红色，即以红色为主。当所描述的制剂具有两种不同颜色时，一般将常见的或质量好的颜色写在前面，如大山楂丸为棕红色或褐色。有的制剂在贮藏期间颜色会变深，可根据实际情况规定颜色变化幅度，将两种颜色用"至"连接，如参苓白术散的颜色为黄色至灰黄色。

（2）形态　制剂的形态描述应准确。同一形态的药物，也有多种描述方法，如液体的形态包括黏稠液体、液体、澄清液体、澄明液体等。药物形态发生改变，可能是由于质变、掺杂等引起。

（3）形状　制剂的形状与生产设备的模具有关，如栓剂可分为球形、圆锥形、鱼雷形、卵形、鸭嘴形等。

（4）气　制剂的气是靠嗅觉获取的，可分为香、芳香、清香、腥、臭、特异等。当气味不明显时，可用气微表示；当香气浓厚时用芳香浓郁来表示。

（5）味　制剂的味是靠味觉获取的，味可分为甜、酸、苦、辛、凉、涩、咸、辣、麻等。也可用混合味如清凉、辛凉、麻辣等进行描述。

（6）其他　当含有滑石的制剂时，手捻有滑腻感；有些因工艺和药物组成的原因具有光泽感等。

2. 物理常数测定

物理常数，包括相对密度、馏程、熔点、凝点、比旋度、折光率、黏度、吸收系数、碘值、皂化值和酸值等；测定物理常数不仅对药品具有鉴别的意义，还可反映出药品的纯杂程度。物理常数在药品标准中放在该药品的"性状"项下，测定方法收载在《中国药典》附录中。

《中国药典》一部收载的部分中药制剂规定需测定物理常数，例如牡荆油胶丸，折光率应为 1.485～1.500。

（二）记录

应描述供试品的颜色和外形。如：本品为白色片；本品为糖衣片，除去包衣后显深褐色；本品为红棕色的液体等。

对外观异常者（如变色、异臭、潮解、碎片、花斑等），要详细描述。

（三）结果判定

外观性状与质量标准内容一致的，判为符合规定。

（四）应用实例

中药制剂的剂型不同，其性状描述不尽相同。

蜜丸 大山楂丸：本品为棕红色或褐色的大蜜丸；味酸、甜。

水蜜丸 参茸保胎丸：本品为深褐色的水蜜丸；味甜、微辛。

水丸 防风通圣丸：本品为包衣或不包衣的水丸，丸芯颜色为浅棕色至黑褐色；味甘、咸、微苦。

散剂 活血止痛散：本品为灰褐色的粉末；气香，味辛、苦、凉。

颗粒剂 口炎清颗粒：本品为棕黄色至棕褐色的颗粒；味甜，微苦；或味甘微苦（无蔗糖）。

片剂 三黄片：本品为糖衣片或薄膜衣片，除去包衣后显棕色；味苦，微涩。

锭剂 万应锭：本品为黑色光亮的球形小锭；气芳香，味苦，有清凉感。

煎膏剂（膏滋） 夏枯草膏：本品为黑褐色稠厚的半流体；味甜、微涩。

糖浆剂 川贝枇杷糖浆：本品为棕红色的黏稠液体；气香，味甜、微苦、凉。

贴膏剂 伤湿止痛膏：本品为淡黄绿色至淡黄色的片状橡皮膏；气芳香。

合剂 小青龙合剂：本品为棕褐色至棕黑色的液体；气微香，味甜、微辛。

口服液 清开灵口服液：本品为棕红色的液体；味甜、微苦。

滴丸剂 复方丹参滴丸：本品为棕色的滴丸，或为薄膜衣滴丸，除去包衣后显黄棕色至棕色；气香，味微苦。

胶囊剂 牛黄上清胶囊：本品为硬胶囊，内容物为棕黄色至深棕色的粉末；气香，味苦。

酒剂 舒筋活络酒：本品为棕红色的澄清液体；气香，味微甜、略苦。

酊剂 藿香正气水：本品为深棕色的澄清液体（贮存略有沉淀）；味辛、苦。

膏药 狗皮膏：本品为摊于兽皮或布上的黑膏药。

注射剂 灯盏细辛注射液：本品为棕色的澄明液体。

栓剂 麝香痔疮栓：本品为灰黄色至棕褐色弹头形或鱼雷形的栓剂；气清香。

第二节 显微鉴别法

一、简述

中药制剂的显微鉴别是指利用显微镜来观察中药制剂中饮片的组织、细胞或内含物等特征进行鉴别的方法。显微鉴别法操作简单、快速、准确，是中药制剂鉴别的常用方法之一；适用于凡含饮片粉末的中药制剂，如片剂、散剂、丸剂等。由于其在制作过程中原药材的显微特征仍保留到制剂中，因此可用显微鉴别法进行鉴别；对于用饮片提取物制成的制剂，如口服液、酊剂等，由于饮片原有的组织结构被破坏，故不能采用显微鉴别法进行鉴别。

《中国药典》一部，所有含饮片粉末的中药制剂都增加或修订了显微鉴别内容。

显微鉴别中药制剂，应分析处方，选用能相互区别、互不干扰、且能表明该饮片存在的显微特征作为鉴定依据。

二、方法

（一）仪器与用具

显微镜、刀片、镊子、研钵、酒精灯、铁三角架、石棉网、滴瓶、试管、试管架、滴管、玻璃棒（粗与细）、载玻片、盖玻片、量筒、铅笔（HB、4H 或 6H）、滤纸、火柴等。

（二）试药与试液

水合氯醛试液、甘油醋酸试液、甘油乙醇试液等。

（三）操作方法

1. 制片

（1）供试品粉末制备　按剂型不同，分别处理供试品：散剂、胶囊剂（内容物为颗粒状，应研细），可直接取适量粉末；片剂取 2～3 片，水丸、糊丸、水蜜丸、锭剂等（包衣者除去包衣），取数丸或 1～2 锭，分别置研钵中研成粉末，取适量粉末；蜜丸应将药丸切开，从切面由外至中央挑取适量或用水脱蜜后，吸取沉淀物少量。

（2）制片　挑取供试品粉末（必要时过四号筛）少许，置载玻片上，滴加甘油醋酸试液、水合氯醛试液或其他适宜的试液，盖上盖玻片。必要时，加热透化。根据观察对象不同，分别制片 1～5 片。

2. 观察

中药制剂的成分非常复杂，为便于显微鉴别常将制剂粉末或提取液滴加适当的化学试剂后制成标本，利用显微镜观察细胞壁、细胞内含物或某些化学成分出现的变色、溶解、产生结晶或气泡等现象，以对中药制剂进行真伪鉴别。细胞内含物及细胞壁性质的显微鉴别见表 3-1。

表 3-1　显微鉴别现象

细胞内含物及细胞壁		检定观察
细胞内含物	淀粉粒	加碘试液，显蓝色或紫色
		用甘油醋酸试液装片，置偏光显微镜下观察，未糊化的淀粉粒显偏光现象；已糊化的无偏光现象
	糊粉粒	加碘试液，显棕色或黄棕色
		加硝酸汞试液，显砖红色
	脂肪油、挥发油或树脂	加苏丹Ⅲ试液，显橘红色、红色或紫红色
		加 90% 乙醇，脂肪油和树脂不溶解（蓖麻油和巴豆油例外），挥发油则溶解
	菊糖	加 10% α-萘酚乙醇溶液，再加硫酸，显紫红色并溶解
	黏液	加钌红试液，显红色
	草酸钙结晶	加稀醋酸不溶解；加稀盐酸溶解而无气泡产生
		加硫酸溶液（1→2）逐渐溶解，片刻后析出针状硫酸钙结晶
	碳酸钙结晶	加稀盐酸溶解，同时有气泡产生
	硅质	加硫酸不溶解

续表

细胞内含物及细胞壁		检定观察
细胞壁	木质化	加间苯三酚试液 1~2 滴，稍放置，加盐酸 1 滴，显红色或紫红色
	木栓化	加苏丹Ⅲ试液，稍放置或微热，显橘红色或红色
	纤维素	加氯化锌碘试液，或先加碘试液湿润后，稍放置，再加硫酸（33→50），显蓝色或紫色
	硅质化	加硫酸无变化

3. 测量

显微测量是应用显微量尺在显微镜下测量细胞及细胞内含物等大小的一种方法，是中药制剂显微鉴别的重要手段之一。测量可用目镜测微尺进行。如一捻金的显微鉴别：取本品，置显微镜下观察，草酸钙簇晶大，直径 60~140μm（大黄）；草酸钙簇晶 20~68μm，棱角锐尖（人参）。

（四）注意事项

（1）中药制剂的显微鉴别限于含饮片粉末入药的剂型。

（2）显微鉴别时，应选取药材在该制剂中易观察到的、专属性强的 1~2 个显微特征作为鉴别依据，两味或两味以上药材所共有的显微特征，不能作为鉴别指标。

（3）中药制剂的原料药材包括植物药、动物药、矿物药，来源于相同药用部分的药材显微特征具有一定的规律性，在显微鉴别时，应根据处方原料的来源，有重点地进行观察，提高鉴别的准确性。

（4）装片时所选用的试液，一般与原药材粉末显微鉴别相同，如用甘油醋酸试液、稀甘油或其他试液装片观察淀粉粒；用水合氯醛装片不加热观察菊糖；用水合氯醛加热透化后观察细胞组织特征。

（五）记录

除用文字详细描述组织特征外，可根据需要用 HB、4H 或 6H 铅笔绘制简图，并标出各特征组织的名称。

中成药粉末的特征组织图中，应着重描述特殊的组织细胞和含有物，如未能检出某应有药味的特征组织，应注明"未检出××"；如检出不应有的某药味，则应画出其显微特征图，并注明"检出不应有的××"。

（六）结果判定

规定的显微特征全部检出，判为符合规定；否则不符合规定。

（七）应用实例

1. 六味地黄丸（大蜜丸）的显微鉴别（《中国药典》2010 年版一部 597 页）

【处方】熟地黄 160g　酒萸肉 80g　牡丹皮 60g　山药 80g　茯苓 60g　泽泻 60g

【制法】以上六味，粉碎成细粉，过筛，混匀。每 100g 粉末加炼蜜 35~50g 与适量的水，制丸，干燥，制成水蜜丸；或加炼蜜 80~110g 制成小蜜丸或大蜜丸，即得。

【鉴别】（1）取 1 丸，切开，从切面由外至中央挑取样品适量置载玻片上，直接装片，或透化后装片。置显微镜下观察：

淀粉粒三角状卵形或矩圆形，直径 24～40μm，脐点短缝状或人字状（山药）。不规则分枝状团块无色，遇水合氯醛液溶化；菌丝无色，直径 4～6μm（茯苓）。薄壁组织灰棕色至黑棕色，细胞多皱缩，内含棕色核状物（熟地黄）。草酸钙簇晶存在于无色薄壁细胞中，有时数个排列成行（牡丹皮）。果皮表皮细胞橙黄色，表面观类多角形，垂周壁略连珠状增厚（酒萸肉）。薄壁细胞类圆形，有椭圆形纹孔，集成纹孔群；内皮细胞垂周壁波状弯曲，较厚，木化，有稀疏细孔沟（泽泻）。

显微特征图见图 3－1。

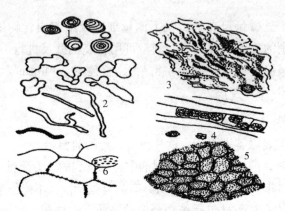

图 3－1　六味地黄丸显微特征图

1. 淀粉粒；2. 菌丝；3. 核状物；4. 草酸钙簇晶；5. 果皮表皮细胞；6. 薄壁细胞

2. 小儿清热片的显微鉴别（《中国药典》2010 年版一部 497 页）

【处方】黄柏 117.6g　灯芯草 23.5g　栀子 117.6g　钩藤 47g　雄黄 47g　黄连 70.6g　朱砂 23.5g　龙胆 47g　黄芩 117.6g　大黄 47g　薄荷素油 0.47g

【制法】以上十一味，除薄荷素油外，朱砂、雄黄分别水飞成极细粉；黄连、大黄粉碎成细粉；黄柏、龙胆用 70% 乙醇渗漉，收集渗漉液，回收乙醇，浓缩成稠膏；其余灯心草等四味加水煎煮二次，每次 2 小时，合并煎液，滤过，滤液浓缩成稠膏，与上述稠膏与粉末混匀，干燥，粉碎，制成颗粒，干燥，加入上述薄荷素油，压制成 1000 片，包糖衣，即得。

【鉴别】（1）取 2～3 片，除去糖衣，置乳钵中研成粉末，取适量粉末状片，置显微镜下观察：

纤维束鲜黄色，壁稍厚，纹孔明显（黄连）。

不规则碎块金黄色或橙黄色，有光泽（雄黄）。

不规则细小颗粒暗棕红色，有光泽，边缘暗黑色（朱砂）。

草酸钙簇晶大，直径 60～140μm（大黄）。

显微特征图见图 3－2。

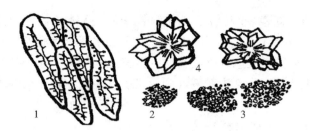

图 3 – 2　小儿清热片显微特征图

1. 纤维素；2. 碎块；3. 细小颗粒；4. 草酸钙簇晶

3. 五苓散的显微鉴别（《中国药典》2010 年版一部 533 页）

【处方】茯苓 180g　泽泻 300g　猪苓 180g　肉桂 120g　炒白术 180g

【制法】以上五味，粉碎成细粉，过筛，混匀，分装，即得。

【鉴别】（1）取适量粉末装片，置显微镜下观察：

不规则分枝状团块无色，遇水合氯醛液溶化；菌丝无色或淡棕色，直径 4～6μm（茯苓）。菌丝粘结成团，大多无色；草酸钙方晶正八面体形，直径 32～60μm（猪苓）。薄壁细胞类圆形，有椭圆形纹孔，集成纹孔群；内皮层细胞垂周壁波状弯曲，较厚，木化，有稀疏细孔沟（泽泻）。草酸钙针晶细小，长 10～32μm，不规则地充塞于薄壁细胞中（炒白术）。纤维单个散在，长梭形，直径 24～50μm，壁厚，木化；石细胞类方形或类圆形，壁一面菲薄（肉桂）。

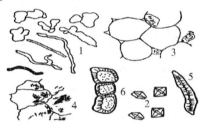

图 3 – 3　五苓散显微特征图

1. 菌丝；2. 八面体形草酸钙方晶；
3. 薄壁细胞；4. 草酸钙针晶；
5. 纤维；6. 石细胞

显微特征图见图 3 – 3。

第三节　化学反应鉴别法

一、简述

化学反应鉴别法是利用检测试剂与制剂中的有效成分或指标性成分发生化学反应，根据所产生的颜色、沉淀或气体等现象，初步判定制剂中所含化学成分的有无。该方法操作简单、适用性较强，但专属性较差。

中药制剂的成分复杂，干扰因素多，在化学反应鉴别前应对样品进行提取、分离、纯化，除去干扰物质，改善鉴别方法的专属性。具体的分离精制方法要与被鉴别成分的性质、干扰成分的性质和理化反应对反应条件的要求相适应。

化学反应鉴别法主要用于制剂中含有生物碱、黄酮类、蒽醌类、皂苷类、香豆素、内酯、挥发油、糖类、氨基酸、蛋白质及矿物类等成分的鉴别。

（一）生物碱

生物碱是一类重要的天然有机化合物，含有生物碱类成分的中药材较多，如毛茛科（黄连、乌头、附子）、防己科（汉防己、北豆根）、罂粟科（罂粟、延胡索）、茄科（洋金花、颠茄、莨菪）、马钱子科（马钱子）、豆科（苦参、苦豆子）、百合科（贝母、川贝母、浙贝母）等。大多数生物碱在酸性水溶液或稀醇中可与某些试剂发生沉淀反应（常用）或颜色反应，以此鉴别生物碱。《中国药典》收载的用生物碱沉淀反应鉴别的中药制剂有止喘灵注射液（洋金花）、马钱子散（马钱子）、黄连上清丸（黄连）等。

常用的生物碱沉淀试剂见表 3 – 2。

表 3 – 2   常用的生物碱沉淀试剂

生物碱沉淀试剂	组成	反应特征
碘化铋钾试剂	$KBiI_4$	黄色至橘红色无定形沉淀
碘化汞钾试剂	K_2HgI_4	类白色沉淀
碘 – 碘化钾试剂	$KI – I_2$	红棕色无定形沉淀
硅钨酸试剂	$SiO_2 – 12WO_3 \cdot nH_2O$	淡黄色或灰白色无定形沉淀
饱和苦味酸试剂	2，4，6 – 三硝基苯酚	黄色沉淀或结晶
雷氏铵盐试剂	$NH_4\left[Cr\left(NH_3\right)_2\left(SCN\right)_4\right]$	红色沉淀或结晶

注意事项：

（1）反应条件   生物碱沉淀反应一般在酸性溶液中进行（苦味酸可在中性条件下进行）。

（2）结果判定   进行生物碱沉淀反应时，一般需采用 3 种或 3 种以上的试剂分别进行实验，如果均发生沉淀反应，可判定制剂中含有生物碱成分。

（3）防止假阴性、假阳性现象   少数生物碱如麻黄碱、吗啡、咖啡碱等，不与生物碱沉淀试剂反应，出现假阴性现象。制剂中常含有蛋白质、多肽、氨基酸、鞣质等一些非生物碱类成分，也能与生物碱沉淀试剂作用产生沉淀，出现假阳性现象。

（4）有机溶剂提取后鉴别   大多数中药制剂提取液的颜色较深，影响实验结果的观察，为提高检测结果的准确性，可将酸水液碱化后用三氯甲烷萃取出游离生物碱，使之与水溶性有色物质分离，然后再用酸水将生物碱从三氯甲烷溶液中萃取出来，进行沉淀反应。

（5）生物碱与硅钨酸试剂   能生成稳定的沉淀，可用于生物碱的含量测定。

（二）黄酮类化合物

常见的含有黄酮类成分的中药有黄芩、葛根、银杏叶、槐花、陈皮、山楂、槐米等，常用盐酸 – 镁粉反应进行鉴别。《中国药典》收载的用盐酸 – 镁粉反应鉴别的中药制剂有大山楂丸（山楂）、牛黄解毒片（黄芩）等。

通常是取供试品的甲醇溶液或乙醇溶液 1ml，加入少量镁粉与盐酸，可显色。多数黄酮、黄酮醇、二氢黄酮及二氢黄酮醇类化合物显橙红色至紫红色，少数显紫~蓝色。但查尔酮、儿茶素类则不发生显色反应。

（三）蒽醌类化合物

含有蒽醌类成分的中药主要有大黄、丹参、紫草、虎杖、决明子、何首乌、番泻叶等，常用碱液反应进行鉴别。《中国药典》收载的用碱液反应鉴别的中药有大黄流浸膏等。

通常是取供试品的酸水提取液，加入乙醚振摇，分取乙醚层，加入氢氧化钠或氨试液，振摇，乙醚层仍显黄色，碱液层显红色。

（四）皂苷

含有皂苷的中药有人参、甘草、黄芪、柴胡、知母、三七、桔梗、远志、麦冬等，皂苷常用泡沫反应、显色反应进行鉴别。《中国药典》收载的用泡沫反应、显色反应鉴别的中药制剂有柴胡口服液（柴胡）、养心定悸膏（甘草、红参、麦冬）等。

（1）泡沫反应　样品水溶液强烈振摇后，产生持久性泡沫（15分钟以上）。

（2）显色反应　皂苷类成分可发生醋酐－浓硫酸反应、三氯乙酸反应、三氯甲烷－浓硫酸反应、五氯化锑等多种显色反应。

（五）香豆素、内酯和酚类

含有香豆素、内酯和酚类成分的中药有白芷、秦皮、独活、柴胡、补骨脂、蛇床子、前胡、茵陈、牡丹皮等，常用异羟肟酸铁反应、氯亚氨基－2，6－二氯醌－四硼酸钠（Gibbs）反应、重氮盐－偶合反应等反应进行鉴别。《中国药典》收载的用化学反应鉴别此类成分的中药制剂有养阴清肺膏（牡丹皮）等。

（六）挥发性成分

挥发性成分是指中药中一类具有芳香气味并易挥发的成分，其化学组成复杂，主要包括挥发油类成分和其他分子量较小、易挥发的化合物。常见的含有挥发性成分的中药有薄荷、冰片、藿香、当归、荆芥、防风、白芷、陈皮、肉桂等。

挥发油的化学反应鉴别一般根据挥发油各组分的结构或官能团的化学性质进行鉴别。如挥发油中若含有酚类成分，加入三氯化铁的乙醇溶液，可产生蓝色、蓝紫色或绿色反应；若含有羰基化合物，加入苯肼或苯肼衍生物、羟胺等试剂，可生成结晶性的衍生物；若含有醛类化合物，加入硝酸银氨试液，可发生银镜反应；若含有内酯类化合物，于样品的吡啶溶液中加入亚硝酰铁氰化钠及氢氧化钠溶液，出现红色并逐渐消失；若含有不饱和化合物，于样品中加入溴，红棕色褪去。中药制剂成分复杂，干扰因素众多，此方法专属性不强。

（七）矿物药

常用矿物药的代表药及化学鉴别反应，见表3－3。

表3－3　常用矿物药化学鉴别反应

成分类型	代表中药	鉴别反应	代表药物
汞盐	朱砂 （HgS）	$HgS + 2HCl + Cu \rightarrow CuCl_2 + Hg（白）+ H_2S$	万氏牛黄清心丸、天王补心丹等
钙盐	石膏 牡蛎 海螵蛸	$CaSO_4 + (NH_4)_2C_2O_4 \rightarrow CaC_2O_4（白）\downarrow + (NH_4)_2SO_4$ CaC_2O_4 溶于盐酸，难溶于醋酸	止咳橘红口服液（石膏）、龙牡壮骨颗粒（牡蛎）等
砷盐	雄黄 （As_2S_2）	$As_2S_2 + KClO_3 + 4HNO_3 \rightarrow 2K_3AsO_3 + H_2SO_4 + Cl_2 \uparrow + 4NO \uparrow$ $H_2SO_4 + BaCl_2 \rightarrow BaSO_4 \downarrow（白）+ 2HCl$ $2As_2S_2 + 7O_2 \rightarrow 2As_2O_3 + 4SO_2 \uparrow$ $As_2O_3 + 3H_2O \rightarrow 2H_3AsO_3$ $2H_3AsO_3 + 3H_2S \rightarrow As_2S_3（黄）+ 6H_2O$ As_2S_3 在盐酸中析出黄色沉淀，并溶于碳酸铵中	牙痛一粒丸、小儿惊风散

（八）动物药

动物药材及其制剂是我国医药学宝库中的重要组成部分，临床使用十分广泛。常用的动物药材品种有上百种之多，其中相当一部分为名贵药材，在临床上具有较高的医疗价值。常见的有牛黄、麝香、熊胆、蟾蜍等，主要含有蛋白质（酶）、多肽及氨基酸类成分，常用茚三酮反应鉴别。《中国药典》收载的用茚三酮反应鉴别动物药的中药制剂有中风回春片（地龙、蜈蚣、土鳖虫、全蝎、僵蚕等）、龟龄集（鹿茸、海马）等。

二、方法

（一）仪器与用具

试管、酒精灯、蒸发皿、坩埚、漏斗、水浴锅等。

（二）试药与试液

沉淀试剂、显色试剂等。

（三）操作方法

1. 供试品溶液的制备

供试品溶液制备的目的是把化学成分提取出来后进行鉴别，提高鉴别的准确性。

片剂、丸剂、散剂、胶囊剂等固体制剂可以根据鉴别对象不同采用不同溶剂进行提取。大多数化学成分均可用50%~70%乙醇提取。当用酸性乙醇溶液回流提取，滤液一般可检验酚类、有机酸、生物碱等成分。用水提取，室温浸泡过液，滤液可供检验氨基酸、蛋白质。60℃热水提取，过滤，滤液可以检验糖、多糖、皂苷、鞣质及其他苷。用有机溶剂如乙醚提取液，滤液可以检验酯、内酯、苷元；药渣挥去乙醚后，用甲醇回流提取，滤液可以检查各种苷类。如制剂中含有升华成分，可直接利用升华法进行提取。如含有挥发油成分，可直接用水蒸气蒸馏法进行提取。

液体制剂如注射剂、酒剂、合剂、酊剂、糖浆剂等，可以直接取样，也可以参照上述方法进行提取或萃取。

2. 显色或沉淀

化学反应鉴别大多为试管实验，取供试品溶液适量置试管中，加入试剂或试药进行反应，或将供试品溶液置蒸发皿或坩埚中，挥去溶剂，滴加试液于残留物上进行鉴别。

（四）注意事项

（1）中药制剂中蛋白质及含酚羟基成分普遍存在，所以应慎重使用专属性不好的化学反应，如泡沫生成反应、三氯化铁显色反应等。

（2）试管加热时，内容物不得超过试管容积的2/3，试管应倾斜45度，试管口不得朝向人，使用有机溶剂时，不能用明火加热。

（五）记录

记录简要的操作过程，供试品的取用量，所加试剂的名称与用量，反应结果（包括生成物的颜色气体的产生或异臭，沉淀物的颜色或沉淀物的溶解等）。采用《中国药典》附录中未收载的试液时，应记录其配制方法或出处。多批号供试品同时进行检验时，如结果相同，可只详细记录一个批号的情况，其余批号可记为同编号××××××的情况与结论；遇有结果不同时，则应分别记录。

（六）结果判定

反应现象与质量标准一致，判为符合规定。

（七）应用实例

1. 牛黄蛇胆川贝液中川贝母的鉴别（《中国药典》2010 年版一部 563 页）

【处方】人工牛黄　川贝母　蛇胆汁　薄荷脑

【鉴别】（1）取本品 20ml，加稀盐酸 1~2ml，加三氯甲烷振摇提取 2 次，每次 15ml，弃去三氯甲烷液，水液用氨试液调至碱性，加三氯甲烷振摇提取 2 次，每次 15ml，合并三氯甲烷液，蒸干，残渣加稀盐酸 2ml 使溶解，滤过，分置三支试管中，一管中加入碘化铋钾试液 1~2 滴，生成红棕色沉淀；一管中加碘化汞钾试液 1~2 滴，生成白色沉淀；另一管中加入硅钨酸试液 1~2 滴，生成白色沉淀（鉴别川贝母中生物碱类成分）。

2. 大山楂丸中山楂的鉴别（《中国药典》2010 年版一部 459 页）

【处方】山楂 1000g　六神曲（麸炒）150g　炒麦芽 150g

【鉴别】（2）取本品 9g，剪碎，加乙醇 40ml，加热回流 10 分钟，滤过，滤液蒸干，残渣加水 10ml，加热使溶解，加正丁醇 15ml 振摇提取，分取正丁醇提取液，蒸干，残渣加甲醇 5ml 使溶解，滤过。取滤液 1ml，加少量镁粉与盐酸 2~3 滴，加热 4~5 分钟后，即显橙红色。（鉴别山楂的黄酮类化合物）

3. 大黄流浸膏中大黄的鉴别（《中国药典》2010 年版一部 370 页）

本品为大黄经加工制成的流浸膏。

【鉴别】（2）取本品 1ml，加 1% 氢氧化钠溶液 10ml，煮沸，放冷，滤过。取滤液 2ml，加稀盐酸数滴使呈酸性，加乙醚 10ml，振摇，乙醚层显黄色，分取乙醚液，加氨试液 5ml，振摇，乙醚层仍显黄色，氨液层显持久的樱红色（鉴别大黄中的蒽醌类成分）。

4. 养心定悸膏中桂枝、生姜、红参、炙甘草的鉴别（《中国药典》2010 年版一部 944 页）

【处方】地黄 120g　麦冬 60g　红参 20g　大枣 60g　阿胶 20g　黑芝麻 50g　桂枝 30g　生姜 30g　炙甘草 60g

【鉴别】（1）取本品 10ml，加水 10ml，摇匀，用氯化钠饱和后，用乙醚 15ml 振摇提取，分取乙醚液，置白瓷皿中，挥干，残渣加 0.5% 香草醛 – 硫酸溶液数滴，即显紫红色（鉴别桂枝、生姜中的挥发油成分）。

（2）取本品 10ml，加水 5ml，摇匀，加正丁醇 10ml，振摇，分取正丁醇液，置水浴上蒸干，残渣加三氯甲烷 1ml 使溶解，移至试管中，沿管壁滴加硫酸 0.5ml，两液接界处显红色环（鉴别红参、炙甘草中的皂苷成分）。

5. 养阴清肺膏中牡丹皮的鉴别（《中国药典》2010 年版一部 950 页）

【处方】地黄 100g　麦冬 60g　玄参 80g　川贝母 40g　白芍 40g　牡丹皮 40g　薄

荷 25g　甘草 20g

【鉴别】（1）取本品 2g，置 100ml 烧杯中，加水 10ml，搅匀，烧杯口平铺一张用水湿润的滤纸，在滤纸上平铺少量氯亚氨基 - 2，6 - 二氯醌 1 份与四硼酸钠 32 份的混合粉末，上盖一表面皿，小火加热至微沸时停止加热，滤纸即显蓝色（鉴别牡丹皮中的丹皮酚）。

6. 天王补心丸中朱砂的鉴别（《中国药典》2010 年版一部 515 页）

【处方】丹参 25g　当归 50g　石菖蒲 25g　党参 25g　茯苓 25g　五味子 50g　麦冬 50g　天冬 50g　地黄 200g　玄参 25g　制远志 25g　炒酸枣仁 50g　柏子仁 50g　桔梗 25g　甘草 25g　朱砂 10g

【鉴别】（2）取本品 4.5g，用水淘洗，得少量朱红色沉淀，取出，用盐酸湿润，在光洁铜片上轻轻摩擦，铜表面即显白色光泽，加热烘烤后，银白色即消失（鉴别朱砂）。

第四节　升华鉴别法

一、简述

中药制剂中某些具有升华性质的化学成分可以用升华鉴别法鉴别。通常是在一定温度下，将有效成分或指标性成分升华，与其他成分分离，利用升华物的理化性质进行鉴别。本法操作简便迅速，专属性较强。

二、方法

（一）仪器与用具

微量升华装置（图 3 - 4）、载玻片、酒精灯、坩埚、紫外灯、显微镜等。

（二）试药与试液

1% 香草醛 - 硫酸溶液等。

（三）操作方法

取金属片或载玻片，置于石棉网上，在金属片或载

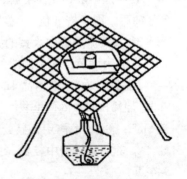

图 3 - 4　微量升华装置

玻片上放一小金属圈（内径约 1.5cm，高约 0.8cm），将中药制剂研细成粉末，放入金属圈内，金属圈上面覆盖好载玻片。在石棉网下用酒精灯小心缓慢加热，至粉末开始变焦，即去火冷却，可见有升华物附着于载玻片上，将载玻片取下反转，在显微镜下观察其结晶性状或取升华物加适当试剂观察其变化。

（四）注意事项

（1）供试品用量一般约 0.5g，如果过少则不易产生足够量的升华物。

（2）升华加热时，应缓缓加热，如温度过高易使药粉焦化，在载玻片上产生焦油状物体，影响对升华物的观察和检识。为使升华物易于析出，可在载玻片上滴加少量

水使之降温。

（五）记录

记录简要的操作过程，供试品的取用量，所加试剂的名称与用量，升华物及其理化反应现象。

（六）结果判定

反应现象与质量标准一致，判为符合规定。

（七）应用实例

1. 牛黄解毒片中冰片的鉴别（《中国药典》2010 年版一部 566 页）

【处方】人工牛黄 5g　雄黄 50g　石膏 200g　大黄 200g　黄芩 150g　桔梗 100g 冰片 25g　甘草 50g

【鉴别】（2）取本品 1 片，研细，进行微量升华，所得白色升华物，加新制 1% 香草醛的硫酸液 1~2 滴，液滴边缘显玫瑰红色。

2. 小儿惊风散中雄黄的鉴别（《中国药典》2010 年版一部 494 页）

【处方】全蝎 130g　炒僵蚕 224g　雄黄 40g　朱砂 60g　甘草 60g

【鉴别】（3）取本品 0.2g，置坩埚中，加热至产生白烟，取玻片覆盖后，有白色冷凝物，将此玻片置烧杯中，加水 10ml，加热使溶解。取溶液 5ml，加硫化氢试液数滴，即显黄色，加稀盐酸，生成黄色絮状沉淀，加入碳酸铵试液后沉淀复溶解。

第五节　荧光鉴别法

一、简述

荧光鉴别法是利用中药制剂中的某些化学成分（或经试剂处理后），包括黄酮类、蒽醌类、香豆素类等，在紫外光或可见光照射下能发出荧光，利用这一特性进行鉴别的方法。例如大黄和土大黄，前者在紫外灯下显棕色至棕红色荧光，而后者显亮蓝色荧光，利用这一特性，易于将二者区分开。荧光鉴别法操作简便、灵敏，具有一定的专属性。

二、方法

（一）仪器与用具

紫外光灯（365nm）、滤纸、回流装置、水浴锅等。

（二）操作方法

通常取中药制剂提取液滴加于滤纸上或加入蒸发皿中，置紫外光灯（365nm）下约 10cm 处观察所产生的荧光。必要时可在供试品中加入酸、碱或其他试剂，再观察荧光及其变化。

（三）注意事项

（1）荧光强度一般较弱，需要在暗室中观察结果。

（2）紫外光对人体有损伤，应避免长时间接触。

（3）使用毛细管吸取供试液时，应少量多次滴加在滤纸上，使斑点集中且具有一定浓度。

（四）记录

记录简要的操作过程，供试品的取用量，所加试剂的名称与用量，荧光颜色等。

（五）结果判定

荧光颜色与质量标准一致，判为符合规定。

（六）应用实例

1. 安生补脑液中维生素 B_1 的鉴别（《中国药典》2010 年版一部 715 页）

【处方】鹿茸　制何首乌　淫羊藿　干姜　甘草　大枣　维生素 B_1

【鉴别】（1）取本品 5ml，加氢氧化钠试液 2.5ml、铁氰化钾试液 0.5ml 与正丁醇 5ml，强烈振摇 2 分钟，放置使分层，溶液置紫外光灯（365nm）下观察，正丁醇层显蓝色荧光，加酸使成酸性，荧光即消失，再加碱使成碱性，荧光又显出。

2. 天王补心丸中荧光物质的鉴别（《中国药典》2010 年版一部 515 页）

【处方】丹参 25g　当归 50g　石菖蒲 25g　党参 25g　茯苓 25g　五味子 50g　麦冬 50g　天冬 50g　地黄 200g　玄参 25g　制远志 25g　炒酸枣仁 50g　柏子仁 50g　桔梗 25g　甘草 25g　朱砂 10g

【鉴别】（2）取本品 1g（或大蜜丸半丸），捣碎，平铺于坩埚中，上盖一长柄漏斗，徐徐加热，至粉末微焦时停止加热，放凉，取下漏斗，用水 5ml 冲洗内壁，洗液置紫外光灯（365nm）下观察，显淡蓝绿色荧光。

第六节　薄层色谱鉴别法

一、简述

薄层色谱法用于鉴别时，是将适宜浓度的对照品溶液和供试品溶液，在同一薄层板上点样、展开与检视，供试品溶液所显主斑点的颜色（或荧光）和位置应与对照溶液的斑点一致。

薄层色谱鉴别法具有设备简单、操作简便、专属性强、展开剂灵活多变、色谱图直观和容易辨认等特点，是目前中药制剂鉴别的主要方法。《中国药典》一部中，除矿物药外，药材和饮片、植物油脂和提取物，单味制剂和成方制剂均都增加和修订补齐了能有效鉴别所含成分专属性强的薄层色谱鉴别法。

薄层色谱鉴别，需用供试品溶液和对照品溶液对实验条件进行调整，使达到规定的分离度和比移值。

（一）分离度

用于鉴别时，对照品溶液与供试品溶液中相应的主斑点，应显示两个清晰分离的斑点。分离示意图见图 2-16。

（二）比移值

可用计算供试品溶液主斑点与对照品溶液主斑点的比移值进行比较，或用比移值来说明主斑点的位置。比移值的计算公式见公式（2-11）。

二、方法

（一）仪器与用具

（1）薄层板　薄层板有市售薄层板和自制薄层板，原则上要求使用市售薄层板。市售薄层板分普通薄层板和高效薄层板，如硅胶薄层板、硅胶 GF_{254} 薄层板、聚酰胺薄膜等。

（2）点样器　一般采用微升毛细管或手动、半自动、全自动点样器材。常用的是定量点样毛细管（图 3-5），规格有 $0.5\mu l$、$1.0\mu l$、$2.0\mu l$、$5.0\mu l$ 和 $10\mu l$ 等，对点样器的要求是标示容量准确，管端平整光滑，管壁洁净，液体流畅。为了提高点样效率，还可以选用点样辅助设备，如点样支架、半自动或自动点样器。一般定性分析不必定量点样，但为了增强药品定性鉴别的可比性，《中国药典》规定采用定量点样。

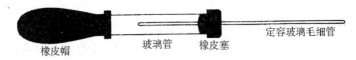

图 3-5　点样定容毛细管

（3）展开容器　应用薄层色谱专用的展开缸，展开缸有水平式及直立式两种类型。常用的为直立展开缸，又分为平底展开缸和双槽展开缸（图 3-6），双槽展开缸具有节省溶剂、减少污染、便于预平衡及可控制展开缸内的湿度等优点。展开缸盖子应密闭，保持密封状态。用不合规格的玻璃器皿，如生物标本缸等不能保证展开的质量。

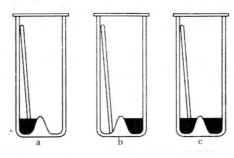

图 3-6　双槽展开缸

a. 展开中；b. 展开剂预平衡；c. 展开过程中用不同于展开剂的溶剂调节箱内气相组成

（4）显色与显色装置　薄层板展开后，有的需要用显色剂显色。可采用喷雾法、浸渍法或蒸气熏蒸法显色。喷雾显色多用玻璃喷雾瓶（图 3-7）或其他专用的喷雾设备，喷雾形成的雾滴应细小并且均匀；浸渍显色可用玻璃容器或适宜的展开缸中进行；蒸气熏蒸显色可用双槽展开缸或适宜大小的干燥器等设备中进行。

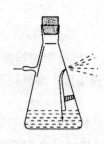

图 3 – 7　喷雾瓶

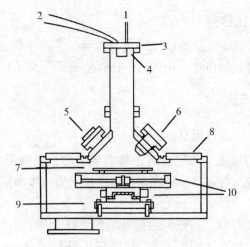

图 3 – 8　摄像设备示意图
1. 连接计算机；2. 冷却线；3. 电荷偶合装置；
4. 照相机镜头；5. 观察窗；6. 紫外光源；7. 样品台；
8. 有机玻璃窗；9. 调节平台；10. 压电传感器

如薄层板需加热，可使用烘箱或专用的薄层加热台。

（5）检测装置　为装有可见光、254nm 及 365nm 紫外光光源以及相应的滤光片暗箱。可附有摄像设备拍摄色谱图用，暗箱内光源应有足够的光照度（图 3 – 8）。

（二）试药与试液

各种对照物，水、各品种项下规定的薄层板等。

（三）操作方法

1. 对照物的选择与设置

薄层色谱法用于物质鉴别需要已知物质作为对照，《中国药典》2010 年版比《中国药典》2005 年版增加了较多的对照物质，详见表 3 – 4。

表 3 – 4　《中国药典》2005 年版与 2010 年版收载的对照物比较

类别	对照品	对照药材	对照提取物	总计
2005 年版收载数	284	219	11	514
2010 年版收载数	492	369	16	877
新增数	208	150	5	363

（1）对照品对照　鉴别单一成分，选择对照品对照方式。用已知中药制剂中某一有效成分或特征性成分的对照品制成对照品溶液，与供试品溶液在同一条件下层析，比较在相同位置上有无同一颜色（或荧光）斑点，检测制剂中是否含有某一有效成分或特征性成分。例如大山楂丸处方中君药为山楂，采用熊果酸作为对照品与供试品点于同一硅胶 G 薄层板上展开，供试品色谱中，在与对照品色谱相应的位置上，显相同的紫红色斑点。若同时检测多种成分时，可将多个对照品溶液与供试品溶液分别点在同一薄层板上层析。

（2）对照提取物对照　通过比较供试品溶液和对照提取物溶液在相同位置上有无

同一颜色（或荧光）斑点，检测中药制剂中是否含有某一药材提取物。例如银杏叶片、银杏叶胶囊、银杏叶滴丸等的鉴别。

（3）对照药材对照　通过比较供试品溶液和对照药材溶液在相同位置上有无同一颜色（或荧光）斑点，检测中药制剂中是否含有某一药材，增强了鉴别的信息量和专属性，可考察制剂中投料的真实情况。例如驻车丸处方中当归的鉴别。

（4）对照品和对照药材或对照提取物同时对照　在选用一种对照物不能满足中药制剂薄层色谱鉴别的需要时，可采用多种对照物同时对照，增加鉴别结论的可靠性。例如大补阴丸处方中黄柏的薄层色谱鉴别，仅用小檗碱对照品不能专属性地鉴别出黄柏，因为小檗碱是黄连等多种药材中含有的一种化学成分，在设小檗碱对照品的同时增设黄柏对照药材，可检定制剂中原料药投料的真实情况。

（5）其他　一个薄层色谱可同时鉴别多种成分或多种药材，如桂林西瓜霜中［鉴别］（4）中，同时鉴别青黛（靛玉红对照品）和大黄（大黄素对照品、大黄酚对照品）；百合固金口服液中同时鉴别白芍（芍药苷对照品）和玄参（哈巴俄苷对照品）。

2. 供试液的制备

薄层色谱常用的供试液制备方法有溶剂提取法、蒸馏法、升华法等。对样品中的待测成分进行提取时，若待测成分为脂溶性，可用亲脂性的有机溶剂提取，提取后的药渣可根据需要再用极性溶剂提取。但当样品中所含成分比较复杂，杂质干扰较为严重时，可使用中性氧化铝柱、大孔吸附树脂柱、离子交换树脂柱和 C_{18} 柱等色谱小柱对样品进行进一步的分离纯化。

3. 点样

同薄层色谱法（第二章第二节）。

4. 展开

同薄层色谱法（第二章第二节）。

5. 检测

同薄层色谱法（第二章第二节）。

（四）注意事项

薄层色谱是一种"敞开"的分离分析系统，外界环境条件对被分离物质的色谱行为影响很大，例如供试液的净化程度，吸附剂的性能和薄层板的质量、点样的质量、展开剂的组成和饱和情况、对照品的纯度、展开的距离、相对湿度和温度等。

（1）展开剂的种类和配比　是影响待测成分色谱行为的关键因素，《中国药典》采用的展开方式大多为常规的一次上行法展开，对展开剂的种类和配比也有明确规定，一般不需另行考虑和选择。关于展开剂选择和优化，一般应使待测成分斑点 Rf 值处于 0.3～0.7 范围内，与相邻成分的分离度大于 1.0，主要是考虑溶剂的极性和溶剂对待测成分的选择性两方面因素进行优化，分离亲脂性较强的成分，宜用极性较小的展开剂，分离亲水性较强的成分，宜用极性较大的展开剂。如黄连，不同展开剂所得到的色谱分离度相差很大，见图 3－9。其中图 3－9a 展开剂为正丁醇－冰醋酸－水（7:2:1）；图 3－9b 展开剂为正丁醇－三氯甲烷－丙酮－冰醋酸－水（7:5:4:1:1）。

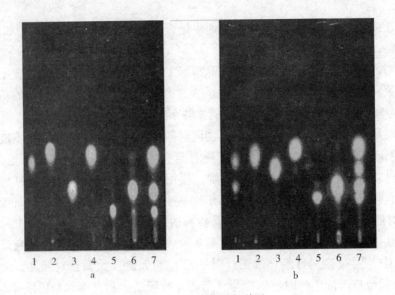

图 3 – 9　黄连薄层色谱图

1. 非洲防己碱；2. 药根碱；3. 巴马汀；4. 小檗碱；5. 表小檗碱；6. 黄连碱；7. 下黄连

（2）相对湿度　薄层板在不同的相对湿度条件下，其吸附活性也不同。在其他条件相同的情况下，相对湿度能明显影响色谱的分离效果。如厚朴，需在相对湿度 85% 以上展开，整个色谱的分离度才有明显改善，见图 3 – 10。

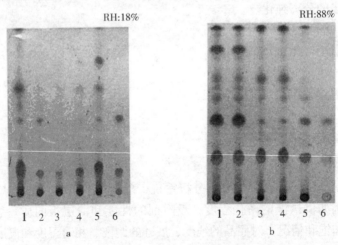

图 3 – 10　厚朴薄层色谱图

1~5. 厚朴；6. 厚朴酚（上）+ 和厚朴酚（下）

（3）温度　是影响色谱行为和试验结果重现性的因素之一，主要影响被分离物质的 R_f 值和各成分的分离度，造成斑点扩散。相对湿度恒定的条件下，一般在较高温度下展开时，R_f 较大；反之，R_f 减小。在展开温度相差 ±5℃ 时，R_f 值的变动一般不会超过 ±0.02，对色谱行为影响不大，但展开时温度相差较大时，则不同程度影响色谱质量。如三七总皂苷，用三氯甲烷 – 甲醇 – 水（65∶35∶10）的下层溶液作展开剂，在硅胶高效预制板上常温展开时，三七皂苷 R_1 与人参皂苷 Re 不能分开，见图 3 – 11a；在低于 10℃ 下展开，二者能很好地分离，见图 3 – 11b。

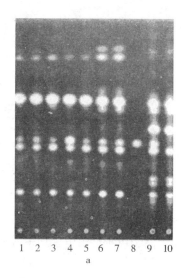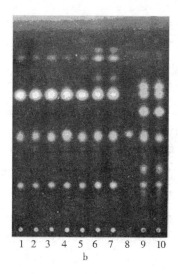

图 3 – 11　温度对三七总皂苷色谱行为的影响
1 ~ 7. 三七；8. 三七皂苷 R_1；9. 三七皂苷 R_1 + 人参皂苷；10. 人参皂苷

（4）薄层板　选用市售预制薄层板应根据生产厂家提供的有关参数，选用符合要求的产品。有些供试液需使用加有改性剂如酸（硼酸等）、碱（氢氧化钠等）或缓冲液的薄层板，例如《中国药典》鉴别国公酒、蛇胆陈皮散、保和丸等中的陈皮，应使用 0.5% 氢氧化钠溶液制备的硅胶 G 板。

（5）其他　见薄层色谱法（第二章第二节）。

（五）记录

记录室温及湿度，薄层板所用的吸附剂，供试品的预处理，供试液与对照液的配制及其点样量，展开剂、展开距离、显色剂，绘制色谱图，必要时，计算出 R_f 值或采用摄像设备拍摄记录色谱图，以光学照片或电子图像的形式保存。

（六）结果判定

供试品色谱中，在与对照物质色谱相应的位置上，显相同的斑点，判为符合规定。

（七）应用实例

1. 大山楂丸中山楂的鉴别

（1）检验依据（《中国药典》2010 年版一部 459 页）。

【处方】山楂 1000g　六神曲（麸炒）150g　炒麦芽 150g

【制法】以上三味，粉碎成细粉，过筛，混匀；另取蔗糖 600g，加水 270m 与炼蜜 600g，混合，炼至相对密度约为 1.38（70℃）时，滤过，与上述粉末混匀，制成大蜜丸，即得。

【鉴别】（3）取本品 9g，剪碎，加乙醇 40ml，加热回流 10 分钟，滤过，滤液蒸干，残渣加水 10ml，加热使溶解，加正丁醇 15ml 振摇提取，分取正丁醇提取液，蒸干，残渣加甲醇 5ml 使溶解，滤过，滤液作为供试品溶液。另取熊果酸对照品，加甲醇制成每 1ml 含 1mg 的溶液，作为对照品溶液。照薄层色谱法（附录Ⅵ B）试验，吸取上述二种溶液各 2μl，分别点于同一块硅胶 G 薄层板上，以三氯甲烷 – 丙酮（9:1）

为展开剂，展开，取出，晾干，喷以10%硫酸乙醇溶液，在105℃加热至斑点显色清晰。供试品色谱中，在与对照品色谱相应的位置上，显相同的紫红色斑点。

（2）操作

①薄层板制备　将硅胶G 1 份和水 3 份在研钵中向同一方向研磨混合，去除表面的气泡后，倒入玻板上并使其均匀（厚度为 0.25 ~ 0.5mm），于室温下，置水平台上晾干，在反射光及透射光下检视，表面应均匀，平整，无麻点无气泡，无破损及污染，于 110℃烘 30 分钟，冷却后立即使用或置干燥箱中备用。

②供试品溶液的制备　取本品 9g，剪碎，加乙醇 40ml，加热回流 10 分钟，滤过，滤液蒸干，残渣加水 10ml，加热使溶解，加正丁醇 15ml 振摇提取，分取正丁醇提取液，蒸干，残渣加甲醇 5ml 使溶解，滤过，滤液作为供试品溶液。

③对照品溶液的制备　取熊果酸对照品 10mg，置 10ml 量瓶中，加甲醇溶解并稀释至刻度，即得。

④展开剂的制备　精密量取三氯甲烷 18ml、丙酮 2ml 置具塞的锥形瓶中，混合均匀，即得。

⑤点样　用微升毛细管吸取供试品溶液和对照品溶液各 5μl，分别点于同一硅胶 G 薄层板上，为圆点。点样基线距底边 1.0 ~ 1.5cm，点样直径应不大于 3mm，点间距离不少于 8mm（可视斑点扩散情况以不影响检出为宜）。点样时必须注意勿损伤薄层表面。

⑥展开　将点好样的薄层板放入展开缸，浸入展开剂的深度为距原点 5mm 为宜，密闭，待展开至展距约 10cm，取出薄层板，晾干。

⑦喷雾显色　喷以 10%硫酸乙醇溶液，在105℃加热至斑点显色清晰。日光下检视，色谱图见图 3 – 12。

⑧结果　符合规定。

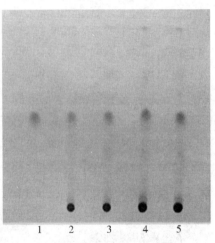

图 3 – 12　大山楂丸薄层鉴别色谱图

1. 熊果酸对照品；2 ~ 5. 大山楂丸

2. 九味羌活丸中川芎的鉴别

（1）检验依据（《中国药典》2010 年版一部 449 页）。

【处方】羌活 150g　防风 150g　苍术 150g　细辛 50g　川芎 100g　白芷 100g　黄芩 100g　甘草 100g　地黄 100g

【制法】以上九味，粉碎成细粉，过筛，混匀，用水泛丸，干燥，即得。

【鉴别】（2）取本品 3g，研细，加乙醚 15ml，超声处理 15 分钟，滤过，滤液挥干，残渣加乙酸乙酯 1ml 使溶解，作为供试品溶液。另取苍术对照药材 0.5g，同法制成对照药材溶液。照薄层色谱法（附录Ⅵ B）试验，吸取上述两种溶液各 5 ~ 10μl，分别点于同一硅胶 G 薄层板上，以石油醚（60 ~ 90℃）为展开剂，展开，取出，晾干，喷以 5%对二甲氨基苯甲醛的 10%硫酸溶液，加热至斑点显色清晰。供试品色谱中，在与对照药材色谱相应的位置上，显相同的暗绿色斑点。（3）另取川芎对照药材 0.3g，同【鉴别】（2）项下的供试品溶液的制备方法制成对照药材溶液。照薄层色谱法（附录Ⅵ B）试验，吸取【鉴别】（2）项下的供试品溶液和上述对照药材溶液各3μl，分别点于同一块硅胶 G 薄层板上，以正己烷－乙酸乙酯（9∶1）为展开剂，展开，取出，晾干，置紫外光灯（365nm）下检视。供试品色谱中，在与对照药材色谱相应的位置上，显相同颜色的荧光斑点。

（2）操作

① 薄层板制备　照实例1操作，即得。

② 供试品溶液的制备　取本品3g，研细，加乙醚15ml，超声处理15分钟，滤过，滤液挥干，残渣加乙酸乙酯1ml使溶解，即得。

③ 对照品溶液的制备　取川芎对照药材0.3g，加乙醚15ml，超声处理15分钟，滤过，滤液挥干，残渣加乙酸乙酯1ml使溶解，即得。

④ 展开剂的制备　精密量取正己烷18ml、乙酸乙酯2ml置具塞的锥形瓶中，混合均匀，即得。

⑤ 点样　用微升毛细管吸取供试品溶液和对照品溶液各3μl，照实例1操作，即得。

⑥ 展开　照实例1操作，即得。

⑦ 检视　置紫外光灯（365nm）下检视，色谱图见图3-13。

⑧ 结果　符合规定。

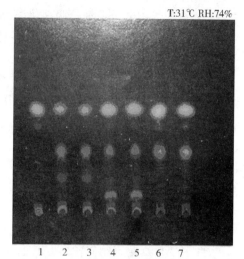

图3-13　九味羌活丸薄层色谱图
1. 川芎对照药材；2~7. 九味羌活丸

3. 二妙丸中黄柏的鉴别

（1）检验依据（《中国药典》2010年版一部414页）。

【处方】苍术（炒）500g　黄柏（炒）500g

【制法】以上二味，粉碎成细粉，过筛，混匀，用水泛丸，干燥，即得。

【鉴别】（3）取本品0.1g，加甲醇5ml，置水浴上回流15分钟，滤过，滤液补加甲醇使成5ml，作为供试品溶液。另取黄柏对照药材0.1g，同法制成对照药材溶液；再取盐酸小檗碱对照品，加甲醇制成每1ml含0.5mg的溶液，作为对照品溶液。照薄层色谱法（附录Ⅵ B）试验，吸取上述三种溶液各1μl，分别点于同一硅胶 G 薄层板上，以苯－乙酸乙酯－异丙醇－甲醇－浓氨试液（12∶6∶3∶3∶1）为展开剂，置氨蒸气预饱和的展开缸内展开，取出，晾干，置紫外光灯（365nm）下检识。供试品色谱中，在与对照药材和对照品色谱相应的位置上，显相同的黄色荧光斑点。

（2）操作

① 薄层板制备　照实例1操作，即得。

② 供试品溶液的制备　取本品0.1g，加甲醇5ml，置水浴上回流15分钟，滤过，滤液补加甲醇使成5ml，即得。

③ 对照药材溶液的制备　取黄柏对照药材0.1g，加甲醇5ml，置水浴上回流15分钟，滤过，滤液补加甲醇使成5ml，即得。

④ 对照品溶液的制备 取盐酸小檗碱对照品 12.5mg，置 25ml 量瓶中，加甲醇至刻度，即得。

⑤ 展开剂的制备 精密量取苯 12ml、乙酸乙酯 6ml、异丙醇 3ml、甲醇 3ml、浓氨试液 1ml 置具塞的锥形瓶中，混合均匀，即得。

⑥ 点样 用微升毛细管吸取供试品溶液、对照药材溶液和对照品溶液各 1μl，照实例 1 操作，即得。

⑦ 展开 照实例 1 操作，即得。

⑧ 检视 置紫外光灯（365nm）下检视，色谱图见图 3-14。

⑨ 结果 符合规定。

4. 更年安片中何首乌的鉴别

（1）检验依据（《中国药典》2010 年版一部 750 页）。

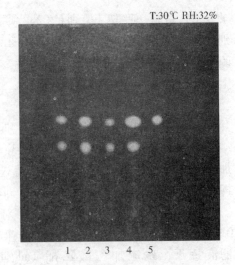

T:30℃ RH:32%

图 3-14 二妙丸薄层色谱图
1~3. 二妙丸；4. 黄柏对照药材；
5. 小檗碱对照品

【处方】地黄 泽泻 麦冬 熟地黄 玄参 茯苓 仙茅 磁石 牡丹皮 珍珠母 五味子 首乌藤 制何首乌 浮小麦 钩藤

【制法】以上十五味，浮小麦、磁石、珍珠母粉碎成细粉；地黄、熟地黄、玄参、茯苓、仙茅、麦冬加水煎煮二次，第一次 3 小时，第二次 2 小时，滤过，滤液浓缩至适量；其余五味子等六味药用 60% 乙醇作溶剂进行渗漉，漉液回收乙醇，浓缩至适量，与上述地黄等六味的浓缩液及浮小麦等三味的细粉混匀，制成粗颗粒，干燥，粉碎，过筛，制颗粒，低温干燥，过筛，加入硬脂酸镁，混匀，压制成片，包糖衣或薄膜衣，即得。

【鉴别】（2）取本品 16 片，除去包衣，研细，加甲醇 100ml，加热回流 1 小时，滤过，滤液蒸干，残渣加水 10ml 使溶解，加盐酸 2ml，置水浴中加热 30 分钟，立即冷却，用乙醚 20ml 分 2 次振摇提取，合并乙醚提取液，蒸干，残渣加三氯甲烷 1ml 使溶解，作为供试品溶液。另取何首乌对照药材 1.5g，同法制成对照药材溶液。再取大黄素对照品，大黄素甲醚对照品，加甲醇制成每 1ml 含 1mg 的混合溶液，作为对照品溶液。照薄层色谱法（附录Ⅵ B）试验，吸取上述三种溶液各 2μl，分别点于同一用 0.5% 氢氧化钠溶液制备的硅胶 G 薄层板上，以甲苯-乙酸乙酯-甲酸（15:2:1）为展开剂，展开，取出，晾干，置紫外光灯（365nm）下检视。供试品色谱中，在与对照药材色谱和对照品色谱相应的位置上，显相同的橙色荧光斑点；置氨气中熏后，在日光下检视，显相同的红色斑点。

（2）操作

① 薄层板制备 硅胶 G 1 份和 0.5% 氢氧化钠溶液 3 份，照实例 1 操作，即得。

② 供试品溶液的制备 取本品 16 片，除去包衣，研细，加甲醇 100ml，加热回流 1 小时，滤过，滤液蒸干，残渣加水 10ml 使溶解，加盐酸 2ml，置水浴中加热 30 分钟，立即冷却，用乙醚 20ml 分 2 次振摇提取，合并乙醚提取液，蒸干，残渣加三氯甲烷

1ml 使溶解，即得。

③ 对照药材溶液的制备　取何首乌对照药材 1.5g，照"供试品溶液的制备"方法制备，即得。

④ 对照品溶液的制备　取大黄素对照品 10mg，大黄素甲醚对照品 10mg，置 10ml 量瓶中，加甲醇至刻度，即得。

⑤ 展开剂的制备　精密量取甲苯 15ml、乙酸乙酯 2ml、甲酸 1ml 置具塞的锥形瓶中，混合均匀，即得。

⑥ 点样　用微升毛细管吸取供试品溶液、对照药材溶液和对照品溶液各 2μl，分别点于同一用 0.5% 氢氧化钠溶液制备的硅胶 G 薄层板上，为圆点，其余按实例 1 操作，即得。

⑦ 展开　照实例 1 操作，即得。

⑧ 检视　置紫外光灯（365nm）下检视。供试品色谱中，在与对照药材色谱相应的位置上，显相同的橙色荧光斑点；置氨气中熏后，斑点变为红色。色谱图见图 3 - 15。

⑨ 结果　符合规定。

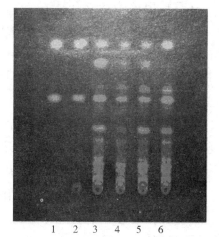

图 3 - 15　更年安片薄层色谱图
1. 大黄素对照品、大黄素甲醚对照品
2. 何首乌对照药材；3~6. 更年安片

第七节　紫外 - 可见分光光度鉴别法

一、简述

中药制剂中有些化学成分在紫外 - 可见光区有选择性吸收，显示特征吸收光谱，在一定条件下利用这些吸收光谱的特征，以鉴别制剂中的某些成分。中药制剂由于其组成复杂，成分众多，当样品不经纯化时，由于吸光度具有加和性，所得光谱为混合光谱，专属性差，为提高分光光度鉴别法的专属性，可选择适当方法将样品纯化后测定吸收光谱。《中国药典》中少数中成药品种收载了分光光度鉴别法。

二、方法

（一）仪器与用具

紫外 - 可见分光光度计、石英吸收池、量瓶等。

（二）试药与试液

纯化水等。

（三）操作方法

照紫外 - 可见分光光度（第二章第一节）。

（四）注意事项

照紫外－可见分光光度（第二章第一节）。

（五）记录

记录仪器型号与狭缝宽度，供试品的称量（平行试验2份）及其干燥失重或水分，溶剂名称与检查结果，供试液的溶解稀释过程，测定波长（必要时应附波长校正和空白吸收度）与吸收度值（或附仪器自动打印记录），以及计算式与结果等。

（六）结果判定

将供试品的最大吸收波长和药品标准的规定进行比较，二者如果一致，判定为符合规定。这里的所谓一致是指样品最大吸收波长应在该药品标准规定的波长 ±2nm 以内。

（七）应用实例——木香槟榔丸

1. 检验依据（《中国药典》2010 年版一部 531 页）

【处方】木香　槟榔　枳壳　陈皮　青皮（醋炒）　香附（醋制）　三棱（醋制）莪术（醋制）

【鉴别】（4）取本品粉末 4g，置蒸馏瓶中，加水 10ml，水蒸气蒸馏，收集馏液约 100ml，按照紫外分光光度法（附录 V A）测定，在 253nm 波长处有最大吸收。

2. 操作

取本品，置研钵中，研成细粉，取粉末 4g，置蒸馏瓶中，加水 10ml，水蒸气蒸馏，收集馏液约 100ml，照紫外－可见分光光度法测定，在 254nm 波长处有最大吸收。

第八节　气相色谱鉴别法

一、简述

气相色谱法鉴别中药制剂，利用保留值比较进行鉴别，即在同一色谱条件下，供试品应呈现与对照品保留时间相同的色谱峰。保留时间（t_R）系指从进样开始，到该组分色谱峰顶点的时间间隔。气相色谱法具有高分辨率，高灵敏度、快速、准确等特点，尤其适合分析制剂中的挥发性成分。

气相色谱法鉴别中药制剂，主要用于鉴别制剂中的挥发油或其他挥发性成分，如麝香酮、薄荷醇、冰片、水杨酸甲酯等；对于大分子或难挥发性成分可分解或制成衍生物后再进行鉴别。《中国药典》一部中，安宫牛黄丸中冰片、麝香（麝香酮），桂枝茯苓胶囊中桂皮醛，十滴水软胶囊中桉油精，少林风湿跌打膏、安阳精制膏中薄荷脑、冰片、水杨酸甲酯等采用本法鉴别。

二、方法

（一）仪器与用具

气相色谱仪：载气源（氢气、氮气或氦气作为载气）；进样系统；色谱柱（填充柱或毛细管柱）；柱温箱；检测器（火焰离子化检测器、电子捕获检测器等）；温度控制系统；色谱工作站。

（二）试药与试液

对照物、去离子水等。

（三）操作方法

按气相色谱法（第二章第二节）。

（四）注意事项

按气相色谱法（第二章第二节）。

（五）记录

记录仪器型号，检测器及其灵敏度，色谱柱长与内径，柱填料与固定相，载气和流速，柱温，进样口与检测器的温度，供试品的预处理，供试品与对照品的称量（平行试验各2份）和配制过程，进样量，测定数据，并附色谱图。

（六）结果判定

比较供试品与对照品色谱图，供试品色谱中呈现与对照品色谱峰保留时间相同的色谱峰，判为符合规定。

（七）应用实例

1. 少林风湿跌打膏中薄荷脑、冰片和水杨酸甲酯的鉴别

（1）检验依据（《中国药典》2010年版一部548页）。

【处方】生川乌　生草乌　薄荷脑　水杨酸甲酯　冰片　肉桂　当归　乳香等二十三味中药，另加由橡胶、松香制成的基质制备而成的。

【鉴别】取本品10片，研碎，置250ml平底烧瓶中，加水150ml，照挥发油测定法（附录ⅩD）试验，加乙酸乙酯5ml，加热回流40分钟，分取乙酸乙酯液，用铺有无水硫酸钠的漏斗滤过，滤液作为供试品溶液。另取薄荷脑对照品、冰片对照品与水杨酸甲酯对照品，加乙醇制成每1ml各含0.8mg的溶液，作为对照品溶液。照气相色谱法（附录ⅥE）试验，以聚乙二醇（PEG-20M）为固定液，涂布浓度为10%，柱长2m，柱温为130℃。分别取对照品溶液和供试品溶液适量，注入气相色谱仪。供试品应呈现出与对照品保留时间相同的色谱峰。

（2）操作　照气相色谱法（第二章第二节）。

色谱图见图3-16、图3-17。

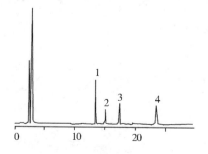

图3-16　对照品气相色谱图
1. 薄荷脑；2、3. 冰片；4. 水杨酸甲酯

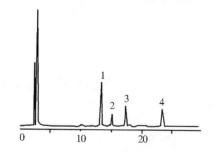

图3-17　少林风湿跌打膏气相色谱图
1. 薄荷脑；2、3. 冰片；4. 水杨酸甲酯

2. 十滴水软胶囊中桉油的鉴别

（1）检验依据（《中国药典》2010年版一部422页）。

【处方】樟脑　干姜　大黄　小茴香　肉桂　辣椒　桉油

【鉴别】取本品内容物，混匀，取约0.8g，精密称定，置具塞试管中，用无水乙醇振摇提取5次，每次4ml，分取乙醇提取液，转移至25ml量瓶中，精密加入薄荷脑125mg，加无水乙醇至刻度，摇匀，作为供试品溶液。另取桉油精对照品，加无水乙醇制成每1ml含2.4μl的溶液，作对照品溶液。照气相色谱法（附录Ⅵ E）试验，以聚乙二醇（PEG-20M）为固定液，涂布浓度为10%，柱温为150℃。分别取对照品溶液和供试品溶液各0.2～0.4μl，注入气相色谱仪。供试品应呈现出与对照品保留时间相同的色谱峰。

（2）操作　照气相色谱法（第二章第二节）　色谱图见图3-18、图3-19。

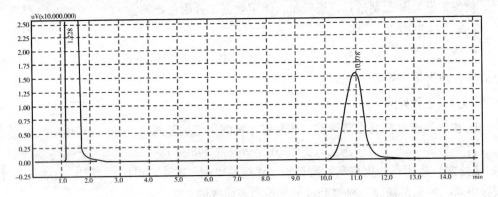

图3-18　桉油精对照品气相色谱图

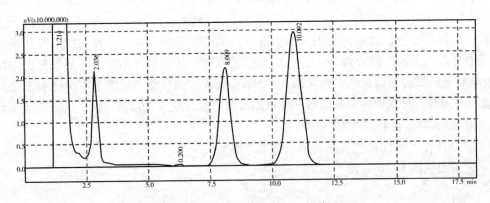

图3-19　十滴水软胶囊气相色谱图

第九节　高效液相色谱鉴别法

一、简述

高效液相色谱法鉴别中药制剂，同气相色谱法一样，是利用保留值比较进行鉴别，即在同一色谱条件下，供试品应呈现与对照品保留时间相同的色谱峰。高效液相色谱法不受样品挥发性、热稳定性等的限制，流动相可选择的种类较多，检测手段多样，加之高效快速，微量，自动化程度高，应用范围比气相色谱法广泛。

《中国药典》收载的品种，一般不单独采用高效液相色谱法鉴别，而是结合含量测定项对中药制剂进行分析。

二、方法

（一）仪器与用具

高效液相色谱仪、十八烷基硅烷键合硅胶色谱柱（C_{18}）、微孔滤膜（0.45μm）、紫外检测器、色谱工作站等。

（二）试药与试液

对照品、甲醇、去离子水、乙腈等。

（三）操作方法

按高效液相色谱法（第二章第二节）。

（四）注意事项

按高效液相色谱法（第二章第二节）。

（五）记录

记录仪器型号，检测波长，色谱柱与柱温，流动相与流速，供试品与对照品的称量（平行试验各2份）和溶液的制备过程，进样量，测定数据，并附色谱图。

（六）结果判定

比较供试品与对照品色谱图，供试品色谱中呈现与对照品色谱峰保留时间相同的色谱峰，判为符合规定。

目标检测

一、选择题

（一）单项选择题

1. 鉴别富含蒽醌的中药制剂，常用（　　　）

    A. 碘化铋钾反应　　　　　　　B. 茚三酮反应

    C. 三氯化铁反应　　　　　　　D. 盐酸－镁粉反应

    E. 碱液反应

2. 在牛黄解毒片的化学反应中，取本品研细，加乙醇10ml，温热10分钟，滤过，取滤液5ml，加镁粉少量与盐酸0.5ml，加热，即显红色，为鉴别方中哪味药材的反应（　　　）

    A. 大黄　　　　　　　　　　　B. 牛黄

    C. 黄芩　　　　　　　　　　　D. 冰片

    E. 雄黄

3. 制剂中的冰片大都采用（　　　）进行分离后鉴别。

    A. 浸渍法　　　　　　　　　　B. 水蒸气蒸馏法

    C. 微量升华法　　　　　　　　D. 回流法

    E. 超声波提取法

4. 中药制剂的显微鉴别最适用于（　　　）

    A. 用药材提取物制成制剂的鉴别

    B. 用水煎法制成制剂的鉴别

    C. 用制取挥发油方法制成制剂的鉴别

    D. 用蒸馏法制成制剂的鉴别

    E. 含有饮片药粉的制剂的鉴别

5. 鉴别朱砂时常用（　　　）

    A. 铜片反应　　　　　　　　　B. 香草醛－浓硫酸反应

    C. 草酸铵反应　　　　　　　　D. 硫酸钡反应

    E. 硫化氢反应

6. 鉴别石膏时常用（　　　）

    A. 铜片反应　　　　　　　　　B. 香草醛－浓硫酸反应

    C. 草酸铵反应　　　　　　　　D. 硫酸钡反应

    E. 硫化氢反应

7. 在六味地黄丸的显微鉴别中，薄壁组织灰棕色至黑色，细胞多皱缩，内含棕色核状物，为哪味药的特征（　　　）

    A. 山药　　　　　　　　　　　B. 茯苓

    C. 熟地　　　　　　　　　　　D. 牡丹皮

    E. 泽泻

8. 在薄层色谱法鉴别中，硅胶薄层板的活化条件是（　　　）

    A. 80℃烘30min　　　　　　　B. 110℃烘30min

    C. 500℃烘30min　　　　　　 D. 600℃烘30min

    E. 70℃烘30min

9. 鉴别富含黄酮的药味常用（　　　）

    A. 醋酐－浓硫酸反应　　　　　B. 盐酸－镁粉反应

    C. 三氯化铁反应　　　　　　　D. 茚三酮反应

    E. 泡沫反应

10. 薄层色谱鉴别，最常用的吸附剂是（　　　）

    A. 硅胶　　　　　　　　　　　B. 硅藻土

    C. 氧化铝　　　　　　　　　　D. 羧甲基纤维素钠

    E. 聚酰胺

11. 在薄层色谱鉴别中，如制剂中同时含有黄连、黄柏药材，宜采用（　　　）

    A. 化学对照品　　　　　　　　B. 药材对照品

    C. 阳性对照品　　　　　　　　D. 药材对照品和化学对照品同时设置

E. 提取物对照

12. 在手工制备薄层板时，除另有规定外，一般将吸附剂 1 份和（　　）份水在研钵中向一方向研磨混合。

A. 1　　　　　　　　　　　　B. 2

C. 3　　　　　　　　　　　　D. 4

E. 5

（二）多项选择题

1. 中药制剂理化鉴别的方法有（　　）

A. 薄层鉴别法　　　　　　　B. 化学反应法

C. 显微鉴别法　　　　　　　D. 升华鉴别法

E. 气相色谱法

2. 某中成药中含有延胡索和黄芩，可采用（　　）方法分别鉴别上述两味中药。

A. Gibbs 反应　　　　　　　B. 盐酸镁粉反应

C. 草酸铵反应　　　　　　　D. 铜片反应

E. 碘化铋钾等生物碱沉淀试剂

3. 不可用显微鉴别法鉴别的剂型有（　　）

A. 口服液　　　　　　　　　B. 片剂

C. 颗粒剂　　　　　　　　　D. 酊剂

E. 注射剂

4. 生物碱用沉淀反应鉴别需在酸性条件下进行。此外，还应事先排除（　　）成分干扰，避免出现假阳性反应。

A. 蛋白质　　　　　　　　　B. 氨基酸

C. 鞣质等　　　　　　　　　D. 黄酮

E. 香豆素

二、判断题

1. 用一般化学反应法鉴别中药制剂，无须对样品进行预处理。（　　）

2. 利用沉淀反应或显色反应鉴别时，一般在白色背景下观察。（　　）

3. 所有的薄层板均应活化。（　　）

4. 《中国药典》大多数品种都明确规定薄层色谱试验温度和相对湿度。（　　）

5. 一般定性分析不必定量点样，但为了增强药品定性鉴别的可比性，《中国药典》规定采用定量点样。（　　）

6. 在薄层板的同一位置重复点样时，须注意不要破坏薄层，但可以形成空心圈。（　　）

7. 化学对照品对照可确切地鉴别某种成分，但当所检成分为数种药材所共有时，则专属性差，只能证明是否含有此成分，而不一定确定含有某药材。（　　）

8. 展开剂要求新鲜配制，但为了降低成本，可多次反复使用。（　　）

三、简答题

1. 简述中药制剂显微鉴别适用范围及特点。

2. 为了提高化学反应法对中药制剂鉴别的可靠性，改善其专属性，应注意哪些问题？

3. 薄层色谱法鉴别时，有哪几种对照物选择，各有什么特色？

4. 薄层色谱鉴别的一般操作步骤有哪些？

实训 三　显微鉴别

【实训目的】

（1）掌握中药制剂显微鉴别方法的基本操作和技能。

（2）理解中药制剂显微鉴别的特点。

【实训依据】

1. 显微鉴别法（《中国药典》一部附录ⅡC）

2. 各药品的质量标准

包括三黄片、小儿惊风散。

（1）三黄片（《中国药典》2010年版一部457页）。

【处方】大黄300g　盐酸小檗碱5g　黄芩浸膏21g

【制法】以上三味，黄芩浸膏系取黄芩，加水煎煮三次，第一次1.5小时，第二次1小时，第三次40分钟，合并煎液，滤过，滤液加盐酸调节pH值至1~2，静置1小时，取沉淀，用水洗涤使pH值至5~7，烘干，粉碎成细粉，备用。取大黄150g，粉碎成细粉；剩余大黄粉碎成粗粉，用30%乙醇回流提取三次，滤过，合并滤液，回收乙醇并减压浓缩成稠膏，加入大黄细粉、盐酸小檗碱细粉、黄芩浸膏细粉及辅料，混匀，制成颗粒，干燥，压制成1000片，包糖衣或薄膜衣，即得。

【鉴别】（1）取本品，置显微镜下观察：草酸钙簇晶大，直径60~140μm（大黄）。

（2）小儿惊风散（《中国药典》2010年版一部494页）。

【处方】全蝎130g　炒僵蚕224g　雄黄40g　朱砂60g　甘草60g

【制法】以上五味，雄黄、朱砂分别水飞成极细粉；其余全蝎等三味粉碎成细粉，与上述粉末配研，过筛，混匀，即得。

【鉴别】（1）取本品，置显微镜下观察：体壁碎片淡黄色至黄色，有网状纹理及圆形毛窝，有时可见棕褐色刚毛（全蝎）。体壁碎片无色，表面有极细的菌丝体（炒僵蚕）。纤维束周围薄壁细胞含草酸钙方晶，形成晶纤维（甘草）。不规则细小颗粒暗棕红色，有光泽，边缘暗黑色（朱砂）。不规则碎块金黄色或橙黄色，有光泽（雄黄）。

【实训要求】

1. 实训预习

（1）熟悉显微鉴别方法的特点。

（2）根据实训内容，学会选用仪器、试药。

（3）制定实训步骤。

（4）熟悉显微镜的使用。

2. 实训过程

（1）玻璃仪器洗涤（干燥）。

（2）实训操作，应规范操作。

（3）检验原始记录应按"检验原始记录和报告书"要求记录。

3. 实训结束

实训结束后，应做以下处理：

（1）仪器应复原。

（2）应清洗玻璃仪器等。

（3）应清洁实训场所。

（4）检验报告书应按"检验原始记录和报告书"要求书写。

【实训原理】

含饮片粉末的中药制剂，保留原饮片的组织、细胞或内含物等显微特征，通过显微镜进行观察，从而鉴别制剂处方的组成。

【仪器与试剂】

显微镜、刀片、镊子、研钵、酒精灯、铁三角架、石棉网、滴瓶、试管，试管架、滴管、玻璃棒（粗与细）、载玻片、盖玻片、量筒、铅笔（HB、4H 或 6H）、滤纸、火柴、稀甘油、水合氯醛试液、甘油醋酸试液、甘油乙醇试液等。

【注意事项及操作要点】

（1）三黄片，取 2~3 片，置研钵中研成粉末，取适量粉末。

（2）观察淀粉粒和不规则分枝状团块时用甘油醋酸试液装片。

（3）应正确使用、操作显微镜。

【实训评价】

评价项目	评价内容	评价标准	分值	得分
实训预习	鉴别原理	正确	5	
	仪器、试药	齐全	5	
	实训步骤	合理	10	
实训过程	制片	操作规范	15	
	显微镜的使用	操作规范	15	
	观察现象	现象观察仔细	20	
	检验原始记录	应符合要求	10	
实训结束	清场	规范、合理、完整	5	
	检验报告书	应符合要求	15	

【实训思考】

（1）显微鉴别适用于哪些中药制剂？

（2）试总结中药制剂显微鉴别的方法和注意事项？

实训 四　一般化学反应鉴别

【实训目的】

（1）掌握中药制剂中化学反应鉴别方法的基本操作步骤和技能。

（2）理解中药制剂中生物碱、黄酮、皂苷、氨基酸、无机盐等成分的有关化学反应鉴别原理和方法。

【实训依据】

1. 一般鉴别试验（《中国药典》附录Ⅳ）

2. 各药品的质量标准

包括川贝雪梨膏、石淋通片、大山楂丸、大黄流浸膏、冰硼散、止咳橘红口服液。

（1）川贝雪梨膏（《中国药典》2010年版一部472页）

【处方】梨清膏400g　川贝母50g　麦冬100g　百合50g　款冬花25g

【鉴别】（1）取本品20g，加水20ml及碳酸钠试液5ml，搅匀，用乙醚20ml振摇提取，分取乙醚液，挥干，残渣加1%盐酸溶液2ml使溶解，滤过，滤液分置二支试管中，一管中加碘化铋钾试液1~2滴，生成红棕色沉淀；另一管中加碘化汞钾试液1~2滴，呈现白色浑浊（鉴别川贝母中的生物碱）。

（2）石淋通片（《中国药典》2010年版一部632页）

【处方】广金钱草3125g

【鉴别】（1）取本品研成细粉，取约1g，加1%盐酸的70%乙醇溶液10ml，温热10分钟，滤过，滤液蒸去乙醇，加水5ml使溶解，滤过。取滤液各1ml，分置两支试管中，一管中加碘化铋钾试液2滴，生成橘红色沉淀；另一管中加三硝基苯酚试液2滴，生成黄色沉淀（鉴别广金钱草中的生物碱）。

（3）大山楂丸（《中国药典》2010年版一部459页）

【处方】山楂1000g　六神曲（麸炒）150g　炒麦芽150g

【鉴别】（2）取本品9g，剪碎，加乙醇40ml，加热回流10分钟，滤过，滤液蒸干，残渣加水10ml，加热使溶解，用正丁醇15ml振摇提取，分取正丁醇液，蒸干，残渣加甲醇5ml使溶解，滤过。取滤液1ml，加少量镁粉与盐酸2~3滴，加热4~5分钟后，即显橙红色（鉴别山楂中的黄酮类化合物）。

（4）大黄流浸膏（《中国药典》2010年版一部370页）

本品为大黄经加工制成的流浸膏。

【鉴别】（2）取本品1ml，加1%氢氧化钠溶液10ml，煮沸，放冷，滤过。取滤液2ml，加稀盐酸数滴使呈酸性，加乙醚10ml，振摇，乙醚层显黄色，分取乙醚液，加氨试液5ml，振摇，乙醚层仍显黄色，氨液层显持久的樱红色（鉴别大黄中的蒽醌类成分）。

（5）冰硼散（《中国药典》2010年版一部702页）

【处方】冰片50g　硼砂（煅）500g　朱砂60g　玄明粉500g

【鉴别】（3）取本品1g，置试管中，加水10ml，用力振摇，在试管底部很快出现朱红色的沉淀，分取少量沉淀用盐酸润湿，在光洁的铜片上摩擦，铜片表面即显银白色光泽，加热烘烤后银白色即消失（鉴别朱砂）。

（6）止咳橘红口服液（《中国药典》2010年版一部542页）

【处方】化橘红66g　陈皮44g　法半夏33g　茯苓44g　款冬花22g　甘草22g　瓜蒌皮44g　紫菀33g　麦冬44g　知母22g　桔梗33g　地黄44g　石膏44g　苦杏仁（去皮炒）44g　炒紫苏子33g

【鉴别】（1）取本品2ml，加草酸铵试液1ml，即生成白色沉淀，分离沉淀，所得沉淀不溶于醋酸，但溶于盐酸。（鉴别石膏）

【实训要求】

1. 实训预习

（1）熟悉化学反应鉴别的原理。

（2）根据实训内容，学会选用仪器、试药。

（3）制定实训步骤。

（4）查阅有关参考工具，查找各试液的制备方法。

（5）熟悉相关仪器的使用。

2. 实训过程

（1）玻璃仪器洗涤（干燥）。

（2）实训操作，应规范操作。

（3）检验原始记录应按"检验原始记录和报告书"要求记录。

3. 实训结束

实训结束后，应做以下处理：

（1）仪器应复原。

（2）应清洗玻璃仪器等。

（3）应清洁实训场所。

（4）检验报告书应按"检验原始记录和报告书"要求书写。

【实训原理】

1. 生物碱

大多数生物碱在酸性水溶液或稀醇中可与沉淀试剂（碘化铋钾、碘化汞钾、碘－碘化钾、硅钨酸等）发生沉淀反应。

2. 黄酮

常用盐酸－镁粉（或锌粉）反应进行鉴别。

3. 蒽醌

常用碱液反应进行鉴别。

4. 皂苷

可用下列反应鉴别：

（1）泡沫反应样品水溶液强烈振摇后，产生持久性泡沫（15分钟以上）。

（2）显色反应可发生醋酐－浓硫酸反应、三氯乙酸反应、三氯甲烷－浓硫酸反应、五氯化锑反应等。

5. 香豆素、内酯类和酚类

常用异羟肟酸铁反应、氯亚氨基－2，6－二氯醌－四硼酸钠（Gibbs）反应、重氮盐偶合反应等进行鉴别。

6. 挥发性成分

一般根据挥发油各组分的结构或官能团的化学性质进行鉴别。

7. 矿物药

（1）汞盐　铜片反应：$HgS + 2HCl + Cu \rightarrow CuCl_2 + Hg$（白）$+ H_2S$

（2）钙盐　草酸铵反应：$CaSO_4 + (NH_4)_2C_2O_4 \rightarrow CaC_2O_4 \downarrow$（白）$+ (NH_4)_2SO_4$，$CaC_2O_4$ 溶于盐酸，难溶于醋酸。

（3）砷盐　氯化钡沉淀法（检出硫）

$$As_2S_2 + KClO_3 + 4HNO_3 \rightarrow 2K_3AsO_3 + H_2SO_4 + Cl_2 \uparrow + 4NO \uparrow$$

$$H_2SO_4 + BaCl_2 \rightarrow BaSO_4 \downarrow + 2HCl \text{（白）}$$

硫化氢反应（检出砷）

$$2As_2S_2 + 7O_2 \rightarrow 2As_2O_3 + 4SO_2 \uparrow$$

$$As_2O_3 + 3H_2O \rightarrow 2H_3AsO_3$$

$$2H_3AsO_3 + 3H_2S \rightarrow As_2S_3 \text{（黄）} \downarrow + 6H_2O$$

As_2S_3 在盐酸中析出黄色沉淀，并溶于碳酸铵中。

【仪器与试剂】

天平、研钵、回流装置、水浴锅、玻璃漏斗、蒸发皿、滤纸、酒精灯、试管、分液漏斗、乙醚、碘化汞钾、碘化铋钾、盐酸、镁粉、碳酸钠、三氯甲烷、正丁醇等。

（六）注意事项及操作要点

（1）供试品取样时，应遵循"随机、均匀"的原则。

（2）蜜丸剂常加入硅藻土研磨粉碎，提高提取效率。

（3）显色反应时，应先加入镁粉，再加入盐酸，顺序不可颠倒。水浴温度不易过高。

（4）蒸干有机溶剂时，应在通风橱中进行。

（5）分液漏斗使用前应试漏，使用时应操作规范，充分振摇和放置，待溶液完全分层后，再分液。

【实训评价】

评价项目	评价内容	评价标准	分值	得分
实训预习	鉴别原理	正确	5	
	仪器、试药	齐全	5	
	实训步骤	合理	10	
实训过程	玻璃仪器洗涤	内壁应不挂水珠	5	
	供试品溶液制备	研磨、称取、过滤等操作应规范	30	
	试管反应	操作规范，现象观察仔细	15	
	检验原始记录	应符合要求	10	
实训结束	清场	规范、合理、完整	5	
	检验报告书	应符合要求	15	

【实训思考】

（1）各实验的鉴别原理是什么？

（2）试述如何提高化学反应鉴别法的专属性和准确性？

实训 五 升华鉴别

【实训目的】

（1）掌握微量升华鉴别技术。

（2）理解升华鉴别法的原理。

【实训依据】

包括小儿惊风散、牛黄解毒片、桂林西瓜霜。

1. 小儿惊风散（《中国药典》2010 年版一部 494 页）

【处方】全蝎 130g　炒僵蚕 224g　雄黄 40g　朱砂 60g　甘草 60g

【鉴别】（2）取本品 0.2g，置坩埚中，加热至产生白烟，取玻片覆盖后，有白色冷凝物，将此玻片置烧杯中，加水 10ml，加热使溶解。取溶液 5ml，加硫化氢试液数滴，即显黄色，加稀盐酸，生成黄色絮状沉淀，加入碳酸铵试液后沉淀复溶解。

2. 牛黄解毒片（《中国药典》2010 年版一部 566 页）

【处方】人工牛黄 5g　雄黄 50g　石膏 200g　大黄 200g　黄芩 150g　桔梗 100g　冰片 25g　甘草 50g

【鉴别】（2）取本品 1 片，研细，进行微量升华，所得白色升华物，加新配制的 1% 香草醛硫酸液 1~2 滴，液滴边缘显玫瑰红色。

3. 桂林西瓜霜（《中国药典》2010 年版一部 982 页）

【处方】西瓜霜　煅硼砂　黄柏　山豆根　浙贝母　冰片　大黄　黄连　射干　青黛　无患子果（炭）黄芩　薄荷脑　甘草

【鉴别】（3）取本品适量，进行微量升华，升华物呈无色或白色无定形结晶，有清香气。取结晶，加数滴乙醇使溶解，加新配制的 1% 香草醛硫酸溶液 1~2 滴，即显紫色至紫红色。

【实训要求】

1. 实训预习

（1）熟悉升华鉴别法的原理及操作。

（2）根据实训内容，学会选用仪器、试药。

（3）制定实训步骤。

（4）熟悉相关仪器的使用。

2. 实训过程

（1）玻璃仪器洗涤（干燥）。

（2）实训操作，应规范操作。

（3）检验原始记录应按"检验原始记录和报告书"要求记录。

3. 实训结束

实训结束后，应做以下处理：

（1）仪器应复原。

（2）应清洗玻璃仪器等。

（3）应清洁实训场所。

（4）检验报告书应按"检验原始记录和报告书"要求书写。

【实训原理】

1. 小儿惊风散

小儿惊风散由全蝎、僵蚕、雄黄、朱砂、甘草等药味组成，其中雄黄的主要成分 As_2S_2，在空气中氧化分解成 As_2O_3，As_2O_3 升华聚集在玻片上，溶于水生成砷酸，再与硫化氢反应生成黄色的三硫化二砷，在盐酸溶液中，三硫化二砷沉淀析出，生成黄色絮状沉淀，加入碳酸铵试液，生成可溶性铵盐，使沉淀溶解。反应式如下：

$$2As_2S_2 + 7O_2 \rightarrow 2As_2O_3 + 4SO_2 \uparrow$$
$$As_2O_3 + 3H_2O \rightarrow 2H_3AsO_3$$
$$2H_3AsO_3 + 3H_2S \rightarrow As_2S_3（黄）+ 6H_2O$$
$$4As_2S_3 + 12(NH_4)_2CO_3 \rightarrow 4(NH_4)_3AsO_3 + 4(NH_4)_3AsS_3 + 12CO_2 \uparrow$$

2. 牛黄解毒片

牛黄解毒片中冰片又称合成龙脑，具有升华性，升华物可与香草醛硫酸溶液发生显色反应。

3. 桂林西瓜霜

桂林西瓜霜中冰片又称合成龙脑，具有升华性，升华物置显微镜下观察，呈不定型的无色片状结晶，可与香草醛硫酸溶液发生显色反应。

【仪器与试剂】

天平、坩埚、研钵、载玻片、酒精灯、金属圈（螺丝帽）、石棉网、香草醛、硫酸、硫化氢、烧杯、量筒等。

（六）注意事项及操作要点

（1）螺丝帽应当表面平整，用乙醇清洗后晾干使用。

（2）装药高度不要超过螺丝帽的 2/3 处。

（3）酒精灯加热时，温度不宜过高。

（4）载玻片完全冷却后再进行观察。

【实训评价】

评价项目	评价内容	评价标准	分值	得分
实训预习	鉴别原理	正确	5	
	仪器、试药	齐全	5	
	实训步骤	合理	10	
实训过程	玻璃仪器洗涤	内壁应不挂水珠	5	
	升华操作	操作规范	20	
	化学反应	操作规范，现象观察仔细	20	
	检验原始记录	应符合要求	10	
实训结束	清场	规范、合理、完整	10	
	检验报告书	应符合要求	15	

【实训思考】

（1）实验中为什么要用新配制的香草醛硫酸溶液？

（2）香草醛硫酸反应的显色机理是什么？

实训 六 荧光鉴别

【实训目的】

（1）掌握中药制剂荧光鉴别方法的基本操作步骤和技能。

（2）理解荧光鉴别法的原理。

【实训依据】

包括安生补脑液、天王补心丸。

1. 安生补脑液（《中国药典》2010 年版一部 715 页）

【处方】鹿茸　制何首乌　淫羊藿　干姜　甘草　大枣　维生素 B_1

【鉴别】（1）取本品 5ml，加氢氧化钠试液 2.5ml、铁氰化钾试液 0.5ml 与正丁醇 5ml，强烈振摇 2 分钟，放置使分层，溶液置紫外光灯（365nm）下观察，正丁醇层显蓝色荧光，加酸使成酸性，荧光即消失，再加碱使成碱性，荧光又显出。

2. 天王补心丸（《中国药典》2010 年版一部 515 页）

【处方】丹参　当归　石菖蒲　党参　茯苓等 16 味药

【鉴别】（2）取本品 1g，水蜜丸捣碎；小蜜丸和大蜜丸剪碎，平铺于坩埚中，上盖一长柄漏斗，徐徐加热，至粉末微焦时停止加热，放凉，取下漏斗，用水 5ml 冲洗内壁，洗液置紫外光灯（365nm）下观察，显淡蓝绿色荧光。

【实训要求】

1. 实训预习

（1）熟悉荧光鉴别法的原理及操作。

（2）根据实训内容，学会选用仪器、试药。

（3）制定实训步骤。

（4）熟悉相关仪器的使用。

2. 实训过程

（1）玻璃仪器洗涤（干燥）。

（2）实训操作，应规范操作。

（3）检验原始记录应按"检验原始记录和报告书"要求记录。

3. 实训结束

实训结束后，应做以下处理：

（1）仪器应复原。

（2）应清洗玻璃仪器等。

（3）应清洁实训场所。

（4）检验报告书应按"检验原始记录和报告书"要求书写。

【实训原理】

1. 安生补脑液

安生补脑液中维生素 B_1，在紫外光照射下，正丁醇层显蓝色荧光，加酸使成酸性，荧光即消失，再加碱使成碱性，荧光又显出。

2. 天王补心丸

天王补心丸由丹参、当归、石菖蒲、党参、茯苓等 16 味药组成，富含蒽醌、黄酮、木脂素等多种有效成分，在紫外光照射下，显淡蓝绿色荧光。

【仪器与试剂】

天平、紫外灯、坩埚、量筒、分液漏斗、长柄漏斗、氢氧化钠、铁氰化钾、正丁醇等。

【注意事项及操作要点】

（1）荧光强度较弱，故一般需在暗室中观察。

（2）供试品一般用毛细管吸取，应少量多次点在滤纸上，使斑点集中。

（3）紫外光对人的眼睛和皮肤有损伤，应避免长时间接触。

【实训评价】

评价项目	评价内容	评价标准	分值	得分
实训预习	鉴别原理	正确	5	
	仪器、试药	齐全	5	
	实训步骤	合理	10	
实训过程	玻璃仪器洗涤	内壁应不挂水珠	5	
	荧光鉴别	操作规范，现象观察仔细	30	
	检验原始记录	应符合要求	20	
实训结束	清场	规范、合理、完整	10	
	检验报告书	应符合要求	15	

【实训思考】

（1）实验的注意事项有哪些？

（2）荧光鉴别的原理是什么？

实训 七 薄层色谱鉴别

【实训目的】

（1）掌握薄层色谱鉴别法的一般操作步骤和技能。

（2）理解中药制剂薄层色谱鉴别的意义。

【实训依据】

1. 薄层色谱法（《中国药典》附录Ⅵ B）

2. 各药品的药品标准

包括复方丹参滴丸、板蓝根颗粒。

（1）复方丹参滴丸（《中国药典》2010 年版一部 906 页）。

【处方】 丹参 三七 冰片

【鉴别】 （1）取本品 40 丸，研细，加无水乙醇 10ml，超声处理 10 分钟，滤过，滤液作为供试品溶液。另取冰片对照品，加无水乙醇制成每 1ml 含 1mg 的溶液，作为对照品溶液。照薄层色谱法（附录Ⅵ B）试验，吸取上述两种溶液各 5～10μl，分别点于同一硅胶 G 薄层板上，以环己烷－乙酸乙酯（17∶3）为展开剂，展开，取出，晾干，喷以 1% 香草醛硫酸溶液，在 105℃ 加热至斑点显色清晰。供试品色谱中，在与对照品色谱相应的位置上，显相同颜色的斑点。

（2）板蓝根颗粒（《中国药典》2010 年版一部 800 页）。

【处方】板蓝根 1400g

【鉴别】取本品 2g，研细，加乙醇 10ml，超声处理 30 分钟，滤过，滤液浓缩至 2ml，作为供试品溶液。另取板蓝根对照药材 0.5g，加乙醇 20ml，同法制成对照药材溶液。再取亮氨酸对照品、精氨酸对照品，加乙醇制成每 1ml 各含 0.1mg 的混合溶液，作为对照品溶液。照薄层色谱法（附录Ⅵ B）试验，吸取供试品溶液及对照品溶液各 5～10μl、对照药材溶液 2μl，分别点于同一块硅胶 G 薄层板上，以正丁醇－冰醋酸－水（19∶5∶5）为展开剂，展开，取出，晾干，喷以茚三酮试液，在 105℃ 加热至斑点显色清晰。供试品色谱中，在与对照药材色谱和对照品色谱相应的位置上，显相同颜色的斑点。

【实训要求】

1. 实训预习

（1）熟悉薄层色谱鉴别的原理。

（2）根据实训内容，学会选用仪器、试药。

（3）制定实训步骤。

（4）熟悉相关仪器的使用。

2. 实训过程

实训结束后，应做以下处理：

（1）仪器应复原。

（2）应清洗玻璃仪器等。

（3）应清洁实训场所。

（4）检验原始记录：应按"检验原始记录和报告书"要求记录。

3. 实训结束

（1）实训场所清洁仪器应复原、玻璃仪器应清洗等。

（2）检验报告书应按"检验原始记录和报告书"要求书写。

【实训原理】

薄层色谱法是将适宜的吸附剂或载体涂布于玻璃板、塑料或铝基片上，成一均匀薄层，在同一块薄层板上点加供试品和对照物，在相同条件下展开，必要时显色剂显色，检出色谱斑点，对比供试品与对照物质的色谱图进行定性鉴别。

1. 复方丹参滴丸

冰片（合成龙脑）含龙脑和异龙脑，其中含龙脑（$C_{10}H_{18}O$）不得少于 55.0%。复方丹参滴丸处方中含有冰片成分，《中国药典》选择对照品对照法鉴别，供试品溶液和对照品溶液在硅胶薄层板上展开分离，龙脑和异龙脑与 1% 香草醛硫酸溶液，在 105℃ 反应显色，冰片对照品色谱上，有两个斑点。

2. 板蓝根颗粒

板蓝根富含多种氨基酸，其中亮氨酸和精氨酸含量较高。板蓝根颗粒、板蓝根药材经乙醇超声处理，提取液和亮氨酸对照品溶液及精氨酸对照品溶液在硅胶薄层板上展开分离，精氨酸和亮氨酸与茚三酮发生显色反应，呈现色斑，从而判断板蓝根药味是否存在。

【仪器与试剂】

预制板（或自制），天平（感量 0.1g），天平（感量 0.1mg），超声仪，烘箱，微升毛细管，展开容器，玻璃喷雾瓶，水浴锅；正丁醇、冰醋酸、茚三酮试液、硅胶 G；亮氨酸对照、精氨酸对照品、板蓝根对照药材等。

【注意事项和操作要点】

（1）显色剂的用量和加热显色程度等因素的影响，斑点大小及颜色深浅不尽一致。

（2）点样时必须注意勿损伤薄层表面。

【实训评价】

评价项目	评价内容	评价标准	分值	得分
实训预习	鉴别原理	正确	5	
	仪器、试药	齐全	5	
	实训步骤	合理	10	
实训过程	玻璃仪器洗涤	内壁应不挂水珠	5	
	操作过程	操作规范，现象观察仔细	45	
	检验原始记录	应符合要求	10	
实训结束	清场	规范、合理、完整	5	
	检验报告书	应符合要求	15	

【实训思考】

（1）制备供试品溶液为什么要将板蓝根颗粒研细？

（2）在进行薄层色谱的点样操作时应注意什么？

第四章 中药制剂的常规检查技术

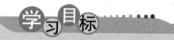

◎**知识目标**

1. 掌握中药制剂常用剂型的常规检查项目，包括水分测定法、崩解时限检查法、重（装）量差异检查法、相对密度测定法以及乙醇量测定法的原理和方法。

2. 熟悉中药制剂常规检查的意义，熟悉 pH 测定法、甲醇量测定法的原理和方法。

◎**技能目标**

1. 熟练掌握水分测定法、崩解时限检查法、重（装）量差异检查法、相对密度测定法以及乙醇量测定法的操作技能。

2. 学会正确查阅《中国药典》，规范进行常见中药制剂的常规项目检查，学会正确选取仪器、试药，学会配制试液，学会计量器具和检验仪器的操作，学会正确计算、处理各种数据、判定检测结果。

常规检查是以各种剂型的基本属性（通性）为指标，对药品的有效性、稳定性进行控制和评价的一项检查工作。各类制剂，除另有规定外，均应符合各制剂通则项下有关的各项规定。

剂型的基本属性是保证药品质量的重要因素，亦是评价药品质量的重要指标。常规检查大多使用经典的检测方法，简便易行，能够在一定程度上客观地反映药品的内在质量，是评价药品质量的重要方法之一，对于缺乏内在质量标准的中药制剂，则显得尤为重要。

中药制剂的常规检查项目包括：水分、重（装）量差异、崩解时限、pH 值、相对密度、乙醇量、甲醇量等十几项。在《中国药典》附录制剂通则中，对各种制剂的检查项目做出了相应的规定，不同的剂型其检查项目亦不尽相同。另外，《中国药典》附录收载的检查方法根据药品的不同情况会按序排列多个方法，对特定的中药制剂进行常规检查时，应考察每种方法对所测品种的适用性，选择适宜的方法。

各种中药剂型的检查项目见表4-1。

表4-1 各种中药剂型的检查项目表

中药剂型	常规检查项目
丸剂	水分、重量差异、装量差异、装量、溶散时限、微生物限度
散剂	粒度、外观均匀度、水分、装量差异、装量、无菌、微生物限度

中药剂型	常规检查项目
颗粒剂	粒度、水分、溶化性、装量差异、装量、微生物限度
片剂	重量差异、崩解时限、发泡量、微生物限度
锭剂	重量差异、微生物限度
煎膏剂（膏滋）	相对密度、不溶物、装量、微生物限度
胶剂	水分、微生物限度
糖浆剂	相对密度、pH 值、装量、微生物限度
贴膏剂	含膏量、耐热性、赋形性、黏附性、重量差异、微生物限度
合剂	相对密度、pH 值、装量、微生物限度
滴丸剂	重量差异、装量差异、溶散时限、微生物限度
胶囊剂	水分、装量差异、崩解时限、微生物限度
酒剂	乙醇量、总固体、甲醇量、装量、微生物限度
酊剂	乙醇量、甲醇量、装量、微生物限度
流浸膏剂与浸膏剂	乙醇量、装量、微生物限度
膏药	软化点、重量差异
凝胶剂	pH 值、装量、无菌、微生物限度
软膏剂	粒度、装量、无菌、微生物限度
露剂	pH 值、装量、微生物限度
茶剂	水分、溶化性、重量差异、装量差异、微生物限度
注射剂	装量、装量差异、渗透压摩尔浓度、可见异物、不溶性微粒、有关物质、无菌、热原或细菌内毒素
搽剂、洗剂、涂膜剂	相对密度、pH 值、乙醇量、折光率、装量、无菌、微生物限度
栓剂	重量差异、融变时限、微生物限度
鼻用制剂	装量、无菌、微生物限度
眼用制剂	pH 值、可见异物、粒度、金属性异物、装量、渗透压摩尔浓度、无菌
气雾剂、喷雾剂	喷射速率、喷出总量、每瓶总揿量、每揿喷量、每揿主药含量、粒度、喷射试验、装量、无菌、微生物限度

第一节　水分测定法

　　水分测定法系指采用规定的方法对中药固体制剂的含水量进行测定的检查方法。中药制剂含水量的多少，直接影响其理化性质、稳定性及疗效，因此对中药固体制剂进行含水量控制是《中国药典》规定的常规检查项目之一。

　　《中国药典》一部附录的制剂通则项下规定了丸剂、散剂、颗粒剂、胶囊剂、茶剂等固体制剂应检查水分。除另有规定外，《中国药典》规定这些剂型的水分含量不得超过一定限量值。

　　不同剂型及类别的水分限量见表 4 - 2。

表4－2　水分限量要求

剂型		规定限度	备注
丸剂	蜜丸、浓缩丸	15.0%	蜡丸不检查水分
	水蜜丸、浓缩水蜜丸	12.0%	
	水丸、糊丸、浓缩水丸	9.0%	
散剂		9.0%	
颗粒剂		6.0%	
胶剂		15.0%	
胶囊剂	硬胶囊剂	9.0%	内容物为液体或半固体者不检查水分
茶剂	不含糖块状茶剂	12.0%	
	含糖块状茶剂	3.0%	
	袋装茶剂与煎煮茶剂	12.0%	

《中国药典》收载有四种水分测定法（即烘干法、甲苯法、减压干燥法和气相色谱法）。测定用的供试品，一般先破碎成直径不超过3mm的颗粒或碎片；直径或长度在3mm以下的可不破碎；减压干燥法测定水分的供试品则需过二号筛。

一、第一法（烘干法）

（一）简述

利用水分在常压、100℃温度下转变为气态而挥散的特性，将供试品在100～105℃下连续干燥，挥尽其中的水分，根据减失的重量，即可计算出相应的水分含量（%）。

本法适用于不含或含少量挥发性成分的药品的水分测定。

（二）仪器与用具

扁形称量瓶、烘箱（最高温度300℃，控制精度±1℃）、干燥器（底层放有干燥剂）、分析天平（感量0.1mg）、牛角匙、坩埚钳、计时钟等。

（三）试药与试液

干燥器中常用的干燥剂为硅胶，常用变色硅胶。

（四）操作方法

取供试品2～5g，平铺于干燥至恒重的扁形称量瓶中，厚度不越过5mm，疏松供试品不超过10mm，精密称定，打开瓶盖在100～105℃干燥5小时，将瓶盖盖好，移至干燥器中，冷却30分钟，精密称定，再在上述温度干燥1小时，冷却，称重，至连续两次称重的差异不超过5mg为止。根据减失的重量，计算供试品中含水量（%）。

（五）注意事项

（1）扁形称量瓶应先干燥至恒重。干燥至恒重的第二次及以后各次称量均应在规定条件下继续干燥1小时后进行。

（2）供试品的称量应迅速准确，应防止由于称量时间过长，供试品吸潮造成检测误差。

（3）普通电烘箱干燥，室内的温度是不均匀的，须将称量瓶置于上层靠近温度计水银球的下方或周围。

（4）电烘箱上的出气孔，在干燥过程中要旋开，让水蒸气向外逸出。

（5）为了减少操作系统的改变带来的误差，称量瓶在烘箱中所放置的位置、使用的干燥器及天平应保持一致。

（6）减失重量为1%以上者应平行试验2份。

（六）记录与计算

1. 记录

记录分析天平的型号，干燥条件（包括温度、干燥时间等），各次称量（失重为1%以上者应平行试验2份）及恒重数据（包括空称量瓶重及其恒重值，取样量，干燥后的恒重值）等。

2. 计算

$$水分 = （\%） = \frac{m}{m_s} \times 100\% = \frac{m_1 - m_2}{m_1 - m_0} \times 100\% \qquad (4-1)$$

式中　m——减失的水分重量，g；

　　m_s——供试品重量，g；

　　m_1——干燥前供试品和称量瓶重量，g；

　　m_2——干燥后供试品和称量瓶重量，g；

　　m_0——空称量瓶重量，g。

（七）结果判定

计算结果，按有效数字修约规则修约，使与标准中规定限度有效数位一致，其数值小于或等于限度时判为符合规定。

（八）应用实例——板蓝根颗粒（无糖型）水分测定

板蓝根颗粒为板蓝根经加工制成的颗粒剂。由于该药品中不含挥发性成分，故可用水分测定第一法进行水分检查。

1. 检验依据（《中国药典》2010年版一部800页）

【检查】水分　不得过6.0%（附录Ⅸ H 第一法）

2. 测定

取本品10袋，倒出内容物，混合均匀，取约3g，平铺于干燥至恒重的扁形称量瓶中，精密称定，照水分测定法第一法测定。

实验数据：$m_{10} = 15.4963g$，$m_{11} = 18.3227g$，$m_{12} = 18.2618g$；$m_{20} = 18.4201g$、$m_{21} = 21.5289g$、$m_{22} = 21.4618g$。

$$水分（\%）_1 = \frac{m}{m_s} \times 100\% = \frac{m_{11} - m_{12}}{m_{11} - m_{10}} \times 100\% = \frac{18.3227 - 18.2618}{18.3227 - 15.4963} \times 100\% = 2.15\%$$

$$水分（\%）_2 = \frac{m_{21} - m_{22}}{m_{21} - m_{20}} \times 100\% = \frac{21.5289 - 21.4618}{21.5289 - 18.4210} \times 100\% = 2.16\%$$

$$\overline{水分（\%）} = 2.155\% \to 2.2\%，符合规定$$

二、第二法（甲苯法）

（一）简述

利用水在甲苯中溶解度小，且甲苯的沸点较低的特性，将甲苯与一定量的供试品放入特定的装置中加热，供试品中的水分与甲苯蒸汽一起蒸出，收集蒸馏液，冷却，待水与甲苯分层后从水分测定管中读出供试品中含水量。

本法适用于蜜丸类（大蜜丸、小蜜丸）制剂以及含挥发性成分的药品的水分测定，如二陈丸、六味地黄丸、香砂养胃丸等。

（二）仪器与用具

水分测定仪、分析天平（感量 0.1mg）、电热套（可调节温度）、烘箱、防爆沸用品（玻璃珠或瓷片碎块）、量筒、牛角匙、长刷等。

水分测定仪，如图 4 - 1 所示。其中 A 为 500ml 的短颈圆底烧瓶、B 为水分测定管、C 为外管长 40cm 的直形冷凝管。使用前，全部仪器应清洁，并置烘箱中烘干。

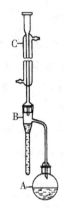

图 4 - 1　水分测定仪示意图

（三）试药与试液

甲苯（化学纯）、亚甲蓝（分析纯）。

（四）操作方法

取供试品适量（约相当于含水量 1 ~ 4ml），精密称定，置 A 瓶中，加甲苯约200ml，必要时加入干燥、洁净的沸石或玻璃珠数粒，将仪器各部分连接，自冷凝管顶端加入甲苯，至充满 B 管的狭细部分。将 A 瓶置电热套中或用其他适宜方法缓缓加热，待甲苯开始沸腾时，调节温度，使每秒钟馏出 2 滴。待水分完全馏出，即测定管刻度部分的水量不再增加时，将冷凝管内部先用甲苯冲洗，再用饱蘸甲苯的长刷或其他适宜的方法，将管壁上附着的甲苯推下，继续蒸馏 5 分钟，放冷至室温，拆卸装置，如有水黏附在 B 管的管壁上，可用蘸甲苯的铜丝推下，放置，使水分与甲苯完全分离（可加亚甲蓝粉末少量，使水染成蓝色，以便分离观察）。检读水量，并计算供试品中的含水量（%）。

（五）注意事项

（1）用化学纯甲苯直接测定，必要时甲苯可先加水少量，充分振摇后放置，将水层分离弃去，经蒸馏后使用。

（2）使用前应对实验中所用仪器、器皿进行彻底的清洁、干燥。

（3）加热时应控制好温度，防止水分逸失。

（六）记录与计算

1. 记录

记录分析天平的型号，取样量、出水量、注明甲苯用水饱和的过程等。

2. 计算

$$水分（\%）= \frac{m}{m_S} \times 100\%\qquad\qquad(4-2)$$

式中　m——水分重量，g；

　　　m_S——供试品重量，g。

（七）结果判定

同烘干法。

（八）应用实例——六味地黄丸（大蜜丸）水分测定

1. 检验依据（《中国药典》2010 年版一部 597 页）

【检查】水分　不得过 15.0%（附录Ⅸ H 第二法）。

2. 测定

本品 10 丸，用剪刀剪成细粒（直径小于 3mm），混合均匀，取供试品适量（约相当于含水量 1~4ml），精密称定，照水分测定法第二法测定。

类别	第一份	第二份
取样量 m_S（g）	21.5550	22.4761
出水量 m（g）	1.94	2.12
计算公式	公式（4-2）	
计算结果	9.00%	9.43%
平均值	9.215%→9.2%	
结果判定	符合规定（标准规定不得过 15.0%）	

三、第三法（减压干燥法）

（一）简述

在减压的条件下，水沸点降低，在室温下可从供试品中挥出而被干燥剂吸收；通过检测供试品减失的重量即可计算其含水量的方法。本法适用于含有挥发性成分的贵重药品的水分测定。

（二）仪器与用具

分析天平（感量为 0.1mg）、扁形称量瓶、减压干燥器、真空泵、牛角匙、计时钟等。

（三）试药与试液

五氧化二磷、无水氯化钙等。

（四）操作方法

取直径 12cm 左右的培养皿，加入五氧化二磷干燥剂适量，使铺成 0.5~1cm 的厚度，放入减压干燥器中。

取供试品 2~4g，混合均匀，分取约 0.5~1g（或该品种项下规定的重量），置已在供试品同样条件下干燥并称重的称量瓶中，精密称定，打开瓶盖，放入上述减压干燥器中，减压至 2.67kPa（20mmHg）以下持续半小时，室温放置 24 小时。在减压干燥器出口连接无水氯化钙干燥管，打开活塞，待内外压一致，关闭活塞，打开干燥器，盖上瓶盖，取出称量瓶迅速精密称定重量，计算供试品中的含水量（%）。

（五）注意事项

（1）宜选用单层玻璃盖的称量瓶，如用玻璃盖为双层中空，减压时，应放入另一普通干燥器内，以免破裂。

（2）减压干燥器内部为负压，开启前应注意缓缓旋开进气阀，使干燥空气进入，并避免气流吹散供试品。

（3）五氧化二磷和无水氯化钙为干燥剂，应及时更换，保持有效状态。五氧化二磷应呈粉末状，如表面呈结皮现象时，应除去结皮物；无水氯化钙应为块状。

（六）记录与计算

1. 记录

记录分析天平的型号、真空泵型号、真空度、干燥剂的种类、放置时间、各次称量数据（包括空称量瓶重及其恒重值、取样量、样品瓶的称重值）等。

2. 计算

计算公式见公式（4-1）。

（七）结果判定

同烘干法。

（八）应用实例——猪胆粉的水分检查

猪胆粉（《中国药典》2010 年版一部）的水分检查：取本品约 0.3g，精密称定，照水分测定法（附录 IX H 第三法）测定，不得过 10.0% 。

四、第四法（气相色谱法）

（一）简述

利用无水乙醇浸提供试品，提取出供试品中的水分，以纯化水作为标准对照测定水分含量的方法。本法简便、快速、灵敏、准确，不受样品组分及环境湿度的影响，广泛适用于各类中药制剂水分的测定。

（二）仪器与用具

分析天平（感量为 0.1mg）、气相色谱仪、热导检测器、微量进样器、移液管、量瓶、具塞锥形瓶、超声处理器等。

（三）试药与试液

纯化水、无水乙醇等。

（四）操作方法

照气相色谱法（第二章第二节）测定。

（1）色谱条件与系统适用性试验 用直径为 0.18~0.25mm 的二乙烯苯 - 乙基乙烯苯型高分子多孔小球作为载体，柱温为 140~150℃，注入无水乙醇适量，照气相色谱法（第二章第二节）测定，应符合下列要求：理论板数按水峰计算应大于1000，理论板数按乙醇峰计算应大于150；水和乙醇两峰的分离度应大于2；用无水乙醇进样5次，水峰面积的相对标准偏差不得大于3.0%。

（2）对照溶液的制备　取纯化水约0.2g，精密称定，置25ml量瓶中，加无水乙醇至刻度，摇匀，即得。

（3）供试品溶液的制备　取供试品适量（含水量约0.2g），剪碎或研细，精密称定，置具塞锥形瓶中，精密加入无水乙醇50ml，密塞，混匀，超声处理20分钟，放置12小时，再超声处理20分钟，密塞，混匀，待澄清后倾取上清液，即得。

（4）测定法　取无水乙醇、对照溶液及供试品溶液各1~5μl，注入气相色谱仪，测定，即得。

（五）注意事项

（1）对照溶液与供试品溶液的制备须用新开启的同一瓶无水乙醇。

（2）用外标法计算供试品中的含水量。计算时应扣除无水乙醇中的含水量，方法如下：

对照溶液中实际加入水的峰面积 = 对照溶液中总水峰面积 − K × 对照溶液中乙醇峰面积

供试品中水的峰面积 = 供试品溶液中总水峰面积 − K × 供试品溶液中乙醇峰面积

$$K = \frac{\text{无水乙醇中水峰面积}}{\text{无水乙醇中乙醇水峰面积}} \qquad (4-3)$$

（六）记录与计算

1. 记录

记录仪器型号，检测器及其灵敏度，色谱柱长与内径，柱填料与固定相，载气和流速，柱温，进样口与检测器的温度，内标溶液，供试品的预处理，供试品与对照品的称量（平行试验各2份）和配制过程，进样量，测定数据，计算式与结果；并附色谱图。标准中如规定有系统适用性试验者，应记录该试验的数据（如理论板数，分离度，校正因子的相对标准偏差等）。

2. 计算

（1）K值　计算公式见公式（4−3）。

（2）含水量

$$\text{水分（\%）} = \frac{A_X / C_X}{A_R / C_R} \times 100\% \qquad (4-4)$$

式中　A_X——供试品中水的峰面积（或峰高）；

$\quad\quad A_R$——对照品的峰面积（或峰高）；

$\quad\quad C_X$——供试品中水的浓度；

$\quad\quad C_R$——对照品中水的浓度。

（七）结果判定

同烘干法。

（八）应用实例——七珍丸（水丸）水分测定

1. 检验依据（《中国药典》2010年版一部597页）

【检查】水分　不得过9.0%（附录Ⅸ H 第四法）。

2. 测定

（1）供试液的制备　精密称取本品细粉3.8841g，照上述方法中供试液制备项下操作，自"置具塞锥形瓶中"起，依法制备供试液。

（2）对照溶液的制备　精密称定纯化水0.1965g，置25ml 量瓶中，加无水乙醇至刻度，摇匀，即得。

（3）测定法　取无水乙醇、对照溶液及供试品溶液各1μl，注入气相色谱仪，测定，即得。

（4）测定数据　$K = 0.0024$，$A_X/A_R = 0.5027$

（5）计算

含水量（%）＝［$0.1965/25 \times 0.5027 \times 50/3.8841$］$\times 100\% = 5.09\%$

知识链接

干燥失重测定法与水分测定法

干燥失重测定法也是《中国药典》附录收载的一种检测方法，所谓的干燥失重是指药物在规定的条件下干燥后所减失重量的百分比率；包括烘箱干燥法、恒温减压干燥法及干燥器干燥法三种方法。干燥失重测定法与水分测定法的第一法和第三法在操作上存在一定的相似性，但两者的测定对象却有很大的区别；水分测定法的测定对象是水分（有些方法还包含结晶水），而干燥失重测定法主要的测定对象是吸附水及一些挥发性物质。中药制剂的组分复杂多样，干燥失重测定法的测定结果往往无法体现供试品的含水量，这使得水分测定法尤其重要。

比较水分测定法所包含的四种方法可以看出，中药制剂中挥发性成分的存在是烘干法的主要误差来源，甲苯法中甲苯的毒害及出水量读取的偏差制约了方法的使用，与烘干法相似，真空干燥法测定对象只是样品中的吸附水，对可能存在的结晶水没有作用，不能真实地体现样品的水分含量，相比上述三种方法而言，气相色谱法存在专属性强，灵敏度高，准确性好等特点，不失为水分测定中较好的方法，但仪器设备的投入成本高又极大地制约了方法的普及。总之，水分测定法所包含的四种方法都各有利弊，具体方法应依据检测的对象、精度要求以及检测成本等因素加以考虑进行选择。

第二节　崩解时限检查法

一、简述

为了保证固体制剂口服后能在规定条件下崩解（或溶散），充分被机体吸收而达到治疗目的，《中国药典》规定某些固体制剂应进行崩解（或溶散）时限检查，检查其在规定条件的崩解（或溶散）能力，固体制剂的崩解（溶散）时限在一定程度上可以间接反映药品的生物利用度。

崩解系指固体制剂在检查时限内全部崩解溶散，并通过筛网（不溶性包衣材料或破碎的胶囊壳除外）的过程。崩解时限系指《中国药典》所规定的允许该制剂崩解或溶散的最长时间。

《中国药典》规定应进行该项检查的剂型有丸剂（除蜜丸）、片剂、胶囊剂、滴丸剂等。

凡规定检查溶出度、释放度、融变时限或分散均匀性的制剂，不再进行崩解时限检查。

二、方法

（一）仪器与用具

升降式崩解仪（如图4-2、图4-3所示，主要结构为一能升降的金属支架与下端镶有筛网的吊篮，并附有挡板）、滴丸专用吊篮、烧杯（250ml；1000ml）、温度计（分度值为1℃）等。

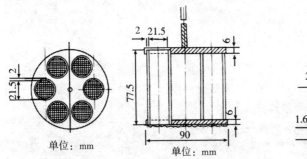

单位：mm

图4-2　升降式崩解仪吊篮结构示意图

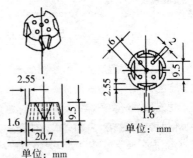

单位：mm

图4-3　升降式崩解仪挡板结构示意图

（二）试药与试液

盐酸、胃蛋白酶、磷酸二氢钾、氢氧化钠、胰酶、纯化水等。

（三）操作方法

1. 吊篮法

将吊篮通过上端的不锈钢轴悬挂于金属支架上，浸入1000ml烧杯中，并调节吊篮位置使其下降时筛网距烧杯底部25mm，烧杯内盛有温度为37℃±1℃的水，调节水位高度使吊篮上升时筛网在水面下15mm处。除另有规定外，取供试品6片（粒），分别置上述吊篮的玻璃管中，加挡板，立即启动崩解仪进行检查，均应符合规定。

2. 烧杯法

适用于泡腾片。取6片，分别置250ml烧杯中，烧杯内盛有15～25℃的水200ml，有许多气泡放出，当片剂或碎片周围的气体停止逸出时，片剂应溶解或分散在水中，无聚集的颗粒剩留。除另有规定外，各片均应在5分钟内崩解。如有1片不能完全崩解，应另取6片复试，均应符合规定。

（四）注意事项

（1）测定过程中，烧杯中的水温（或介质温度）应保持在37℃±1℃。

（2）每测试一次后，应清洁吊篮的玻璃内壁及筛网、挡板等，并重新更换水或规定的介质。

（五）记录

记录仪器型号，介质名称和温度，是否加挡板，在规定时限（注明标准中规定的时限）内的崩解或残存情况等。

（六）结果判定

根据各剂型崩解（溶散）时限检查规定（见表4－3、表4－4），判断测定结果是否符合规定。

表4－3　丸剂和滴丸剂崩解（溶散）时限检查规定

剂型		溶剂	溶散时限	筛孔径	标准规定
丸剂	小蜜丸 水蜜丸 水丸	水	1 小时	0.42mm（丸径 < 2.5mm） 1.0mm（丸径2.5~3.5mm） 2.0mm（丸径 > 3.5mm）	在规定时间全部过筛网。如有细小颗粒未过筛网但已软化无硬芯为合格 如供试品黏附挡板妨碍检查时，应另取 6 丸，不加挡板进行检查
	糊丸 浓缩丸		2 小时		
	蜡丸	盐酸溶液	2 小时	同肠衣片	每丸均不得有裂缝、崩解或软化现象
		磷酸盐缓冲液（pH 6.8）	1 小时		应全部崩解，如有 1 丸不能完全崩解，应另取 6 丸复试，均应符合规定
滴丸剂	一般滴丸	水	30 分钟	0.42mm	应全部溶散通过筛网，如有一丸不能完全溶散，应另取 6 丸复试，均应符合规定
	包衣滴丸	水	1 小时		
	明胶滴丸	水或人工胃液	30 分钟		

表4－4　片剂和胶囊剂崩解时限检查规定

剂型		溶剂	崩解时限	标准规定	
片剂	药材原粉片	水	30 分钟	凡含浸膏、树脂、油脂、大量糊化淀粉的片剂，如有小部分未过筛网但已软化无硬芯者为合格，可复试	
	浸膏片、半浸膏、糖衣片		1 小时		
	薄膜衣片	盐酸溶液	1 小时		
	肠溶衣片	盐酸溶液	2 小时不得有裂缝、崩解、软化	每片均不得有裂缝或崩解现象	
		磷酸盐缓冲液	1 小时内全部崩解（加挡板）	应全部崩解，如有 1 片不能完全崩解，应另取 6 片复试，均应全部崩解	
	泡腾片	水	5 分钟	烧杯法	
胶囊剂	硬胶囊	水	30 分钟	应全部崩解，如有 1 粒不能完全崩解，应另取 6 粒复试，均应全部崩解	若有部分颗粒状物未过筛网，（囊壳除外），但已软化无硬芯为合格，可复试
	软胶囊	水	1 小时		
	肠溶胶囊	盐酸溶液（9→1000）	2 小时不得有裂缝、崩解、软化	每粒的囊壳均不得有裂缝或崩解现象	
		磷酸盐缓冲液（pH 6.8）	1 小时内全部崩解（加挡板）	应全部崩解，如有 1 粒不能完全崩解，应另取 6 粒复试，均应全部崩解	

【附】人工胃液　取稀盐酸16.4ml，加水约800ml与胃蛋白酶10g，摇匀后，加水稀释成1000ml，即得。

人工肠液　即磷酸盐缓冲液（含胰酶）（pH 6.8）。取磷酸二氢钾 6.8g，加水 300ml 使溶解，用0.1mol/L 氢氧化钠溶液调节 pH 值至 6.8；另取胰酶10g，加水适量使溶解，将两液混合后，加水稀释至1000ml，即得。

（七）应用实例——妇炎康片崩解时限检查

取妇炎康片（糖衣片）6 片，置崩解仪吊篮的玻璃管中，启动设备，照上述方法进行检查，应在 1 小时内全部崩解通过筛网。如有 1 片不能完全崩解，应另取 6 片复试，均应符合规定。

知识链接

溶出度、释放度、融变时限

溶出度系指活性药物从片剂、胶囊剂或颗粒剂等制剂在规定条件下溶出的速率和程度，是评价口服固体制剂质量的一个指标，是模拟口服固体制剂在胃肠道中崩解和溶出的体外简易试验方法。

释放度系测定药物从缓释制剂、控释制剂、肠溶制剂及透皮贴剂等在规定溶剂中释放的速度和程度。用于检测产品的生产工艺，以达到控制产品质量的目的。

融变时限检查法系用于检查栓剂、阴道片等固体制剂在规定条件下的融化、软化或溶散情况。栓剂、阴道片放入腔道后，在一定的温度下应能融化、软化或溶散，与分泌物混合逐渐释放药物，才能产生局部或者全身作用。检查此项目是为控制产品质量，保证疗效。

第三节　重（装）量差异检查法

药品的重（装）量在一定限度内是允许存在一定的偏差的；但若超出限度，则难以保证用药剂量的准确。因此对药物制剂进行重（装）量差异检查对于用药的安全性和有效性十分必要。所谓的重（装）量差异检查系指以药物制剂的标示重量或平均重量为基准，对重（装）量的偏差程度进行检查，从而评价药物制剂质量的均一性。装量差异检查的对象是单剂量包装的药物制剂；而以总重量或总体积标示的多剂量药物制剂则是通过最低装量法检查其装量。

一、丸剂

（一）简述

丸剂分为蜜丸、水蜜丸、水丸、糊丸、蜡丸和浓缩丸等类型。由于丸剂的类型、包装及剂量规格的多样性，《中国药典》一部附录规定单剂量包装的丸剂进行装量差异检查、装量以重量标示的多剂量包装丸剂照最低装量检查法检查、其余的则进行重量差异检查。

包糖衣丸剂应检查丸芯的重量差异并符合规定，包糖衣后不再检查重量差异，其他包衣丸剂应在包衣后检查重量差异并符合规定；凡进行装量差异检查的单剂量包装丸剂，不再进行重量差异检查。

（二）仪器与用具

分析天平：感量 0.1mg（适用于标示重量或平均重量 0.10g 以下的丸剂）或感量 1mg（适用于标示重量或平均重量 0.10g 及 0.10g 以上的丸剂）；扁形称量瓶、弯头和平头手术镊等。

（三）操作方法

1. 重量差异检查

以 10 丸为 1 份（丸重 1.5g 及 1.5g 以上的以 1 丸为 1 份），取供试品 10 份，分别称定重量，再与每份标示重量（每丸标示量×称取丸数）相比较（无标示重量的丸剂，与平均重量比较），超出重量差异限度的不得多于 2 份，并不得有 1 份超出限度 1 倍。

不同规格丸剂的重量差异限度见表 4-5。

表 4-5　不同规格丸剂重量差异限度表

标示重量（或平均重量）	重量差异限度
0.05g 及 0.05g 以下	±12%
0.05g 以上至 0.1g	±11%
0.1g 以上至 0.3g	±10%
0.3g 以上至 1.5g	±9%
1.5g 以上至 3g	±8%
3g 以上至 6g	±7%
6g 以上至 9g	±6%
9g 以上	±5%

2. 装量差异检查

取供试品 10 袋（瓶），分别称定每袋（瓶）内容物的重量，每袋（瓶）装量与标示装量相比较，超出装量差异限度的不得多于 2 袋（瓶），并不得有 1 袋（瓶）超出限度 1 倍。

不同规格丸剂的装量差异限度见表 4-6。

表 4-6　不同规格丸剂装量差异限度表

标示装量	装量差异限度
0.5g 及 0.5g 以下	±12%
0.5g 以上至 1g	±11%
1g 以上至 2g	±10%
2g 以上至 3g	±8%
3g 以上至 6g	±6%
6g 以上至 9g	±5%
9g 以上	±4%

（四）注意事项

（1）在称量前后，均应仔细核对药物丸数。称量过程中，应避免用手直接接触供试品；检查过的药物，不得再放回原包装容器内。

（2）记录每份称量数据，保留 3 位有效数。

（五）记录

记录分析天平型号、10 份（袋、瓶）的重量，限度范围，每份（袋、瓶）的重量，超过限度的份（袋、瓶）数等。

（六）结果判定

超出重量（装量）差异限度的没有多于 2 份，且没有 1 份超出限度 1 倍，判为符合规定。

（七）应用实例

1. 女金丸（水蜜丸）的重量差异检查

（1）检验依据（《中国药典》2010 年版一部 474 页）

【检查】重量差异　限度为 ±10%（附录ⅠA）。

【用法和用量】口服。水蜜丸一次 5g，大蜜丸一次一丸，一日二次。

【规格】水蜜丸，每 10 丸重 2g；大蜜丸，每丸重 9g。

（2）检查数据及结果如下：

每份重量（g）	1.876	2.020	2.217	1.966	1.793
	2.122	2.058	1.832	1.903	1.898
每份标示重量（g）	2				
限度范围（g）	2×（1±10%）→1.800~2.200			2×（1±20%）→1.600~2.400	
超出限度的份数	超出重量差异限度的有 2 份，但没有超出限度 1 倍				
标准要求	超出重量差异限度的不得多于 2 份，并不得有 1 份超出限度 1 倍				
结果判定	符合规定				

2. 保济丸的装量差异检查

（1）检验依据（《中国药典》2010 年版一部 934 页）

【检查】装量差异：限度为 ±6%（附录ⅠA）。

【用法和用量】口服。一次 1.85g~3.7g，一日三次。

【规格】每瓶装（1）1.85g　（3）3.7g。

（2）检查数据及结果如下：

每份重量（g）	3.525	3.843	3.694	3.927	3.499
	3.640	3.787	3.243	3.866	3.723
每瓶标示装量（g）	3.7				
限度范围（g）	3.7×（1±6%）→3.478~3.922			3.7×（1±12%）→3.256~4.144	
超出限度范围	超出 ±6% 限度范围的分数为 2 份，并且均超出限度 1 倍				
标准要求	超出装量差异限度的不得多于 2 瓶，并不得有 1 瓶超出限度 1 倍				
结果判定	不符合规定				

二、片剂

（一）简述

片剂在生产中，由于颗粒的均匀度和流动性，以及工艺、设备和管理等原因，都会引起片剂重量差异。本项检查的目的在于控制各片重量的一致性，保证用药剂量的准确。

本法适用于片剂重量差异的检查，凡规定检查含量均匀度的片剂，不再进行重量差异的检查。糖衣片应在包衣前检查片芯的重量差异并检查是否符合规定，包糖衣后不再检查重量差异。除另有规定外，其他包衣片应在包衣后检查重量差异并检查是否符合规定。

（二）仪器与用具

分析天平：感量0.1mg（适用于平均片重0.30g以下的片剂）或感量1mg（适用于平均片重0.30g或0.30g以上的片剂）。扁形称量瓶、弯头和平头手术镊。

（三）操作方法

取供试品20片，精密称定总重量，求得平均片重后，再分别精密称定每片的重量，每片重量与标示片重相比较（无标示片重的片剂，与平均片重比较），超出重量差异限度的不得多于2片，并不得有1片超出限度1倍。

不同规格片剂的重量差异限度见表4-7。

表4-7　不同规格片剂重量差异限度表

标示片重或平均片重	重量差异限度
0.3g 以下	±7.5%
0.3g 及 0.3g 以上	±5%

（四）注意事项

（1）在称量前后，均应仔细核对药物片数。称量过程中，应避免用手直接接触供试品；检查过的药物，不得再放回原包装容器内。

（2）记录每片称量数据，保留3位有效数。

（五）记录

记录分析天平型号、20片的总重量及其平均片重，限度范围，每片的重量，超过限度的片数等。

（六）结果判定

超出重量差异限度的没有多于2片，且没有1片超出限度1倍，判为符合规定。

（七）应用实例——天麻首乌片的重量差异检查

1. 检验依据（《中国药典》2010年版一部520页）

【检查】重量差异：限度为±7.5%（附录ⅠD）。

2. 检查数据及结果

每份重量（g）	0.2762	0.2973	0.2944	0.2807	0.2965	0.2828	0.2790
	0.2942	0.3009	0.2775	0.2813	0.2887	0.2946	0.2888
	0.2929	0.3034	0.2748	0.2699	0.2868	0.2744	
20片总重量（g）	5.7351						
平均片重（g）	5.7351/20 = 0.2868						
限度范围（g）	0.2653 ~ 0.3083（±7.5%）			0.2438 ~ 0.3298（±15%）			
超出限度范围片数	0						
标准规定	超出重量差异限度的不得多于2片，并不得有1片超出限度1倍。						
结果判定	符合规定						

第四节　相对密度测定法

相对密度系指在相同温度和相同压力条件下，某物质的密度与水的密度之比。除另有规定外，温度为20℃，用符号表示即d_{20}^{20}。

纯物质的相对密度在特定条件下为不变的常数，但如果物质的纯度不够，则其相对密度就会随着纯度的变化而改变。因此，测定药品的相对密度，可用来检查药品的纯杂程度，从而客观地反映药品的内在质量，它是评价药品有效性和安全性的重要指标之一。

《中国药典》一部附录制剂通则中规定煎膏剂、合剂、糖浆剂、以水或稀乙醇为溶剂的搽剂和洗剂需进行相对密度的测定。例如，八正合剂的相对密度应不低于1.02，小儿止咳糖浆应为1.20～1.30，芪冬颐心口服液应为1.02～1.05，阿胶补血膏应为1.25～1.27，骨友灵搽剂应为1.02～1.05。

知识链接

齐二药事件

江苏省泰兴市不法商人伪造药品生产许可证等证件，于2005年10月将工业原料二甘醇假冒药用辅料丙二醇，出售给齐二药。齐二药采购员违规购入假冒丙二醇，质检人员等人严重违反操作规程，未将检测图谱与"药用标准丙二醇图谱"进行对比鉴别，并在发现检验样品"相对密度值"与标准严重不符的情况下将其改为正常值，签发合格证，致使假药用辅料投入生产，制造出假药"亮菌甲素注射液"并投放市场。多名患者出现急性肾功能衰竭并死亡。

一、比重瓶法

（一）简述

比重瓶法系指在相同温度和压力条件下，选用同一比重瓶，依次装满供试品和水，分别精密称定供试品和水的重量，供试品与水的重量之比即为供试品的相对密度。该法具有测定准确、用量少的优点。其测定原理可用下列公式表示：

因为 $\rho_{供} = \dfrac{m_{供}}{v_{供}}$　$\rho_{水} = \dfrac{m_{水}}{v_{水}}$　$V_{水} = V_{供}$

所以 $d_{供} = \dfrac{\rho_{供}}{\rho_{水}} = \dfrac{m_{供}}{m_{水}}$

（二）仪器与用具

比重瓶（图4-4）、分析天平（感量1mg）、温度计、水浴锅等。

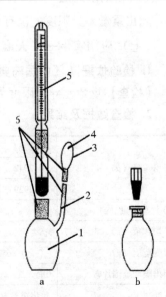

图4-4　比重瓶示意图
1. 比重瓶主体；2. 测管；3. 测孔
4. 罩；5. 温度计；6. 玻璃磨口

（三）试液与试药

纯化水（新煮过的冷水）。

（四）操作方法

比重瓶法根据仪器的差异和供试品的性质差异又可分为3种操作方法。

1. 方法一（图4-4a）

（1）比重瓶重量的称定　取洁净、干燥的比重瓶，精密称定其重量，准确至0.001g。

（2）供试品重量的测定　将供试品（温度应低于20℃或各品种项下规定的温度）装满上述已称定重量的比重瓶，装上温度计（瓶中应无气泡），置20℃（或各品种项下规定的温度）的恒温水浴中放置若干分钟，使内容物的温度达到20℃（或各品种项下规定的温度），用滤纸除去溢出侧管的液体，待液体不再溢出，立即盖上罩（此时温度已达到平衡）。然后将比重瓶自水浴中取出，再用滤纸将比重瓶的外壁擦净，精密称定，减去比重瓶的重量，即求得供试品的重量（比重瓶和供试品总重量－比重瓶重量）。

（3）水重量的测定　将供试品倾去，洗净比重瓶，装满新沸过的冷水，再照供试品重量的测定法测得同一温度时水的重量（比重瓶和水总重量－比重瓶重量）。根据下列公式可计算出供试品的相对密度。

$$d_{20}^{20} = \frac{m_S}{m_{H_2O}} = \frac{m_1 - m_0}{m_2 - m_0} \tag{4-6}$$

式中　m_S——供试品的重量，g；

m_{H_2O}——水的重量，g；

m_1——比重瓶和供试品的总重量，g；

m_2——比重瓶和水的总重量，g；

m_0——空比重瓶的重量，g。

2. 方法二（图4-4b）

（1）比重瓶重量的称定　取洁净、干燥的比重瓶，精密称定其重量，准确至0.001g。

（2）供试品重量的测定　将供试品（温度应低于20℃或各品种项下规定的温度）装满上述已称定重量的比重瓶，插入中心有毛细孔的瓶塞，用滤纸将从塞孔溢出的液体擦干，置20℃（或各品种项下规定的温度）的恒温水浴中，放置若干分钟，随着供试品溶液温度的上升，多余的液体将不断从塞孔溢出，随时用滤纸将瓶塞顶端擦干，待供试品溶液不再由塞孔溢出，将比重瓶自水浴中取出，再用滤纸将比重瓶的外面擦净，精密称定重量，减去比重瓶的重量，即求得供试品的重量（比重瓶和供试品总重量－比重瓶重量）。

（3）水重量的测定　将供试品倾去，洗净比重瓶，装满新沸过的冷水，再照供试品重量的测定法测得同一温度时水的重量（比重瓶和水总重量－比重瓶重量）。根据公式（4-6）可计算出供试品的相对密度。

3. 稀释法

此法适用于煎膏剂（膏滋）等半流体制剂，由于其比较黏稠，若直接用比重瓶法测定，煎膏不易完全充满比重瓶，且易混入气泡，多余的供试品也不易溢出擦干，因此，一般首先加入一定量的水稀释后，再采用比重瓶法测定。凡加入药材细粉的煎膏剂，不再检查相对密度。

（1）除另有规定外，取供试品适量，精密称定其重量（m_1），加水约2倍，精密称定重量（m_2），混匀，作为供试品溶液。

（2）照上述方法一或方法二测定，根据下列公式计算。

$$供试品的相对密度\left(d_{20}^{20} \right) = \frac{比重瓶中煎膏剂的重量}{同体积水的重量} = \frac{W_1 - W_1 \times f}{W_2 - W_1 \times f} \quad (4-7)$$

式中　$f = \dfrac{m_2 - m_1}{m_2}$；

　　　W_1——比重瓶内供试品溶液的重量，g；

　　　W_2——比重瓶内水的重量，g；

　　　$m_2 - m_1$——为加入供试品中的水重量，g；

　　　m_2——供试品与加入其中水的总重量，g；

　　　m_1——为供试品的重量，g。

（五）注意事项

（1）空比重瓶必须洁净、干燥，操作前需先称量空比重瓶重量，再装供试品称重，最后装水称重。

（2）装过供试品后的比重瓶必须洗净，如供试液为油剂或煎膏剂等，测定后应尽量倾去，连同瓶塞可先用有机溶剂（如石油醚或三氯甲烷）冲洗，再用乙醇、水冲洗干净，待完全除去后再依法测定水的重量。

（3）装供试品溶液及水时，应小心沿壁倒入比重瓶内，避免产生气泡；如有气泡，应放置待气泡消失后再调温称重。供试品如为糖浆剂、甘油等黏稠液体，更应缓慢沿壁倒入，以免产生的气泡很难逸去而影响测定结果；若产生气泡，必要时可以压缩空气而除去。

（4）比重瓶从水浴中取出时，应拿住瓶颈，而不能拿瓶肚，以免手温影响内容物，使其体积膨胀而外溢。

（5）室温超过20℃时，供试品可能因膨胀从瓶塞毛细管溢出，比重瓶在称量时也会有水蒸气冷凝于比重瓶外，故需迅速称量。室温低于20℃时，可不必迅速称量，比重瓶的毛细管由于液体体积缩小，使毛细管有部分液体缩小而充满气体，其重量可忽略不计。

（6）用比重瓶测定时的环境（指比重瓶和分析天平的放置环境）温度应略低于20℃或各品种项下规定的温度。当温度高于20℃或各药品项下规定的温度时，必须设法调节环境温度至略低于规定的温度（比如采用空调等方法）。

（7）采用新煮沸数分钟并冷却的水，其目的是除去水中少量的空气。

（六）记录与计算

1. 记录

记录测定时室温和相对湿度、比重瓶类型、分析天平型号、测定温度、测定数据、计算及结果。

2. 计算

见公式（4-6）、公式（4-7）。

（七）结果判定

测得的数值在规定范围内，判为符合规定。

（八）应用实例

1. 小儿止咳糖浆相对密度的测定

（1）检验依据（《中国药典》2010年版一部476页）。

【检查】相对密度　应为1.20～1.30（附录Ⅶ A）。

（2）测定　精密称定洁净、干燥的比重瓶重量为22.479g，将供试品装满上述已称定重量的比重瓶，装上温度计，置水浴中放置若干分钟，使内容物温度达到20℃，用滤纸除去溢出侧管的液体，待液体不再溢出，立即盖上罩。然后将比重瓶自水浴中取出，再用滤纸将比重瓶的外面擦净，精密称定重量为35.814g，将供试品倾去，洗净比重瓶，装满新沸过的冷水，再照供试品重量的测定法测得的重量为33.082g。计算供试品的相对密度，并判断是否符合规定。

根据公式（4-6）计算：

$$d = \frac{35.814 - 22.479}{33.082 - 22.479} = 1.28$$

符合规定。

2. 阿胶补血膏相对密度的测定

（1）检验依据（《中国药典》2010年版一部791页）。

【检查】相对密度　应为1.25～1.27（附录Ⅶ A）。

（2）测定　取洁净干燥的50ml具塞锥形瓶，精密称定其重量为38.973g，取供试品适量置该锥形瓶中，精密称定其总重量为49.493g，在锥形瓶中继续加水约2倍，精密称定其总重量为69.599g，混匀，作为供试品溶液。照比重瓶法（方法一）测定，已知比重瓶重为21.597g，充满供试品溶液后总重量为31.899g，充满水后总重量为31.174g。计算阿胶补血膏的相对密度，并判断是否符合规定。

根据公式（4-7）计算：

$$f = \frac{m_2 - m_1}{m_2} = \frac{(69.559 - 38.973) - (49.493 - 38.973)}{69.559 - 38.973} = 0.656$$

$$d = \frac{(31.899 - 21.597) - (31.899 - 21.597) \times 0.656}{(31.174 - 21.597) - (31.899 - 21.597) \times 0.656} = 1.26$$

符合规定。

二、韦氏比重秤法

（一）简述

本法适用于易挥发的液体药品，如挥发油的测定等。其测定原理是阿基米德定律，即当物体浸入液体时，其所受的浮力等于物体排开液体的重量。用公式表示：

$$F = \rho g V \qquad\qquad (4-8)$$

式中　F——浮力；

　　　ρ——液体的密度；

g——重力加速度；

V——被排开液体的体积。

用同一韦氏比重秤，将其玻璃锤依次浸入水和供试品溶液中，并调节比重秤使横梁平衡，即可得出玻璃锤的浮力。根据公式（4-8）：

$$F_水 = \rho_水 \, g_水 \, V_水$$
$$F_供 = \rho_供 \, g_供 \, V_供$$

当调节比重秤，使玻璃锤在水中的浮力为 1.0000 时（即 $F_水 = 1.0000$），就可以从比重秤上直接读出供试品的相对密度（$d_供$）。因为：

$$V_水 = V_供 \quad g_水 = g_供$$

所以：

$$d_供 = \frac{\rho_供}{\rho_水} = \frac{F_供}{F_水} = F_供 \qquad (4-9)$$

韦氏比重秤法最大的特点就是操作简便，可直接读取相对密度数值，从而避免使用分析天平多次称量的繁琐步骤。

（二）仪器与用具

韦氏比重秤（见图 4-5，20℃时相对密度为 1）、砝码（5g、0.5g、0.05g、0.005g）、镊子、水浴锅、温度计、玻棒等。

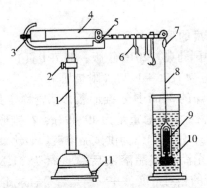

图 4-5　韦氏比重秤示意图

1. 支架；2. 调节器；3. 指针；4. 横梁；5. 刀口；6. 游码；7. 小钩
8. 细白金丝；9. 玻璃锤；10. 玻璃圆筒；11. 调整螺丝

（三）试液与试药

纯化水（新沸过的冷水）。

（四）操作方法

1. 仪器的调整

将 20℃时相对密度为 1 的韦氏比重秤，安放在操作台上，放松调节器螺丝，将支架升至适当高度后拧紧螺丝，横梁置于支架玛瑙刀座上，将等重砝码挂在横梁右端的小钩上，调整水平调整螺丝，使指针与支架左上方另一指针对准，即为平衡。将等重砝码取下，换上玻璃锤，此时由于玻璃锤与等重砝码重量相同，因此比重秤仍然保持平衡（允许有 ±0.005g 的误差）。否则应予校正。

2. 用水校正

取新沸过的冷水将所附玻璃圆筒装至八分满，置20℃（或各品种项下规定的温度）的水浴中，搅动玻璃圆筒内的水，调节温度至20℃（或各品种项下规定的温度），将悬于秤端的玻璃锤浸入圆筒内的水中（玻璃锤必须悬浮于水中，不能与圆筒壁接触），秤臂右端悬挂砝码（5g）于1.0000处，调节秤臂左端平衡用的螺旋使之平衡，此时水的密度即为1。

3. 供试品的测定

将玻璃圆筒内的水倾去，拭干（如需快速干燥，可用适量乙醇溶液清洗，再用吹风机吹干），装入供试品溶液至相同高度，并用上述相同方法调节温度后，再把拭干的玻璃锤浸入供试品溶液中，调节秤臂上游码的数量与位置（横梁上有9个刻度，将不同砝码放置在不同的刻度上）使横梁平衡，读取数值，即得供试品的相对密度。

韦氏比重秤配有5g、0.5g、0.05g、0.005g四种砝码，分别代表重量比为1、0.1、0.01、0.001。安放好比重秤后，用水校正（此时水的密度即为1）。更换供试品溶液后，用上述四种砝码调节横梁使之平衡，当左右两臂平衡时，即可读取测定数值。例如，5g砝码在刻度5处，0.5g砝码在刻度2，0.05g砝码在刻度8，0.005g砝码在刻度7，则该供试品的相对密度为1.5287。

（五）注意事项

（1）韦氏比重秤应安装在固定平放的操作台上，避免受到热、冷、气流及震动的影响。

（2）玻璃圆筒应干燥、洁净，装水及供试品溶液时高度应一致，玻璃锤沉入水和供试品溶液面的深度前后一致。

（3）玻璃锤应全部浸入液面下，且应处于悬浮状态。

（4）如选用的比重秤系在4℃时相对密度为1，则用水校准时游码应悬挂于0.9982处，并应将在20℃测得的供试品相对密度除以0.9982。如测定温度为其他温度时，则用水校准时的游码应悬挂于该温度水的相对密度处，并应将在该温度测得的数值除以该温度水的相对密度。

（六）记录

记录测定时室温和相对湿度、测定温度、测定数据等。

（七）结果判定

测得的数值在规定范围内，判为符合规定。

（八）应用实例——小儿百部止咳糖浆相对密度的测定

1. 检验依据（《中国药典》2010年版一部480页）

【检查】相对密度　应为1.26～1.28（附录ⅦA）。

2. 测定

选取20℃时相对密度为1的韦氏比重秤，调整仪器并用新沸过的冷水校正。将玻璃圆筒内的水倾去，拭干，装入供试品溶液至相同高度，并用同法调节温度后，再把拭干的玻璃锤浸入供试品溶液中，调节秤臂上游码的数量与位置使横梁平衡，5g、0.5g、0.05g 砝码分别对应的刻度为 2、7、6，读出样品的相对密度，并判断其是否符合规定。

根据韦氏比重秤数值读取原则，小儿百部止咳糖浆的相对密度为 1.276，修约后为 1.28，结果符合规定。

第五节　pH 测定法

一、简述

pH 值是水溶液中氢离子活度的表示方法。其定义为氢离子活度的负对数，即：

$$pH = -lg\ a^{H^+}$$

但氢离子活度却难以由实验准确测定，实际工作中，pH 值按下式测定：

$$pH = pH_S + (E + E_S)/k$$

式中　E——待测溶液（pH）的原电池电动势（伏）；

E_S——标准缓冲液（pHs）的原电池电动势（伏）；

k——与温度（t）有关的常数。

只要待测溶液与标准缓冲液的组成足够接近，由上式测得的 pH 值与溶液的真实 pH 值还是颇为接近的。

液体、半固体中药制剂中有效成分的溶解度、稳定性等常与溶液的 pH 值有密切关系，且溶液 pH 值对微生物的生长、防腐剂的抑菌能力亦有影响。因此，测定药品溶液 pH 值是中药制剂质量控制的一项重要指标之一。

《中国药典》规定糖浆剂、合剂、凝胶剂、注射剂、露剂、滴鼻剂和滴眼剂等一般要测定 pH 值。

除另有规定外，药品溶液的 pH 值通常采用酸度计来测定。酸度计是由指示电极（通常为玻璃电极）、参比电极（通常为饱和甘汞电极）和一个电流计组成。酸度计应定期进行计量检定，精密度和准确度符合国家有关规定。测定前，应采用《中国药典》规定的标准缓冲液校正仪器，也可用国家标准物质管理部门发放的标示 pH 值准确至 0.01pH 单位的标准缓冲液校正仪器。

二、测定方法

（一）仪器与用具

酸度计（图 4 - 6）、指示电极（通常为玻璃电极）、参比电极（通常为饱和甘汞电极）、小烧杯、分析天平等。

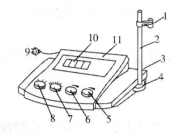

图 4 – 6　pH S – 3C 型酸度计示意图

1. 电极夹；2. 电极杆；3. 电极插口；4. 电极杆插座；5. 定位调节钮；6. 斜率补偿钮；

7. 温度补偿钮；8. 选择开关钮；9. 电源插头；10. 显示屏；11. 面板

（二）试药与试液

酸度计校正用缓冲液（草酸盐标准缓冲液、邻苯二甲酸盐标准缓冲液、磷酸盐标准缓冲液、硼砂标准缓冲液、氢氧化钙标准缓冲液等）。

（三）操作方法

不同型号酸度计的精度与操作方法有所不同，应严格按相应的说明书与注意事项进行操作。以 pHS – 3 型酸度计（测量范围 0～14pH，精度 0.01pH）为例，介绍酸度计的通用操作方法。

1. 仪器使用前的准备

将浸泡好的玻璃电极与甘汞电极夹在电极夹上，接上导线，用纯化水清洗两个电极极头部分，并用滤纸吸干电极外壁残留的水。接通电源，开机预热仪器 20 分钟左右。

2. pH 校正（两点校正方法）

（1）选择校正用标准缓冲溶液　测定前，按各品种项下的规定，选择两种标准缓冲溶液（pH 值相差约 3 个单位），使供试品溶液的 pH 值处于二者之间。

（2）校正　将仪器面板上的"选择"开关置"pH"档，"斜率"旋钮顺时针旋到底（100％处），"温度"旋钮置此标准缓冲溶液的温度。取和供试品溶液 pH 值较为接近的第一种标准缓冲液校正（定位）酸度计，使其显示读数与标准缓冲液规定数值一致；再用第二种标准缓冲液核对酸度计读数，误差应不大于 ±0.02pH 单位。若大于此偏差，则应调节斜率旋钮，使读数与第二种标准缓冲液的标准规定数值相符。重复上述定位与斜率调节操作，至仪器读数与两种标准缓冲液的规定数值之差不大于 0.02pH 单位。否则，应更换电极或仪器再校正至符合要求。

仪器进行 pH 校正后，绝对不能再旋动"定位"、"斜率"旋钮，否则必须重新进行仪器 pH 校正。一般情况下，一天进行一次 pH 校正已能满足常规 pH 测量的精度要求。

3. pH 测定

《中国药典》收载的大多数品种是直接取样测定，少量品种要求先溶解或者过滤后测定。供试品溶液准备好后应当立即测定，以免空气中的 CO_2 影响测定结果。

将仪器的"温度"旋钮旋至被测样品溶液的温度值。用待测液冲洗电极数次，将电极放入待测溶液中。轻轻摇动烧杯待读数平衡稳定后，记录数据。

供试品溶液的温度和用于仪器 pH 校正的标准缓冲溶液的温度应尽量相同。这样能减小由于电极而引起的测量误差，提高仪器测量精度。

4. 清洗仪器

测量结束后，将玻璃电极洗净后浸入洁净的蒸馏水中，甘汞电极洗净吸干后套上橡皮套，关闭电源。

（四）注意事项

（1）供试品溶液的 pH 值应当处于选择的两种标准缓冲液之间，且两种标准缓冲液相差 3 个 pH 单位以内，以减小测定误差。

（2）每次更换标准缓冲液或供试品溶液前，应用水充分洗涤电极，然后用滤纸将水吸尽，也可用所换的标准缓冲液或供试品溶液洗涤。

（3）配制标准缓冲液与制备供试品溶液的水，应为新沸过的冷水，其 pH 值应为 5.5～7.0。标准缓冲液一般可保存 2～3 个月，如有浑浊、发霉或沉淀等现象时，不能继续使用。

（4）玻璃电极底部的球膜极易破碎，取下帽后要注意，不与硬物接触，任何破损和擦毛都会使电极失效。

（5）玻璃电极球泡中的缓冲液应无气泡且与内参比电极接触；若玻璃电极球膜内部溶液混浊，且响应值不符合要求，则不可再用。甘汞电极应浸入饱和氯化钾溶液，盐桥中应保持少量氯化钾晶体，但不能结成一整块而堵住渗出孔。用时不得有气泡将溶液隔断。

（6）新玻璃电极需在水或酸性溶液中浸泡 24 小时后才可使用，这样使不对称电位降低最低，并趋于恒定，同时也使玻璃膜表面充分活化，有利于对 H^+ 产生响应。平时可浸泡在水中，可缩短平衡时间。

（7）普通玻璃电极在测定 pH 大于 9 的溶液时，对 Na^+ 也有响应，造成 pH 读数低于真实值，从而产生负误差，称为钠差。因此当供试品溶液 pH 值大于 9 时，应选择合适的玻璃电极测定。

（8）测定弱缓冲或无缓冲作用溶液的 pH 值时，先用邻苯二甲酸氢钾标准缓冲液校正仪器后再测定供试品溶液，并重新取供试品溶液再测，直到 pH 值读数在 1 分钟内改变不超过 0.05pH 为止；然后用硼砂标准缓冲液校准仪器，再按上法测定；两次 pH 值的读数相差应不超过 0.1pH，取两次读数的平均值为其 pH 值。

（9）电极经长期使用后，如发现梯度略有降低，则可把电极下端浸泡在内 4% HF（氢氟酸）中 3～5 秒钟，用水洗净，然后在氯化钾溶液中浸泡，使之复新。

（10）温度补偿调节旋钮的紧固螺丝是经过校准的，使用时切勿使其松动，否则应重新校准。

（11）玻璃电极不能用浓硫酸、乙醇等洗涤，不能粘油污，也不能在含氟较高的溶液中使用。

（五）记录

记录仪器型号，室温，定位用标准缓冲液的名称，校准用标准缓冲液的名称及其校准结果，供试品溶液的制备，测定结果。

（六）结果判定

测得的数值在规定范围内，判为符合规定。

（七）应用实例——血康口服液 pH 值的测定

1. 检验依据（《中国药典》2010 年版一部 697 页）

【检查】pH 值 应为 4.0～6.0（附录Ⅶ G）。

2. 测定

用邻苯二甲酸盐标准缓冲液、磷酸盐标准缓冲液校正酸度计，用供试品溶液清洗玻璃电极后，测定其 pH 值，读数为 5.12，在 4.0～6.0 之间，结果符合规定。

第六节　乙醇量测定法

乙醇量系指用一定方法测定各种制剂在 20℃时乙醇的含量（V/V%）。

乙醇（C_2H_5OH）因其对中药材各种成分有不同程度的溶解能力，因而成为各类中药制剂中最常用的提取溶剂之一。各种中药制剂中乙醇量的高低对于有效成分的含量、杂质种类和数量、制剂的稳定性等都有重要影响，乙醇量的高低在一定程度上能客观反映药品的内在质量，是评价制剂质量的重要手段之一。

各类酒剂、酊剂、流浸膏等含乙醇制剂均把乙醇量作为控制质量的指标，特别是目前尚无含量测定的制剂则显得尤为重要。例如：舒筋活络酒的乙醇量应为 50%～57%，藿香正气水的乙醇量应为 40%～50%，当归流浸膏的乙醇量应为 45%～50%，远志酊的乙醇量应为 50%～58%。

知识链接

中药酒剂的发展

中药酒剂，系指中药材采用蒸馏酒提取有效成分而制得的澄明液体制剂。酒剂在中国已有数千年的历史，《内经素问》就有"上古圣人作汤液醪醴"的记载（"醪醴"系指酒剂）。

中药酒剂多供内服，少有外用。传统中医学认为：酒乃水谷之气，味辛、甘、性大热，气味香醇，入心、肝二经，能升能散，宜引药势，且活血通络、祛风散寒，有健脾胃消冷积，矫臭矫味之功。现代医学认为：酒能扩张血管，增加脑血流量，刺激中枢神经系统、血液循环系统、消化系统等。中药酒剂目前多采用符合国家药典质量标准的白酒为溶媒，中药材中的有效成分溶于白酒中，用于治疗相关疾病（如乳腺炎、风湿性关节炎、湿疹及腰痛等）。

为控制中药酒剂的质量，《中国药典》规定：生产酒剂所用的饮片一般应适当粉碎；内服酒剂应以谷类酒为原料；可用浸渍法、渗漉法或其他适宜方法制备；可加入适量糖或蜂蜜矫味；配制后的酒剂须静置澄清，滤过后分装于洁净的容器中，贮存期间允许有少量摇之易散的沉淀；应检查乙醇量；应密封，置阴凉处贮存。除另有规定外，应进行总固体、甲醇量、装量、微生物限度等检查。

《中国药典》收载了气相色谱法和蒸馏法两种检查法，其中气相色谱法包括第一法（毛细管柱法）和第二法（柱填充法），蒸馏法根据制剂性质不同又分为第一法、第二法和第三法。

一、气相色谱法

(一) 简述

因为乙醇具有较强的挥发性，因而可以采用气相色谱法测定制剂中乙醇的含量。测定时以正丙醇为内标物，使用氢火焰离子化检测器，采用内标–校正因子法测定各种制剂在20℃时含有乙醇的含量。该法测定前不必对供试品进行处理，操作方便，结果准确，重现性好。

(二) 仪器与用具

气相色谱仪、键合交联聚乙二醇为固定液的毛细管柱和直径为0.18～0.25mm的二乙烯苯–乙基乙烯苯型高分子多孔小球为载体的填充柱（一般可选用2m长不锈钢柱）、色谱工作站、数据处理系统、自动进样器或微量注射器、氮气（纯度大于99.999%）、氢气发生器（空气发生器或相应的钢瓶装气）、温度计、量瓶、移液管等。

(三) 试药与试液

无水乙醇（色谱纯或分析纯，使用本法前需确定不含正丙醇）、正丙醇（色谱纯或分析纯，使用本法前需确定不含乙醇）、纯化水等。

(四) 操作方法

按气相色谱法（第二章第二节）测定。

1. 标准溶液的制备

精密量取恒温至20℃的无水乙醇4ml、5ml、6ml，置100ml量瓶中，精密加入恒温至20℃的正丙醇5ml，加水稀释至刻度，摇匀，即得。必要时可进一步稀释。

2. 供试品溶液的制备

精密量取恒温至20℃的供试品适量（约相当于乙醇5ml）置100ml容量瓶中，精密加入恒温至20℃的正丙醇5ml，加水稀释至刻度，摇匀，即得。

使用第一法（毛细管柱法）测定时，精密量取上述标准溶液和供试品溶液各1ml，分别置100ml量瓶中，加水稀释至刻度，摇匀，即得。必要时可进一步稀释。

3. 色谱条件与系统适用性试验

（1）毛细管柱法　选择性能符合要求的气相色谱仪和毛细管柱，接氢火焰离子化检测器；柱温采用程序升温法，起始温度为50℃，维持7分钟，然后以每分钟10℃的速率升温至110℃；进样口温度为190℃；检测器温度为220℃；载气为氮气。待色谱系统稳定后，照气相色谱内标法测定。上述3份标准溶液各进样3次，所得9个校正因子的相对标准偏差不得大于2.0%；理论板数按正丙醇峰计算应不低于8000，乙醇和正丙醇色谱峰的分离度应大于2.0。

（2）填充柱法　选择性能符合要求的气相色谱仪和填充柱，接氢火焰离子化检测器；柱温为120～150℃，检测器、进样口温度170℃；待色谱系统稳定后，照气相色谱内标法测定。上述3份标准溶液各进样3次，所得9个校正因子的相对标准偏差不得大于2.0%；理论板数按正丙醇峰计算应不低于700，乙醇和正丙醇色谱峰的分离度应大于2.0。

4. 供试品溶液的测定

取标准溶液（上述三份标准溶液中与供试品溶液乙醇浓度最相近）和供试品溶液适量，分别连续进样 3 次，并计算出校正因子和供试品中的乙醇含量，取三次计算的平均值作为结果。

（五）注意事项

（1）采用本法测定乙醇量时，应避免甲醇或其他成分对测定的干扰。

（2）在不含内标物的供试品溶液的色谱图中，与内标物峰相应的位置处不得出现杂质峰。

（3）系统适用性试验中，采用填充柱法测定时，可根据气相色谱仪和色谱柱的实际情况对柱温度、进样口温度和检测器温度作适当调整，以满足要求；采用毛细管柱法测定时，若出现峰形变差等不符合要求的情况时，可适当升高柱温进行柱老化后再行测定。

（4）因为系统适用性试验采用的 3 个测试溶液的乙醇含量均在 4% ~6% 的范围内，因此若测定结果中供试品乙醇量不在此范围内，需重新配制，以保证测定结果的可靠。

（5）除另有规定外，若蒸馏法测定结果与气相色谱法不一致，以气相色谱法测定结果为准。

（六）记录与计算

1. 记录

记录仪器型号，载体和内标物的名称，柱温，系统适用性试验（理论板数、分离度和校正因子的变异系数），标准溶液与供试品溶液的制备及其连续 3 次进样的测定结果，平均值。并附色谱图。

2. 计算

（1）校正因子计算：

$$校正因子 \ (f) \ = \frac{A_S/C_S}{A_R/C_R} \tag{4-10}$$

式中 f——校正因子；

　　　A_S——内标物质的峰面积（或峰高）；

　　　A_R——对照品的峰面积（或峰高）；

　　　C_S——内标物质的浓度；

　　　C_R——对照品溶液的浓度。

（2）乙醇量的计算：

$$乙醇量 \ (V/\%) \ =f\frac{A_X}{A'_S} \times \frac{V'_S}{V_X} \times 100\% \tag{4-11}$$

式中 f——校正因子；

　　　A_X——供试品中乙醇的峰面积（或峰高）；

　　　A'_S——供试品中正丙醇的面积（或峰高）；

　　　V'_S——供试品溶液配制时所取内标溶液体积；

　　　V_X——供试品溶液配制时所取样品溶液体积。

（七）结果判定

两次测定数据的标准偏差，不得大于 ±1.5%；否则应重新测定。根据 3 次测定的平均值是否在标准所规定的范围内，来判定是否符合规定。对乙醇量不符合规定的样品应加样复查。

（八）应用实例——颠茄酊中乙醇量的检查

1. 检验依据 （《中国药典》2010 年版一部 1222 页）

【检查】乙醇量　应为 60% ~ 70%（附录Ⅸ M）。

2. 测定

精密量取恒温至 20℃的颠茄酊 8ml 和正丙醇 5ml，置 100ml 容量瓶中，加纯化水稀释至刻度，摇匀，作为供试品溶液。精密量取恒温至 20℃的无水乙醇 5ml 和正丙醇 5ml，置 100ml 容量瓶中，加纯化水稀释至刻度，摇匀，作为标准溶液。取标准溶液和供试品溶液各 2μl，连续进样 3 次，测得校正因子（f）分别为 0.6925、0.6921、0.6918。A_X/A_S 分别为 1.466、1.458、1.431。求出该供试品乙醇量及其相对标准偏差（RSD）。

计算平均校正因子：

$$\bar{f} = (f_1 + f_2 + f_3)/3 = (0.6925 + 0.6921 + 0.6918/3 = 0.6921)$$

根据公式（4-11），三次测定的乙醇量分别为：

$$乙醇量（V/V\%） = \bar{f} \times \frac{A_X}{A'_S} \times \frac{V_S}{V_X} \times 100\% = 0.6921 \times 1.466 \times \frac{5}{8} \times 100\% = 63.41\%$$

$$乙醇量（V/V\%） = \bar{f} \times \frac{A_X}{A'_S} \times \frac{V_S}{V_X} \times 100\% = 0.6921 \times 1.458 \times \frac{5}{8} \times 100\% = 63.07\%$$

$$乙醇量（V/V\%） = \bar{f} \times \frac{A_X}{A'_S} \times \frac{V_S}{V_X} \times 100\% = 0.6921 \times 1.431 \times \frac{5}{8} \times 100\% = 61.90\%$$

供试品乙醇量为：

$$\overline{乙醇量（V/V\%）} = (63.41\% + 63.07\% + 61.90\%)/3 = 62.79\% \rightarrow 62.8\%$$

根据下列公式计算 RSD：

$$S = \sqrt{\frac{\sum_{i=1}^{n}(X_i - \bar{X})^2}{n-1}} = 0.7921\%$$

$$RSD（\%） = \frac{S}{\bar{X}} \times 100\% = 1.26\% \rightarrow 1.3\%$$

二、蒸馏法

（一）简述

蒸馏法系用蒸馏后测定相对密度的方法测定各种制剂在 20℃时乙醇的含量%（ml/ml）。本法操作较繁琐，若供试品中含有其他挥发性物质，则需先将其除去。本法根据制剂性质不同又分为第一法、第二法和第三法。

（二）仪器与用具

蒸馏装置（标准磨口，见图 4-7）、电热套、分液漏斗、移液管（25ml）、量瓶

（25ml、50ml）、温度计、分析天平、比重瓶、水浴锅等。

（三）试药与试液

石油醚、氯化钠、滑石粉、碳酸钙、氢氧化钠、硫酸等。

（四）操作方法

1. 第一法

本法适用于测定多数流浸膏、酊剂及甘油制剂中的乙醇含量。根据制剂中含乙醇量的不同，又分为两种情况。

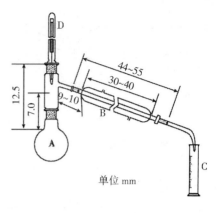

图4-7　蒸馏装置示意图

（1）乙醇含量低于30%者　取供试品，调节温度至20℃，精密量取25ml，置150～200ml蒸馏瓶中，加水约25ml，加玻璃珠数粒或沸石，连接冷凝管，直火加热，缓缓蒸馏，速度以馏出液一滴接一滴为准。馏出液导入25ml量瓶中，待馏出液约达23ml时，停止蒸馏。将馏出液温度调节至20℃，加20℃的水至刻度，摇匀，在20℃时按相对密度测定法（《中国药典》附录Ⅶ A）项下的方法测定相对密度。在乙醇相对密度表（表4-7）内查出乙醇的含量（%）（ml/ml），即为供试品中的乙醇含量（%）（ml/ml）。

表4-7　乙醇相对密度表

相对密度 （20℃/20℃）	浓度% （ml/ml）	相对密度 （20℃/20℃）	浓度% （ml/ml）	相对密度 （20℃/20℃）	浓度% （ml/ml）	相对密度 （20℃/20℃）	浓度% （ml/ml）
0.9992	0.5	0.9830	13.0	0.9693	25.5	0.9529	38.0
0.9985	1.0	0.9824	13.5	0.9687	26.0	0.9521	38.5
0.9978	1.5	0.9818	14.0	0.9681	26.5	0.9513	39.0
0.9970	2.0	0.9813	14.5	0.9675	27.0	0.9505	39.5
0.9968	2.5	0.9807	15.0	0.9670	27.5	0.9497	40.0
0.9956	3.0	0.9802	15.5	0.9664	28.0	0.9489	40.5
0.9949	3.5	0.9769	16.0	0.9658	28.5	0.9481	41.0
0.9942	4.0	0.9790	16.5	0.9652	29.0	0.9473	41.5
0.9935	4.5	0.9785	17.0	0.9646	29.5	0.9465	42.0
0.9928	5.0	0.9780	17.5	0.9640	30.0	0.9456	42.5
0.9922	5.5	0.9774	18.0	0.9633	30.5	0.9447	43.0
0.9915	6.0	0.9769	18.5	0.9627	31.0	0.9439	43.5
0.9908	6.5	0.9764	19.0	0.9621	31.5	0.9430	44.0
0.9902	7.0	0.9758	19.5	0.9614	32.0	0.9421	44.5
0.9896	7.5	0.9753	20.0	0.9608	32.5	0.9412	45.0
0.9889	8.0	0.9748	20.5	0.9601	33.0	0.9403	45.5
0.988	8.5	0.9743	21.0	0.9594	3.5	0.9394	46.0
0.9977	9.0	0.9737	21.5	0.9587	34.0	0.9385	46.5
0.9871	9.5	0.9732	22.0	0.9580	34.5	0.9376	47.0

续表

相对密度 （20℃/20℃）	浓度% （ml/ml）	相对密度 （20℃/20℃）	浓度% （ml/ml）	相对密度 （20℃/20℃）	浓度% （ml/ml）	相对密度 （20℃/20℃）	浓度% （ml/ml）
0.9865	10.0	0.9726	22.5	0.9573	35.0	0.9366	47.5
0.9859	10.5	0.9721	23.0	0.9566	35.5	0.9357	48.0
0.9853	11.0	0.9715	23.5	0.9558	36.0	0.9347	48.5
0.9847	11.5	0.9710	24.0	0.9551	36.5	0.9338	49.0
0.9841	12.0	0.9704	24.5	0.9544	37.0	0.9328	49.5
0.9835	12.5	0.9698	25.0	0.9536	37.5	0.9318	50.0

（2）乙醇含量高于30%者　取供试品，调节温度至20℃，精密量取25ml，置150～200ml蒸馏瓶中，加水约50ml，加玻璃珠数粒或沸石，如上法蒸馏。馏出液导入50ml量瓶中，待馏出液约达48ml时，停止蒸馏。调节馏出液温度至20℃，加20℃的水至刻度，摇匀，在20℃时照上法测定相对密度。将查得所含乙醇的含量（%）（ml/ml）与2相乘，即得。

2. 第二法

本法适用于测定含有挥发性物质如挥发油、三氯甲烷、乙醚、樟脑等的酊剂、醑剂等制剂中的乙醇量。根据制剂中含乙醇量的不同，也分为两种情况。

（1）乙醇含量低于30%者　取供试品，调节温度至20℃，精密量取25ml，置150ml分液漏斗中，加等量的水，并加入氯化钠使之饱和，再加石油醚，振摇1～3次，每次约25ml，使妨碍测定的挥发性物质溶入石油醚层中，待分层后，分取下层水液，置150～200ml蒸馏瓶中，石油醚层用氯化钠的饱和溶液洗涤3次，每次10ml，洗液并入蒸馏瓶中，照上述第一法（方法1）蒸馏并测定。

（2）乙醇含量高于30%者　取供试品，调节温度至20℃，精密量取25ml，置250ml分液漏斗中，加水约50ml，如上法加入氯化钠使之饱和，并用石油醚提取1～3次，分取下层水液，照上述第一法（方法2）蒸馏并测定。

供试品中加石油醚振摇后，如发生乳化现象，或经石油醚处理后，馏出液仍很浑浊时，可另取供试品，加水稀释，照第一法蒸馏，再将得到的馏出液照本法处理，蒸馏并测定。

供试品如为水绵胶剂，可用水代替饱和氯化钠溶液。

3. 第三法

本法系供测定含有游离氨或挥发性酸的制剂中的乙醇量。

供试品中含有游离氨，可酌情加稀硫酸，使成微酸性；如含有挥发性酸，可酌情加氢氧化钠试液，使成微碱性。再按第一法蒸馏、测定。如同时含有挥发油，除按照上述方法处理外，并照第二法处理。供试品中如含有肥皂，可加过量硫酸，使肥皂分解，再依法测定。

（五）注意事项

任何一法的馏出液如显浑浊，可加滑石粉或碳酸钙振摇，滤过，使溶液澄清，再测定相对密度。

蒸馏时，如发生泡沫，可在供试品中酌情加硫酸或磷酸，使成强酸性，或加稍过量的氯化钙溶液，或加少量石蜡后再蒸馏。

（六）记录与计算

1. 记录

记录测定时室温和相对湿度、比重瓶类型、分析天平型号、测定温度、测定数据。

2. 计算

根据公式（4-6）计算相对密度，从表4-7查得供试品中乙醇含量。

（七）结果判定

测得的数值在规定范围内，判为符合规定。

（八）应用实例——当归流浸膏的乙醇量测定

1. 检验依据（《中国药典》2010 年版一部 377 页）

【检查】乙醇量应为 45% ~50%（附录Ⅸ M）。

2. 测定

取当归流浸膏供试品，调节温度至 20℃，精密量取 25ml，置 150~200ml 蒸馏瓶中，加水约 50ml，加玻璃珠数粒或沸石，如上法蒸馏。馏出液导入 50ml 量瓶中，待馏出液约达 48ml 时，停止蒸馏。调节馏出液温度至 20℃，加 20℃的水至刻度，摇匀，在 20℃时测定相对密度。比重瓶重量为 33.864g，比重瓶与馏出液重量为 83.915g，比重瓶与水重量为 85.383g。计算当归流浸膏供试品中乙醇含量，并判断其是否符合规定。

根据公式（4-6）计算乙醇馏出液的相对密度：

$$乙醇馏出液的相对密度（d_{20}^{20}）= \frac{乙醇馏出液重量（m_X）}{水重量（m_{H_2O}）} = \frac{88.915-33.864}{85.383-33.864} = 0.9715$$

从表4-7中可查出对应的乙醇含量为 23.5%，则当归流浸膏供试品的乙醇量为：

乙醇量 = 23.5% ×2 = 47.0%

符合规定。

第七节 甲醇量测定法

一、简述

中药制剂是以中药饮片为原料，采用不同的制备工艺将有效成分提取出来而制得，醇类常用来作为有效成分的提取溶剂之一。由于甲醇的性质与乙醇很相似，沸点比乙醇低，因而极易混入蒸馏酒中而影响药物安全性。《中国药典》在酒剂和酊剂通则中规定了甲醇量检查项目。除另有规定外，供试液含甲醇量不得过 0.05%（ml/ml）。

知识链接

甲醇的危害

甲醇（CH_3OH）是一种无色易挥发液体，有毒，一般服用量在 7～8ml 即可引起失明，30～100ml 可导致死亡。它主要经呼吸道及消化道吸收，皮肤也可部分吸收，吸收后迅速分布于各组织器官，在体内氧化及排出均缓慢，故有明显的蓄积作用。急性中毒时上呼吸道刺激症状、头痛、头晕、乏力、眩晕、酒醉感、意识朦胧、谵妄，甚至昏迷；视神经及视网膜病变可有视物模糊、复视等症状，重者失明。

工业酒精中大约含有 4% 的甲醇，常被不法分子当作食用酒精制作假酒，为保证用药安全，《中国药典》规定酒剂和酊剂（口服）必须进行甲醇量检查。

《中国药典》收载的甲醇量测定法为气相色谱法。该法又包括第一法（毛细管柱法）和第二法（柱填充法），前者采用外标法定量，后者采用内标－校正因子法定量。

二、方法

（一）仪器与用具

气相色谱仪，色谱柱（毛细管柱法：采用键合交联聚乙二醇为固定液的毛细管柱、填充柱法：柱材料、内径、长度无特殊规定。采用直径为 0.18～0.25mm 的二乙烯苯－乙基乙烯苯型高分子多孔小球为载体），自动进样器或微量注射器，氮气（纯度大于99.999%），氢气发生器（或空气发生器或相应的钢瓶装气），分析天平（感量0.1mg），温度计、量瓶、移液管等。

（二）试药与试液

甲醇、正丙醇、水等。

（三）操作方法

照气相色谱法（第二章第二节）测定。

1. 色谱条件与系统适用性试验

（1）毛细管柱法　选择性能符合要求的气相色谱仪和毛细管柱，接氢火焰离子化检测器；柱温采用程序升温法，起始温度为40℃，维持 5 分钟，然后以每分钟10℃的速率升温至200℃，保持 5 分钟；进样口温度为150℃；检测器温度为200℃；分流进样；载气为氮气。顶空进样参数如下：平衡温度为85℃，传输管温度为110℃，进样环温度为105℃，平衡时间为 15～20 分钟。理论板数按甲醇峰计算应不低于10000；甲醇峰与其他色谱峰的分离度应大于 1.5。

（2）填充柱法　选择性能符合要求的气相色谱仪和填充柱，接氢火焰离子化检测器；柱温为125℃。理论板数按甲醇峰计算应不低于1500；甲醇、乙醇和内标物质各相邻色谱峰之间的分离度应大于 1.5。

2. 测定法

（1）毛细管柱法　取供试品作为供试品溶液。分别精密量取对照品溶液（精密量取甲醇 1ml，置 100ml 量瓶中，加水稀释至刻度，摇匀，精密量取 10ml，置 100ml 量瓶中，加水稀释至刻度，摇匀）与供试品溶液各 3ml，置 10ml 顶空进样瓶中，密封，气体进样。按外标法以峰面积计算，即得。

（2）填充柱法　校正因子的测定：精密量取正丙醇 1ml，置 100ml 量瓶中，用水溶解并稀释至刻度，摇匀，作为内标溶液。另精密量取甲醇 1ml，置 100ml 量瓶中，用水稀释至刻度，摇匀，精密量取 10ml，置 100ml 量瓶中，精密加入内标溶液 10ml，用水稀释至刻度，摇匀，取 1μl 注入气相色谱仪，连续进样 3～5 次，测定峰面积，计算校正因子。

供试品溶液的测定：精密量取内标溶液 1ml，置 10ml 量瓶中，加供试液至刻度，摇匀，作为供试品溶液，取 1μl 注入气相色谱仪，测定，即得。

（四）注意事项

柱填充法中，内标物质峰相应的位置处若出现干扰峰，可改用外标法测定。

手工进样量不易精确控制，特别注意留针时间和室温，尽量做到平行操作以减小误差。

（五）记录与计算

1. 记录

记录仪器型号，载体和内标物的名称，柱温，系统适用性试验（理论板数、分离度和校正因子的变异系数），标准溶液与供试品溶液的制备（平行试验各 2 份）及其连续 3 次进样的测定结果，平均值，并附色谱图。

2. 计算

（1）毛细管柱法（外标法）

$$(C_X) = C_S \times \frac{A_X}{A_S} \qquad\qquad (4-12)$$

式中　A_S——对照品溶液的峰面积（或峰高）；

A_X——供试品溶液的峰面积（或峰高）；

C_S——对照品溶液的浓度；

C_X——供试品溶液的浓度。

（2）填充柱法（内标–校正因子法）

校正因子（f）计算见公式（4-10）；

$$含量(C_X) = f \times \frac{A_X}{A'_S} \times C'_S \qquad\qquad (4-13)$$

式中　f——校正因子；

A_X——供试品溶液中甲醇的峰面积（或峰高）；

A'_S——供试品溶液中内标物的峰面积（或峰高）；

C'_S——供试品溶液中内标物的浓度。

（六）结果判定

两次测定的平均相对偏差应小于 10%；否则应重新测定。根据测定的平均值计算，酒剂中含甲醇量不得过 0.05%（ml/ml）。

（七）应用实例——国公酒中甲醇量检查

1. 检验依据（《中国药典》2010 年版一部 813 页）

【检查】其他　应符合酒剂项下有关的各项规定（附录 I M）。

【甲醇量】照甲醇量测定法（附录 IX T）检查，应符合规定。

2. 测定

取国公酒作为供试品溶液。精密量取甲醇 1ml，置 100ml 量瓶中，加水稀释至刻度，摇匀，精密量取 10ml，置 100ml 量瓶中，加水稀释至刻度，摇匀，作为对照品溶液。分别精密量取对照品溶液与供试品溶液各 3ml，置 10ml 顶空进样瓶中，密封，顶空进样。对照品溶液与供试品溶液的峰面积 $A_{对}$ 和 $A_{供}$ 分别为 47385 和 19762，通过计算判断供试品是否符合规定。

根据公式（4-12）计算供试品中甲醇含量：

$$含量（C_X）= C_S \times \frac{A_X}{A_S} \times 100\% = \frac{1}{100} \times \frac{10}{100} \times \frac{19762}{47385} \times 100\% = 0.042（\%）$$

符合规定。

目标检测

一、选择题

1. 蜜丸水分的检查方法是（　　）
   - A. 烘干法
   - B. 甲苯法
   - C. 减压干燥法
   - D. 气相色谱法
   - E. 以上均可

2. 崩解时限检查法所用的仪器是（　　）
   - A. 崩解仪
   - B. 升降式崩解仪
   - C. 烘箱
   - D. 气相色谱仪
   - E. 液相色谱仪

3. 下列哪些口服固体制剂不检查崩解时限（　　）
   - A. 蜜丸
   - B. 散剂
   - C. 锭剂
   - D. 胶剂
   - E. 以上均不用

4. 酊剂应进行何检查（　　）
   - A. 乙醇量
   - B. pH 值
   - C. 甲醇
   - D. 总固体
   - E. 以上都是

5. 糖浆剂、合剂、酒剂、注射剂（注射液、静脉输液、注射用浓溶液）、滴鼻剂、滴眼剂、气雾剂等须做（　　）检查。
   - A. 重量差异
   - B. 装量差异
   - C. 最低装量
   - D. 水分

E. 崩解时限

6. 片剂重量差异检查所需要的供试品为（　　）片。

A. 5 　　　　　　　　　　B. 10

C. 15 　　　　　　　　　　D. 20

E. 30

7. 胶囊剂装量差异检查所需要的供试品为（　　）粒。

A. 5 　　　　　　　　　　B. 10

C. 15 　　　　　　　　　　D. 20

E. 30

8. 相对密度检查，其检查温度除另有规定外，是指（　　）

A. 15℃ 　　　　　　　　　B. 20℃

C. 25℃ 　　　　　　　　　D. 30℃

E. 40℃

9. 相对密度检查所用的水是（　　）

A. 纯化水 　　　　　　　　B. 蒸馏水

C. 新沸放冷纯化水 　　　　D. 新沸放冷蒸馏水

E. 无特殊要求

10. 比重瓶法测定相对密度，适用于何药物（　　）

A. 脂溶性成分 　　　　　　B. 水溶性成分

C. 不挥发的液体 　　　　　D. 易挥发的液体

E. 无特殊要求

11. 韦氏比重秤法测定相对密度，适用于何药物（　　）

A. 脂溶性成分 　　　　　　B. 水溶性成分

C. 不挥发的液体 　　　　　D. 易挥发的液体

E. 无特殊要求

12. 比重瓶法测定相对密度，操作顺序为（　　）

A. 空比重瓶重→（比重瓶＋供试品）称重→（比重瓶＋水）称重

B. （比重瓶＋水）称重→（比重瓶＋供试品）称重→空比重瓶重

C. （比重瓶＋供试品）称重→（比重瓶＋水）称重→空比重瓶重

D. 空比重瓶重→（比重瓶＋水）称重→（比重瓶＋供试品）称重

E. 任意顺序

13. 用韦氏比重秤法测定药品相对密度，读数时5g砝码在刻度2，0.5g砝码在刻度9，0.05g砝码在刻度5，0.005g砝码在刻度6，则该药品的相对密度为（　　）

A. 1. 6592 　　　　　　　　B. 1. 2956

C. 1. 2569 　　　　　　　　D. 1. 9562

E. 1. 2659

14. 酸度计常用的参比电极是（　　）

A. 饱和甘汞电极 　　　　　B. 银－氯化银电极

C. 玻璃电极 　　　　　　　D. 金属－金属难溶盐电极

E. 离子选择性电极

15. 气相色谱法测定乙醇量常采用（　　）定量。

A. 内标对比法　　　　　　　　B. 外标一点法

C. 外标法　　　　　　　　　　D. 内标 – 校正因子法

E. 外标 – 校正因子法

16. 《中国药典》规定以下（　　）制剂不需要进行相对密度的测定。

A. 煎膏剂　　　　　　　　　　B. 合剂

C. 糖浆剂　　　　　　　　　　D. 以水或稀乙醇为溶剂的搽剂

E. 凝胶剂

17. 《中国药典》规定甲醇量检查限量为每 1L 供试品中含甲醇量不得超过（　　）（ml/ml）。

A. 0.10%　　　　　　　　　　B. 0.01%

C. 0.05%　　　　　　　　　　D. 0.02%

E. 0.2%

18. 比重瓶法测定药品相对密度采用新煮沸数分钟并冷却的水，其目的是（　　）

A. 除去少量的空气　　　　　　B. 保证水的纯净程度

C. 保证水的密度为 1　　　　　D. 使水的质量恒定

E. 除去水中的杂质

19. 《中国药典》规定以下（　　）制剂需要进行 pH 值的测定。

A. 片剂　　　　　　　　　　　B. 胶囊剂

C. 散剂　　　　　　　　　　　D. 煎膏剂

E. 凝胶剂

20. 气相色谱法测定乙醇量，校正因子的相对标准偏差不得大于（　　）

A. 1.5%　　　　　　　　　　　B. 1.0%

C. 2.0%　　　　　　　　　　　D. 2.5%

E. 0.5%

21. 酸度计测定 pH 值时，校正用两种标准缓冲液应相差（　　）个 pH 单位以内。

A. 1　　　　　　　　　　　　B. 3

C. 2　　　　　　　　　　　　D. 4

E. 7

二、判断题

1. 制剂中含水量越少越好。（　　）

2. 糖衣片、薄膜衣片与肠溶衣片应在包衣前检查片芯的重量差异，符合规定后包衣。包衣后不再检查重量差异。（　　）

3. 片剂进行崩解时限检查，应取 6 片，在规定的时间内全部崩解。如有 1 片不能完全崩解，应另取 6 片复试，均全部崩解。（　　）

4. pH 值测定时，应选择两种 pH 值约相差 3 个 pH 单位的标准缓冲液，并使供试品的 pH 值处于两者之间。（　　）

5. 对于包糖衣的中药制剂，包糖衣前后均不用检查重量差异。（　　）

三、计算题

1. 银黄口服液相对密度的测定（《中国药典》规定应不低于1.05。）

精密称定洁净、干燥的比重瓶重量为22.479g，将供试品装满上述已称定重量的比重瓶，装上温度计，置水浴中放置若干分钟，使内容物温度达到20℃，用滤纸除去溢出侧管的液体，待液体不再溢出，立即盖上罩。然后将比重瓶自水浴中取出，再用滤纸将比重瓶的外面擦净，精密称定重量为33.114g，将供试品倾去，洗净比重瓶，装满新沸过的冷水，再照供试品重量的测定法测得同一温度时水的重量为32.027g。计算供试品的相对密度，并判断是否符合规定。

2. 藿香正气水乙醇量的检查（《中国药典》规定乙醇含量为40%～50%。）

精密量取恒温至20℃的藿香正气水10ml和正丙醇5ml，置100ml容量瓶中，加纯化水稀释至刻度，摇匀，作为供试品溶液。精密量取恒温至20℃的无水乙醇5ml和正丙醇5ml，置100ml容量瓶中，加纯化水稀释至刻度，摇匀，作为标准溶液。取标准溶液和供试品溶液各2μl，连续进样3次，测得校正因子（f）分别为0.7508、0.7512、0.7515。A_X/A_S分别为1.211、1.220、1.197。求出该供试品乙醇量及其相对标准偏差（RSD），并判定样品是否符合规定。

四、简答题

1. 在重（装）量差异检查法中如何确定基准重量？
2. 测定药品相对密度的意义是什么？
3. 内标－校正因子法测定乙醇量时，进样量是否需要准确？为什么？
4. 简述用甲苯法测定水分的原理和适用范围。
5. 中药制剂包含哪些常规检查项目？这些项目在控制中药制剂质量方面发挥哪些作用？
6. 试论述中药固体制剂和中药液体制剂分别常进行何种项目的常规检查？为什么？

实训 八 水分测定

【实训目的】
（1）掌握甲苯法测定中药制剂水分的原理。
（2）学会用甲苯法测定中药制剂水分的操作方法。

【实训依据】

1. 水分测定法（《中国药典》2010年版一部附录ⅨH第二法）

2. 各药品质量标准

包括前列舒丸（水蜜丸）、柴胡舒肝丸、得生丸。

（1）前列舒丸（《中国药典》2010年版一部953页）。

【处方】熟地黄　薏苡仁　冬瓜子　山茱萸　山药　牡丹皮　苍术　桃仁　泽泻

茯苓　桂枝　附子（制）韭菜子　淫羊藿　甘草

【检查】水分　应符合规定（附录Ⅸ H 第二法）。

（2）柴胡舒肝丸（《中国药典》2010 年版一部 993 页）。

【处方】茯苓 100g　枳壳（麸炒）50g　豆蔻 40g　酒白勺 50g　甘草 50g　醋香附 75g　陈皮 50g　桔梗 50g　姜厚朴 50g　炒山楂 50g　防风 50g　六神曲（炒）50g　柴胡 75g　黄芩 50g　薄荷 50g　紫苏梗 75g　木香 25g　炒槟榔 75g　醋三棱 50g　酒大黄 50g　青皮（炒）50g　当归 50g　姜半夏 75g　乌药 50g　醋莪术 50g

【检查】水分　不得过 15.0%（附录Ⅸ H 第二法）。

（3）得生丸（《中国药典》2010 年版一部 1092 页）。

【处方】益母草 600g　当归 200g　白芍 200g　柴胡 100g　木香 50g　川芎 50g

【检查】水分　不得过 15%（附录Ⅸ H 第二法）。

【实训要求】

1. 实训预习

（1）熟悉甲苯法测定水分的原理。

（2）制定实训步骤。

（3）熟悉相关仪器的使用。

2. 实训过程

（1）玻璃仪器洗涤（干燥）。

（2）实训操作，应规范操作。

（3）检验原始记录应按"检验原始记录和报告书"要求记录。

3. 实训结束

实训结束后，应做以下处理：

（1）仪器应复原。

（2）应清洗玻璃仪器等。

（3）应清洁实训场所。

（4）检验报告书应按"检验原始记录和报告书"要求书写。

【实训原理】

甲苯极微溶于水，相对密度为 0.866，沸点为 110.6℃。将甲苯与一定量的供试品放入特定的装置中加热，供试品中的水分与甲苯蒸汽一起蒸出，收集蒸馏液，冷却，待水与甲苯分层后从水分测定管中读出供试品中含水量。

【仪器与试剂】

水分测定仪（包括 500ml 短颈圆底烧瓶、水分测定管、直形冷凝管、外管长 40cm），电热套，分析天平，甲苯，亚甲蓝（AR），铜丝等。

【注意事项与操作要点】

（1）使用前应对实验中所用仪器、器皿进行彻底的清洁、干燥，防止吸附水分引起误差。

（2）控制蒸馏速度，避免蒸汽大量产生无法得到充分冷凝造成结果偏低。

（3）蒸馏结束后，应充分冷却至室温并注意将所有的水珠收集到水分测定管后方可读取出水量。

【实训评价】

评价项目	评价内容	评价标准	分值	得分
实训预习	方法原理	正确	5	
	仪器、装置	齐全	5	
	实训步骤	合理	10	
实训过程	玻璃仪器洗涤	内壁应不挂水珠、干燥	5	
	供试品制备	研磨、称取、量取等操作应规范	15	
	温度控制	操作规范，现象观察仔细	15	
	数据读取	正确	15	
	检验原始记录	应符合要求	10	
实训结束	清场	干净、整洁	5	
	检验报告书	应符合要求	15	

【实训思考】

（1）甲苯在使用前应如何处理？为什么？

（2）检测样品的取样量应如何估算？

实训 九 崩解时限检查

【实训目的】

（1）掌握中药制剂崩解时限检查法的原理及操作方法。

（2）理解中药制剂崩解的含义及目的。

【实训依据】

1. 崩解时限检查法（《中国药典》2010 年版一部附录ⅫA）

2. 各药品的质量标准

包括黄藤素片、前列舒丸（水蜜丸）、藿香正气软胶囊、清开灵软胶囊、清开灵泡腾片、三黄片。

（1）黄藤素片（《中国药典》2010 年版一部 1070 页）

【处方】 黄藤素 100g

【检查】 崩解时限　取本品，依法（附录ⅫA）检查，应在 15 分钟之内全部崩解。

（2）藿香正气软胶囊（《中国药典》2012 年版一部 1234 页）

【处方】 苍术 195g　陈皮 195g　厚朴（姜制）195g　白芷 293g　茯苓 293g　大腹皮 293g　生半夏 195g　甘草浸膏 24.4g　广藿香油 1.95ml　紫苏叶油 0.98ml

【检查】 崩解时限　照崩解时限检查法（附录ⅫA）检查，应在 1.5 小时内全部崩解并全部通过筛网（囊壳碎片除外）。

（3）清开灵软胶囊（《中国药典》2010 年版一部 1107 页）

【处方】 胆酸　珍珠母　猪去氧胆酸　栀子　水牛角　板蓝根　黄芩　金银花

【检查】 除崩解时限在人工胃液中试验外，其他应符合胶囊剂项下有关的各项规定（附录ⅠL）。

（4）清开灵泡腾片（《中国药典》2010 年版一部 1109 页）

【处方】胆酸　珍珠母　猪去氧胆酸　栀子　水牛角　板蓝根　黄芩　金银花

【检查】崩解时限　取本品 6 片，置 250ml 烧杯中，烧杯中盛有热水（70～80℃）200ml，有许多气泡放出，当气体停止逸出时，片剂应溶解或分散在水中，无聚焦的颗粒剩余，各片均应在 5 分钟内崩解（附录Ⅻ A）。

（5）三黄片（《中国药典》2010 年版一部 457 页）

【处方】大黄 300g　盐酸小檗碱 5g　黄芩浸膏 21g

【检查】其他　应符合片剂项下有关的各项规定（附录Ⅰ D）。

【实训要求】

1. 实训预习

（1）了解崩解时限检查的原理。

（2）制定实训步骤。

（3）查阅有关参考工具，了解不同剂型崩解时限检查的方法及结果判定。

（4）熟悉相关仪器的使用。

2. 实训过程

（1）仪器设备的安装调试。

（2）实训操作，应规范操作。

（3）检验原始记录应按"检验原始记录和报告书"要求记录。

3. 实训结束

实训结束后，应做以下处理：

（1）仪器应复原。

（2）应清洗玻璃仪器等。

（3）应清洁实训场所。

（4）检验报告书应按"检验原始记录和报告书"要求书写。

【实训原理】

崩解系指固体制剂在检查时限内全部崩解溶散，并通过筛网（不溶性包衣材料或破碎的胶囊壳除外）的过程；是口服固体制剂疗效得以充分发挥的保障。崩解时限系指《中国药典》所规定的允许该制剂崩解或溶散的最长时间。

【仪器与试剂】

崩解仪、烧杯（250ml）、纯化水、人工胃液等。

【注意事项与操作要点】

（1）严禁无水升温，仪器使用前一定要检查电源插头的地线是否可靠接地，连接加热器再开总电源。

（2）在检查过程中，烧杯中的介质温度应保持在规定温度；每测试一次后，应清洗吊篮的玻璃管内壁、筛网和挡板等，更换介质溶液。

（3）凡含药材浸膏、树脂、油脂或大量糊化淀粉的制剂，如有小部分颗粒状物未通过筛网，但已软化无硬芯者，可作合格论。

（4）初试时，在规定时限内未完全通过筛网的试样超过 1 片（粒）；或在复试时有 1 片（粒）或 1 片（粒）以上不能完全通过筛网的，即判为不合格。

【实训评价】

评价项目	评价内容	评价标准	分值	得分
实训预习	设备原理	正确	5	
	仪器、装置	齐全	5	
	实训步骤	合理	10	
实训过程	安装调试	正确	15	
	温度控制	操作规范，现象观察仔细	15	
	数据读取	正确	15	
	检验原始记录	应符合要求	15	
实训结束	清场	规范、合理、完整	5	
	检验报告书	应符合要求	15	

【实训思考】

（1）崩解的含义是什么？

（2）凡规定检查溶出度或释放度的制剂，是否需要再进行崩解时限检查？为什么？

实训 十　重（装）量差异检查

【实训目的】

（1）掌握丸剂、片剂及胶囊剂重（装）量差异的检查方法。

（2）掌握重（装）量差异检查的意义。

（3）掌握重（装）量差异检查的结果判定。

【实训依据】

1. 制剂通则（《中国药典》2010 年版一部附录 I）

2. 各药品的质量标准

包括消渴丸、麝香保心丸、三黄片、心血康胶囊、六味地黄丸。

（1）消渴丸（《中国药典》2010 年版一部 1041 页）。

【处方】葛根　地黄　黄芪　天花粉　玉米须　南五味子　山药　格列本脲

【检查】重量差异　应符合丸剂项下的有关规定（附录 I A）。

【规格】每 10 丸重 2.5g（含格列本脲 2.5mg）。

（2）麝香保心丸（《中国药典》2010 年版一部 1241 页）。

【处方】人工麝香　人参提取物　人工牛黄　肉桂　苏合香　蟾酥　冰片

【检查】重量差异　取本品 10 丸，以 1 丸为 1 份，依法（附录 I A）检查，重量差异限度不得过 ±15%。

【规格】每丸重 22.5mg

（3）三黄片（《中国药典》2010 年版一部 457 页）。

【处方】大黄 300g　盐酸小檗碱 5g　黄芩浸膏 21g

【检查】其他　应符合片剂项下有关的各项规定（附录 I D）。

【规格】（1）薄膜衣小片：每片重 0.26g，（2）薄膜衣大片：每片重 0.52g。

（4）心血康胶囊（《中国药典》2010 年版一部 671 页）。

【检查】应符合胶囊剂项下有关的各项规定（附录Ⅰ L）。

【规格】每粒含地奥心血康 100mg。

（5）六味地黄丸（《中国药典》2010 年版一部 597 页）。

【处方】熟地黄 160g　酒萸肉 80g　牡丹皮 60g　山药 80g　茯苓 60g　泽泻 60g

【检查】应符合丸剂项下有关的各项规定（附录Ⅰ A）。

【规格】大蜜丸　每丸重 9g。

【实训要求】

1. 实训预习

（1）了解重（装）量差异检查的原理。

（2）制定实训步骤。

（3）查阅有关参考工具，了解不同剂型重（装）量差异检查的方法及结果判定。

（4）熟悉相关仪器的使用。

2. 实训过程

（1）实训操作，应规范操作。

（2）检验原始记录应按"检验原始记录和报告书"要求记录。

3. 实训结束

实训结束后，应做以下处理：

（1）仪器应复原。

（2）应清洗玻璃仪器等。

（3）应清洁实训场所。

（4）检验报告书应按"检验原始记录和报告书"要求书写。

【实训原理】

重（装）量差异检查法系指以药物制剂的标示重量或平均重量为基准，对重（装）量的偏差程度进行检查的方法；是评价药物制剂质量均一性的主要手段之一。装量差异检查的对象是单剂量包装的药物制剂。

【仪器与试剂】

分析天平（感量 0.1mg）、扁形称量瓶、脱脂棉签、弯头和平头手术镊等。

【注意事项与操作要点】

（1）在称量前后，均应仔细核对药物份数及每份样品的个数。

（2）称量过程中，应避免用手直接接触供试品；检查过的药物，不得再放回原包装容器内。

（3）记录每份称量数据，保留 3 位有效数字。

【实训评价】

评价项目	评价内容	评价标准	分值	得分
实训预习	方法原理	正确	5	
	仪器、装置	齐全	5	
	实训步骤	合理	10	

续表

评价项目	评价内容	评价标准	分值	得分
实训过程	称量操作	操作规范，记录完整	20	
	数据读取	正确	20	
	检验原始记录	应符合要求	20	
实训结束	清场	规范、合理、完整	5	
	检验报告书	应符合要求	15	

【实训思考】

（1）重（装）量差异检查的目的是什么？

（2）重量差异检查与装量差异检查有何不同？

（3）为什么麝香保心丸的标示丸重为 22.5mg，重量差异检查却以每 1 丸作为称重取样？

实训十一　相对密度测定（比重瓶法）

【实训目的】

（1）掌握比重瓶法测定相对密度的一般操作步骤和技能。

（2）理解中药制剂测定相对密度的意义。

【实训依据】

1. 相对密度测定法（《中国药典》附录Ⅶ A）

2. 各药品的药品标准

包括藿香正气口服液、小儿止咳糖浆、银黄口服液。

（1）藿香正气口服液（《中国药典》2010 年版一部 1231 页）。

【处方】苍术 80g　陈皮 80g　厚朴（姜制）80g　白芷 120g　茯苓 120g　大腹皮 120g　生半夏 80g　甘草浸膏 10g　广藿香油 0.8ml　紫苏叶油 0.4ml

【检查】相对密度　应不低于 1.01。

（2）小儿止咳糖浆（《中国药典》2010 年版一部 476 页）。

【处方】甘草流浸膏 150ml　桔梗流浸膏 30ml　氯化铵 10g　橙皮酊 20ml

【检查】相对密度　应为 1.20～1.30。

（3）银黄口服液（《中国药典》2010 年版一部 1082 页）。

【处方】金银花提取物（以绿原酸计）2.4g　黄芩提取物（以黄芩苷计）24g

【检查】相对密度　应不低于 1.10。

（4）藿香正气水（《中国药典》2010 年版一部 1233 页）。

【处方】苍术 160g　陈皮 1600g　厚朴（姜制）160g　白芷 240g　茯苓 240g　大腹皮 240g　生半夏 160g　甘草浸膏 20g　广藿香油 1.6ml　紫苏叶油 0.8ml

【检查】相对密度　应不低于 1.01。

【实训要求】

1. 实训预习

（1）熟悉比重瓶法测定相对密度的原理。

（2）根据实训内容，学会选用仪器、试药。

（3）制定实训步骤。

（4）熟悉相关仪器的使用。

2. 实训过程

（1）玻璃仪器洗涤（干燥）。

（2）实训操作，应规范操作。

（3）检验原始记录应按"检验原始记录和报告书"要求记录。

3. 实训结束

实训结束后，应做以下处理：

（1）仪器应复原。

（2）应清洗玻璃仪器等。

（3）应清洁实训场所。

（4）检验报告书应按"检验原始记录和报告书"要求书写。

【实训原理】

在相同温度和压力条件下，选用同一比重瓶，依次装供试品和水，分别精密称定二者重量，二者的重量之比即为供试品的相对密度。

【仪器与试剂】

比重瓶、分析天平（感量 1mg）、温度计、水浴锅、纯化水（新鲜煮沸后放凉）等。

【注意事项和操作要点】

（1）空比重瓶必须洁净、干燥，操作前需先称量空比重瓶重量，再装供试品称重，最后装水称重。装过供试品后的比重瓶必须洗净后再依法测定水重。

（2）装供试品及水时，应小心沿壁倒入比重瓶内，避免产生气泡；如有气泡，应放置待气泡消失后再调温称重。

（3）比重瓶从水浴中取出时，应拿住瓶颈，而不能拿瓶肚，以免手温影响内容物，使其体积膨胀而外溢。

（4）用比重瓶测定时的环境温度应略低于 20℃。当温度高于 20℃时，必须设法调节环境温度（比如开启空调）至略低于规定的温度。

（5）采用新煮沸数分钟并冷却的水，其目的是除去水中少量的空气。

【实训评价】

评价项目	评价内容	评价标准	分值	得分
实训预习	测定原理	正确	5	
	仪器、试药	齐全	5	
	实训步骤	合理	10	
实训过程	玻璃仪器洗涤	内壁应不挂水珠	5	
	操作过程	操作规范，现象观察仔细	45	
	检验原始记录	应符合要求	10	
实训结束	清场	规范、合理、完整	5	
	检验报告书	应符合要求	15	

【实训思考】

（1）中药制剂测定相对密度的意义是什么？

（2）比重瓶法和韦氏比重秤法测定相对密度的原理有何不同？

（3）比重瓶法测定相对密度时应注意哪些问题？

实训十二　pH 测定

【实训目的】

（1）学会使用酸度计测定中药制剂 pH 值的一般操作步骤和技能。

（2）熟悉酸度计测定 pH 值的原理。

（3）理解中药制剂测定 pH 值的意义。

【实训依据】

1. pH 值测定法（《中国药典》附录Ⅶ G）

2. 各药品的药品标准

包括止喘灵注射液、小儿止咳糖浆、银黄口服液、双黄连口服液。

（1）止喘灵注射液（《中国药典》2010 年版一部 543 页）。

【处方】麻黄　洋金花　苦杏仁　连翘

【检查】pH 值　应为 4.5～6.5。

（2）小儿止咳糖浆（《中国药典》2010 年版一部 476 页）。

【处方】甘草流浸膏 150ml　桔梗流浸膏 30ml　氯化铵 10g　橙皮酊 20ml

【检查】pH 值　应为 5.0～7.0。

（3）银黄口服液（《中国药典》2010 年版一部 1082 页）。

【处方】金银花提取物（以绿原酸计）2.4g　黄芩提取物（以黄芩苷计）24g

【检查】pH 值　应为 5.5～7.0。

（4）双黄连口服液（《中国药典》2010 年版一部 611 页）

【处方】金银花 375g　黄芩 375g　连翘 750g

【检查】pH 值　应为 5.0～7.0。

【实训要求】

1. 实训预习

（1）熟悉酸度计测定 pH 值的原理。

（2）根据实训内容，学会选用仪器、试药。

（3）制定实训步骤。

（4）熟悉相关仪器的使用。

2. 实训过程

（1）玻璃仪器洗涤（干燥）。

（2）实训操作，应规范操作。

（3）检验原始记录应按"检验原始记录和报告书"要求记录。

3. 实训结束

实训结束后，应做以下处理：

（1）仪器应复原。

（2）应清洗玻璃仪器等。

（3）应清洁实训场所。

（4）检验报告书应按"检验原始记录和报告书"要求书写。

【实训原理】

药品溶液的 pH 值通常采用酸度计（又称 pH 计）来测定。酸度计是由指示电极（通常为玻璃电极）、参比电极（通常为饱和甘汞电极）和一个电流计组成。参比电极的基本功能是维持一个恒定电位，作为测量各种偏离电位的对照。指示电极的功能是建立一个对所测量溶液的氢离子活度发生变化作出反应的电位差。把指示电极和参比电极放在同一溶液中，就组成一个原电池，该电池的电位是指示电极和参比电极电位的代数和。如果温度恒定，这个电池的电位随待测溶液的 pH 变化而变化。电流计的功能就是将原电池的电位放大若干倍，并通过电表显示出来，电表指针偏转的程度表示其推动的信号的强度，为了方便使用，pH 电流表的表盘刻有相应的 pH 数值；而数字式酸度计则直接以数字显出 pH 值。

【仪器与试剂】

酸度计、小烧杯、分析天平；标准缓冲液（邻苯二甲酸盐标准缓冲液、磷酸盐标准缓冲液）等。

【注意事项和操作要点】

（1）待测样品溶液的温度和用于仪器 pH 校正的标准缓冲溶液的温度应尽量相同。这样能减小由于电极而引起的测量误差，提高仪器测量精度。

（2）供试品溶液的 pH 值应当处于选择的两种标准缓冲液之间，且两种标准缓冲液相差 3 个 pH 单位以内，以减小测定误差。

（3）每次更换标准缓冲液或供试品溶液前，应用纯化水充分洗涤电极，然后用滤纸将水吸尽，也可用所换的标准缓冲液或供试品溶液洗涤。

（4）配制标准缓冲液与溶解供试品的水，应为新沸过并放冷的纯化水，其 pH 值应为 5.5 ~ 7.0。标准缓冲液一般可保存 2 ~ 3 个月，如有浑浊、发霉或沉淀等现象时，不能继续使用。

（5）玻璃电极底部的球膜极易破碎，使用时需轻拿轻放。玻璃电极球泡中的缓冲液应无气泡且与内参比电极接触；若玻璃电极球膜内部溶液混浊，且响应值不符合要求，则不可再用。甘汞电极中应浸入饱和氯化钾溶液，盐桥中应保持少量氯化钾晶体，但不能结成一整块而堵住渗出孔。用时不得有气泡将溶液隔断。

（6）新玻璃电极需在水或酸性溶液中浸泡 24 小时后才可使用，这样使不对称电位降低最低，并趋于恒定，同时也使玻璃膜表面充分活化，有利于对 H^+ 产生响应。平时可浸泡在水中，可缩短平衡时间。

（7）温度补偿调节旋钮的紧固螺丝是经过校准的，使用时切勿使其松动，否则应重新校准。

【实训评价】

评价项目	评价内容	评价标准	分值	得分
实训预习	测定原理	正确	5	
	仪器、试药	齐全	5	
	实训步骤	合理	10	
实训过程	酸度计的校正	缓冲液选择准确，二点校正法	25	
	操作过程	操作规范，现象观察仔细	25	
	检验原始记录	应符合要求	10	
实训结束	清场	规范、合理、完整	5	
	检验报告书	应符合要求	15	

【实训思考】

（1）采用酸度计测定中药制剂 pH 值时应注意哪些问题？

（2）为什么供试品溶液的 pH 值应当处于选择的两种标准缓冲液之间？

（3）每次更换标准缓冲液或供试品时为什么要冲洗电极？

实训十三　乙醇量测定

【实训目的】

（1）掌握气相色谱法内标法测定中药制剂乙醇量的一般操作步骤和技能。

（2）熟悉气相色谱仪的工作原理和操作方法。

（3）理解中药制剂测定乙醇量的意义。

【实训依据】

1. 乙醇量测定法（《中国药典》附录Ⅶ M）

2. 各药品的药品标准

包括正骨水、国公酒、藿香正气水。

（1）正骨水（《中国药典》2010 年版一部 621 页）。

【处方】九龙川　木香　海风藤　土鳖虫　豆豉姜　猪牙皂　香加皮　莪术　买麻藤　过江龙　香樟　徐长卿　降香　两面针　碎骨木　羊耳菊　虎杖　五味藤　千斤拔　朱砂根　横经席　穿避风　鹰不扑　草乌　薄荷脑　樟脑

【检查】乙醇量　应为 56% ~66%。

（2）国公酒（《中国药典》2010 年版一部 813 页）。

【处方】当归　羌活　牛膝　防风　独活　牡丹皮　广藿香　槟榔　麦冬　五加皮　陈皮　姜厚朴　红花　制天南星　枸杞子　白芷　白芍　紫草　盐补骨脂　醋青皮　炒白术　川芎　木瓜　栀子　麸炒苍术　麸炒枳壳　乌药　佛手　玉竹　红曲

【检查】乙醇量　应为 55% ~60%。

（3）藿香正气水（《中国药典》2010 年版一部 1233 页）。

【处方】苍术 160g　陈皮 1600g　厚朴（姜制）160g　白芷 240g　茯苓 240g　大腹皮 240g　生半夏 160g　甘草浸膏 20g　广藿香油 1.6ml　紫苏叶油 0.8ml

【检查】乙醇量　应为 40% ~ 50%。

【实训要求】

1. 实训预习

（1）熟悉气相色谱法（内标法）测定乙醇量的原理。

（2）根据实训内容，学会选用仪器、试药。

（3）制定实训步骤。

（4）熟悉相关仪器的使用。

2. 实训过程

（1）玻璃仪器洗涤（干燥）。

（2）实训操作，应规范操作。

（3）检验原始记录应按"检验原始记录和报告书"要求记录。

3. 实训结束

实训结束后，应做以下处理：

（1）仪器应复原。

（2）应清洗玻璃仪器等。

（3）应清洁实训场所。

（4）检验报告书应按"检验原始记录和报告书"要求书写。

【实训原理】

气相色谱法测定乙醇量的原理是因为乙醇具有较强的挥发性，因而可以采用气相色谱法测定制剂中乙醇的含量。测定时以正丙醇为内标物，使用氢火焰离子化检测器，采用内标 – 校正因子法测定各种制剂在 20℃时含有乙醇的含量。

【仪器与试剂】

气相色谱仪（配氢火焰离子化检测器）、色谱工作站、数据处理系统、色谱柱（毛细管柱或填充柱）、微量注射器、温度计、量瓶、移液管；无水乙醇（色谱纯或分析纯，使用本法前需确定不含正丙醇）、正丙醇（色谱纯或分析纯，使用本法前需确定不含乙醇）、纯化水等。

【注意事项和操作要点】

（1）采用气相色谱法测定乙醇量时，应避免甲醇或其他成分对测定的干扰。

（2）在不含内标物的供试品溶液的色谱图中，与内标物峰相应的位置处不得出现杂质峰。

（3）系统适用性试验中，采用填充柱法测定时，可根据气相色谱仪和色谱柱的实际情况对柱温度、进样口温度和检测器温度作适当调整，以满足要求；采用毛细管柱法测定时，若出现峰形变差等不符合要求的情况时，可适当升高柱温进行柱老化后再行测定。

（4）使用前必须确定本法所用无水乙醇试剂中不含正丙醇，而正丙醇试剂中不含乙醇。

（5）标准溶液和供试品溶液各连续 3 次进样所得各次校正因子和乙醇含量与其相应的平均值的相对偏差，均不得大于 2.0%，否则应重新测定。

（6）因为系统适用性试验采用的 3 个测试溶液的乙醇含量均在 4% ~ 6% 的范围内，

因此若测定结果中供试品乙醇量不在此范围内，需重新配制，以保证测定结果的可靠。

（7）若供试品中含有的挥发性成分在色谱柱上也出峰，则可能会干扰分析结果，此时可适当延长 2 次进样的间隔时间，或者采取程序升温法把干扰组分快速排出色谱柱。

（8）柱温可根据具体保留时间及分离情况适当调整。

【实训评价】

评价项目	评价内容	评价标准	分值	得分
实训预习	实训原理	正确	5	
	仪器、试药	齐全	5	
	实训步骤	合理	10	
实训过程	供试品和标准品溶液的配制	操作规范，浓度准确	15	
	操作过程	操作规范	35	
	检验原始记录	应符合要求	10	
实训结束	清场	规范、合理、完整	5	
	检验报告书	应符合要求	15	

【实训思考】

（1）气相色谱法测定制剂中乙醇含量为什么采用内标法进行定量？

（2）哪些中药制剂需要进行乙醇量的测定？

（3）内标物的选择应符合哪些条件？

第五章 | 中药制剂的杂质检查技术

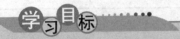

◎知识目标

1. 掌握中药制剂杂质的概念、来源及分类，杂质检查的意义及检查方法，掌握炽灼残渣检查法、灰分测定法、重金属检查法、砷盐检查法的原理和方法。

2. 熟悉注射剂有关物质检查法、附子理中丸中乌头碱以及大黄流浸膏中土大黄苷的检查原理和方法。

3. 了解农药残留量测定法的原理和方法、微生物限度检查法和无菌检查法意义。

◎技能目标

1. 熟练掌握炽灼残渣检查法、灰分测定法、重金属检查法、砷盐检查法、注射剂中有关物质检查法的操作技能。

2. 学会正确查阅《中国药典》，学会正确选取仪器、试药，学会配制试液，学会规范操作各种计量器具和检验仪器，并学会正确计算、处理各种数据、判定检测结果。

《中国药典》【检查】项下规定的各项系指药品在加工、生产或贮藏过程中可能含有并需要控制的物质或物理参数，包括安全性、有效性、均一性与纯度要求四个方面。中药制剂的安全性与杂质的种类及含量高低密切相关。

中药制剂的杂质一般系指中药制剂中存在的无治疗作用、或影响中药制剂的稳定性和疗效、甚至对人体健康有害的物质。本章将介绍中药制剂杂质检查中的一些常见检查项目，包括炽灼残渣检查法、灰分测定法、重金属检查法、砷盐检查法、农药残留量测定法、注射剂有关物质检查法、特殊杂质检查方法，并对中药制剂的卫生学检查法做简单的介绍。

（一）杂质检查的意义

评价中药制剂的质量，主要考虑两方面，首先应评价的是药品本身的治疗作用及其毒副作用，其次是药品中所含有的杂质对人体和药品质量产生的影响。因此，了解杂质对人体的危害和对中药制剂生产、贮藏等过程的影响，并对中药制剂中所含有的杂质的种类及其限量做出规定和检查是十分必要的，只有这样才能确保中药制剂在使用过程中安全有效。

（二）杂质的来源

中药制剂中存在的杂质，主要来源于三个途径：

1. 原料中带入

中药制剂的原料是饮片，一方面，饮片本身就含有不能也不可能除去的杂质；另一方面，中药材本身及外来的掺杂物，这些杂质均会引入成品中。例如，麻黄中带进麻黄根杂质，大黄中引入土大黄杂质，农药、化肥等有可能带来重金属、有机磷、钾离子、钙离子、硫酸盐和草酸盐等。

2. 生产过程中引入

制剂生产中，使用污染的水冲洗原料药，粉碎工序的机器磨损，金属器具、装置等有可能引入金属杂质和其他一些杂质。此外，对于一些从中药材中提取分离的单一成分制剂，会因为植物中常含有多种与产品化学结构、性质相似的成分在提取、分离、精制过程中除不尽而引入产品中成为杂质。

3. 贮存等过程中产生

制剂制成后，由于包装、运输、贮存、保管不当等原因可造成产品破损、分解霉变、腐败以及鼠咬、虫蛀等现象，引入大量杂质。例如，一些制剂在外界条件（日光、空气、温度、湿度等）的影响下，发生聚合、分解、氧化还原、水解、发霉等变化而产生一些有毒物质；在适宜的水分、温度、pH等条件下，微生物也会使药品变质，如霉菌能使一些中药制剂尤其是含糖类、蛋白质、淀粉较多的药品霉变、失效、甚至有毒。

《中国药典》根据制剂的性质对药物的贮存条件做出了规定，一般制剂在室温阴凉干燥处贮于避光容器内或密闭（或密封）保存，以确保其相对的稳定性。对于易发生变化的制剂，在允许范围内，必须加入一定量的稳定剂，不得认为是杂质。

（三）杂质的分类

中药制剂中的杂质通常分为一般杂质和特殊杂质两类。

1. 一般杂质

一般杂质指自然界中分布广泛，普遍存在于药材之中，在中药制剂的生产过程中或贮存中引入的杂质。如泥沙（硅酸盐）、酸、碱、氯化物、硫酸盐、铁盐、重金属、砷盐、有机氯类农药、甲醇等。它们的检查方法均在《中国药典》附录中加以规定。

并非所有的中药材及其制剂都要做一般杂质的全面检查，而是根据具体要求，进行一定项目的检查。

2. 特殊杂质

特殊杂质是指在制剂生产和贮存过程中，可能引入或产生的某种（类）特有杂质，而非大多数制剂普遍存在的，如三黄片中土大黄苷、附子理中丸中的乌头碱、黄腾素片中的盐酸小檗碱等。

《中国药典》中，特殊杂质及其检查方法被列入各有关品种检查项下。

（四）杂质限量

中药制剂中存在的杂质，从危害性来看其含量应该是越少越好，但是要将制剂中的杂质完全去除，会使生产操作处理困难、产品收率降低、成本增加，而且也不可能。在不影响疗效和不产生毒副作用的前提下，允许制剂中的杂质在一定限度范围内存在。因此，《中国药典》规定，杂质检查均为限量（或限度）检查。

杂质限量是指药品中所含杂质的最大允许量，通常用百分之几（%）或百万分之几来表示。杂质限量计算公式如下：

$$杂质限量（\%）= \frac{杂质最大允许量}{供试品量} \times 100\% \qquad (5-1)$$

或

$$杂质限量（百万分之几）= \frac{杂质最大允许量}{供试品量} \times 10^6 \qquad (5-2)$$

（五）杂质检查的方法

1. 对照法

对照法又称限量检查法。将待检杂质的对照物质配成标准溶液，取限度量的标准溶液与一定量供试品溶液在相同条件下处理，比较反应结果（比色或比浊），从而判断供试品中所含杂质是否符合规定。

《中国药典》采用此法检查的杂质有氯化物、重金属、砷盐等。

本法中，杂质的最大允许量也就是标准溶液的体积（V）与其浓度（C）的乘积，计算公式为：

$$L（\%）= \frac{C \times V}{m_s} \times 100\% \qquad (5-3)$$

或

$$L（百万分之几）= \frac{C \times V}{m_s} \times 10^6 \qquad (5-4)$$

式中　L——杂质限量,% 或百万分之几；

　　　C——标准溶液的浓度，g/ml；

　　　V——标准溶液的体积，ml；

　　　m_s——供试品的重量，g。

实际工作中，可根据杂质限量和标准溶液的浓度，计算供试品或标准溶液的取样量。

例如黄连上清丸中重金属检查：取本品 5 丸，切碎，过二号筛，取 1.0g，称定重量，按炽灼残渣检查法试验，炽灼至完全灰化，取遗留的残渣，依法检查，含重金属不得过百万分之二十五，应取标准铅溶液（每 1ml 相当于 10μg 的铅）多少毫升？

根据公式（5-4）计算：

$$V = \frac{L \times m_s}{C} = \frac{25 \times 10^{-6} \times 1.0}{10 \times 10^{-6}} = 2.5（ml）$$

2. 含量测定法

含量测定法系指以一定的方法测定杂质的含量或与含量相关的物理量，进而控制杂质的方式。测得的量与规定的限量进行比较，不得超过规定的限度（范围）。

《中国药典》采用此法检查的有炽灼残渣检查法、灰分测定法、水分测定、乙醇量测定等。

3. 灵敏度法

灵敏度法系指在供试品溶液中加入检测试剂，在一定反应条件下，不得有正反应出现，即以该测定条件下的反应灵敏度来控制杂质限量。如注射剂有关物质中蛋白质检查，是取注射液1ml，加新配制的30％磺基水杨酸溶液1ml，混匀，放置5分钟，不得出现浑浊。

第一节 炽灼残渣检查法

一、简述

"炽灼残渣"，系指将药品（多为有机化合物）经加热灼烧至完全炭化，再加硫酸0.5～1.0ml并炽灼（700～800℃）至恒重后遗留的金属氧化物或其硫酸盐。炽灼残渣检查用于考查有机药物中混入的各种无机杂质，一般规定限度为0.1％～0.2％。

二、方法

（一）仪器与用具

分析天平（感量0.1mg）、高温炉、坩埚（瓷坩埚、铂坩埚、石英坩埚）、坩埚钳（普通坩埚钳、尖端包有铂层的铂坩埚钳）、通风柜等。

（二）试药与试液

硫酸（分析纯）等。

（三）操作方法

1. 空坩埚恒重

取洁净坩埚置高温炉内，将坩埚盖子斜盖在坩埚上，经加热至700～800℃炽灼约30～60分钟，停止加热，待高温炉温度冷却至300℃左右，取出坩埚，移置适宜的干燥器内，盖好坩埚盖，放冷至室温（一般约需60分钟），精密称定坩埚重量（准确至0.1mg）。再以同法重复操作，直至恒重，备用。

2. 称取供试品

取供试品1.0～1.2g或各品种项下规定的重量，置已炽灼至恒重的坩埚内，精密称定。

3. 炭化

将盛有供试品的坩埚置电炉上缓缓灼烧（应避免供试品受热骤然膨胀或燃烧而逸出），炽灼至供试品全部炭化呈黑色，并不冒浓烟，放冷至室温（以上操作应在通风柜内进行）。

4. 灰化

除另有规定外，滴加硫酸0.5～1.0ml，使炭化物全部湿润，继续在电炉上加热至硫酸蒸气除尽，白烟完全消失（以上操作应在通风柜内进行），将坩埚置高温炉内，坩埚盖斜盖于坩埚上，在700～800℃炽灼60分钟，使供试品完全灰化。

如需将残渣留作重金属检查，则炽灼温度必须控制在500～600℃。

5. 恒重

按操作方法1自"停止加热，待高温炉"起，依法操作，直至恒重。

（四）注意事项

（1）炭化与灰化的前一段操作应在通风柜内进行。供试品放入高温炉前，务必完全炭化并除尽硫酸蒸气。必要时，高温炉应加装排气管道。

（2）供试品的取量应合适。取样量大，灰化和炭化时间长；取样量过少，炽灼残渣少，称量误差大。除另有规定外，一般为1.0～2.0g（炽灼残渣限度为0.1%～0.2%），如有限度较高的品种，可调整供试品的取用量，使炽灼残渣的量为1～2mg。

（3）坩埚应编码标记，盖子与坩埚应编码一致。从高温炉取出时的温度、先后次序、在干燥器内的放冷时间及称量顺序，均应前后一致；同一干燥器内同时放置坩埚最好不超过4个，否则不易达到恒重。

（4）坩埚放冷后干燥器内易形成负压，应小心开启干燥器，以免吹散坩埚内的轻质残渣。

（5）如供试品中含有碱金属或氟元素时，可腐蚀瓷坩埚，应使用铂坩埚。在高温条件下夹取热铂坩埚时，宜用钳头包有铂层的坩埚钳。

（6）开关炉门时，应注意勿损坏高质耐火绝缘层。

（五）记录与计算

1. 记录

记录炽灼温度，空坩埚恒重值，供试品的称量，炽灼后残渣与坩埚的恒重值等。

2. 计算

$$炽灼残渣（\%）= \frac{m}{m_S} \times 100\% = \frac{m_2 - m_0}{m_1 - m_0} \times 100\% \qquad (5-5)$$

式中　m——残渣的重量，g；

　　　m_S——供试品的重量，g；

　　　m_0——空坩埚恒的重量，g；

　　　m_1——炽灼前供试品与坩埚的重量，g；

　　　m_2——炽灼后残渣与坩埚的恒重量，g。

（六）结果判定

计算结果，按有效数字修约规则修约，使与标准中规定限度有效数位一致，实测数值在规定范围内，判为符合规定。

（七）应用实例——乌灵菌粉中的炽灼残渣检查

1. 检验依据（《中国药典》2010年版一部590页）

本品系炭棒菌科炭棒菌属（*Xylaria* sp.）真菌，经深层发酵而得到的菌丝体干燥品。

【检查】炽灼残渣　不得过6.5%（附录ⅨJ）。

2. 测定

取本品1.0～2.0g，置已炽灼至恒重的坩埚内，精密称定。缓缓炽灼至完全炭化，放冷至室温。加硫酸0.5～1ml使炭化物全部湿润，低温加热至硫酸蒸气除尽后，在

700～800℃炽灼使供试品完全灰化。移置干燥器内，放冷至室温，精密称定后，再在700～800℃炽灼直至恒重，即得。计算并判断是否符合规定。

实验数据：$m_0 = 21.4289g$、$m_1 = 22.9613g$、$m_2 = 21.4808g$。

根据公式（5-5）计算：

炽灼残渣（%）$= \dfrac{21.4808 - 21.4289}{22.9613 - 21.4289} \times 100\% = 3.4$（%）

符合规定。

> **知识链接**
>
> ### 马弗炉
>
> 　　实验室常用的高温炉为马弗炉，其一般温度可以达到900～1100℃，为金属熔融、有机物灰化及重量分析中常用的加热设备。高温炉一般配有自动调温仪，以便设定、控制、测量炉内温度。使用高温炉时应注意要设置专用电源电闸，升温过程应缓慢，以免造成仪器损坏；高温炉周围不得放置化学试剂和易燃易爆物品，严格控制升温速度和最高温度，防止样品飞溅，腐蚀和黏结炉膛。熔融或灼烧完毕后，应先断电，待炉温降低后方可打开炉门取放样品。

第二节　灰分测定法

灰分测定法包括总灰分测定法和酸不溶性灰分测定法。

植物药、动物药经粉碎后，高温炽灼至灰化，在这个过程中，有机物全部氧化分解成二氧化碳、水等气体而逸出，而无机物成为灰烬而残留，称为总灰分。其中来源于药品本身含有的各种盐类成分，如夏枯草中的钾盐、大黄中的草酸钙等，这部分灰分称为生理灰分。

同一种中药材或制剂，在没有外来掺杂物时，一般总灰分的含量范围是一定的，在此含量范围内的灰分不属于杂质。如果总灰分超过限度范围，则说明掺有外来杂质，最常见的是泥土、砂石等。因此，灰分检查对于保证药品品质和洁净度有着重要意义，《中国药典》对某些药材特别是根类药材及其制剂规定了此项目。

一、总灰分测定法

（一）简述

供试品在500～600℃高温炽灼，使其中有机物质完全分解逸出，而无机成分生成灰分残渣，根据残渣重量，即可计算出供试品中的总灰分的含量。

（二）仪器与用具

标准筛（二号筛）、分析天平（感量1mg）、高温炉、恒温干燥箱（精确至±1℃）、坩埚等。

（三）试药与试液

10%硝酸铵溶液、变色硅胶（干燥剂）等。

（四）操作方法

测定用的供试品需粉碎，使能通过二号筛，混合均匀后，取供试品 2～3g（如需测定酸不溶性灰分，可取供试品 3～5g），置炽灼至恒重的坩埚中，称定重量（准确至0.01g），缓缓炽灼，注意避免燃烧，至完全炭化时，逐渐升高温度至 500～600℃，使完全灰化并至恒重。根据残渣重量，计算供试品中总灰分的含量（%）。

如供试品不易灰化，可将坩埚放冷，加热水或 10%硝酸铵溶液 2ml，使残渣湿润，然后置水浴上蒸干，残渣照前法炽灼，至坩埚内容物完全灰化。

（五）注意事项

（1）洗净的坩埚应在 500～600℃的高温炉内灼烧至恒重。

（2）测定前检查干燥器的清洁卫生和密封性。

（3）严格控制灰化温度。

（4）移动坩埚应使用坩埚钳或厚纸条，不得徒手操作，灰分极易吸水，冷却及称重时应盖严坩埚盖，迅速称重。

（5）测定过程中，实验人员不得离去，并应注意防止供试品燃烧及其他事故。

（六）记录与计算

1. 记录

记录炽灼温度，空坩埚恒重值，供试品的称量，炽灼后残渣与坩埚的恒重值等。

2. 计算

$$总灰分（\%） = \frac{m}{m_S} \times 100\% = \frac{m_2 - m_0}{m_1 - m_0} \times 100\% \qquad (5-6)$$

式中　m——总灰分重量，g；

　　　m_S——供试品重量，g；

　　　m_0——空坩埚恒重量，g；

　　　m_1——炽灼前供试品与坩埚的重量，g；

　　　m_2——炽灼后总灰分与坩埚的恒重量，g。

（七）结果判定

计算结果，按有效数字修约规则修约，使与标准中规定限度有效数位一致，实测数值在规定范围内，判为符合规定。

二、酸不溶性灰分测定法

（一）简述

有些中药及其制剂的生理灰分本身差异较大，特别是组织中含草酸钙较多的中药材，如大黄的总灰分因生长条件不同可以从 8%到 20%以上，这种情况下，测定总灰分就很难说是否有过多的外来泥沙等杂质，因此，《中国药典》规定了酸不溶性灰分测定法。

酸不溶性灰分系指总灰分加盐酸处理后，得到的不溶于盐酸的灰分。由于草酸钙等生理灰分可溶于稀盐酸，而泥沙（主要为硅酸盐）等外来无机杂质难溶于稀盐酸，因此，对于那些生理灰分含量差异较大，特别是在组织中含草酸钙较多的中药（例如大黄）以及中药制剂，酸不溶性灰分能更准确反映其中泥砂等杂质的掺杂程度。

（二）仪器与用具

标准筛（二号筛）、分析天平（感量 1mg）、高温炉、恒温干燥箱（精确至 ±1℃）、坩埚、干燥器、表面皿、恒温水浴锅、无灰滤纸等。

（三）试药与试液

10％硝酸铵溶液、变色硅胶（干燥剂）、稀盐酸（取盐酸 234ml，加水稀释至1000ml 即得）、硝酸、0.1mol/L 硝酸银溶液等。

（四）操作方法

按上述总灰分测定法制备供试品的总灰分。取所得的灰分，在坩埚中小心加入稀盐酸约 10ml，用表面皿覆盖坩埚，置水浴上加热 10 分钟，表面皿用热水 5ml 冲洗，洗液并入坩埚中，用无灰滤纸滤过，坩埚内的残渣用水洗于滤纸上，并洗涤至洗液不显氯化物反应为止。滤渣连同滤纸移至同一坩埚中，干燥，炽灼至恒重。根据残渣重量计算供试品中酸不溶性灰分的含量（％）。

（五）注意事项

同"总灰分测定"。

（六）记录与计算

1. 记录

同"总灰分测定"。

2. 计算

$$酸不溶性灰分（\%） = \frac{m}{m_S} \times 100\% = \frac{m_2 - m_0}{m_1 - m_0} \times 100\% \qquad (5-7)$$

式中　m——酸不溶性灰分重量，g；

m_S——供试品重量，g；

m_0——空坩埚恒重量，g；

m_1——炽灼前供试品与坩埚的重量，g；

m_2——炽灼后酸不溶性灰分与坩埚的恒重量，g。

三、应用实例——九味羌活丸中总灰分、酸不溶性灰分的测定

九味羌活丸是由羌活等九味中药制成的水丸，其中的黄芪、甘草和地黄等多种根类药材，易带入泥沙等杂质。因此《中国药典》规定了总灰分和酸不溶性灰分检查。

1. 检验依据（《中国药典》2010 年版一部 448 页）

【处方】羌活 150g　防风 150g　苍术 150g　细辛 50g　川芎 100g　白芷 100g　黄芩 100g　甘草 100g　地黄 100g

【检查】总灰分　不得过7.0%（附录IX K）。

酸不溶性灰分　不得过2.0%（附录IX K）。

2. 测定

取九味羌活丸5袋，粉碎后过二号筛，取供试品3～5g，置炽灼至恒重的坩埚（20.837g）中，称定重量（准确至0.01g）为23.909g，缓缓炽热，注意避免燃烧，至完全炭化时，逐渐升高温度至500～600℃，使完全灰化并至恒重（21.030g），称定灰分重量，计算总灰分含量。所得灰分置坩埚中小心加入稀盐酸约10ml，用表面皿覆盖坩埚，置水浴上加热10分钟，表面皿用热水5ml冲洗，洗液并入坩埚中，用无灰滤纸滤过，坩埚内的残渣用水洗于滤纸上，并洗涤至洗液不显氯化物反应为止。滤渣连同滤纸移至同一坩埚中，干燥，炽灼至恒重（20.876g）。

根据公式（5-6）和（5-7）计算：

$$总灰分（\%）=\frac{21.030-20.837}{23.909-20.837}\times100\%=6.3（\%）$$

$$酸不溶性灰分（\%）=\frac{20.876-20.837}{20.909-20.837}\times100\%=1.3（\%）$$

第三节　重金属检查法

《中国药典》规定的重金属检查法中的重金属，是指在规定实验条件下能与硫代乙酰胺或硫化钠作用显色的金属杂质，包括 Ag、Pb、Hg、Cu、Cd、Bi、Zn、Co、Ni 等。重金属有毒，为保证药品的安全性，《中国药典》加强了重金属检查力度，对某些中成药尤其是含矿物类中药的品种，规定了重金属检查项目。例如黄连上清丸含重金属不得过百万分之二十五，地奥心血康含重金属不得过百万分之二十。

《中国药典》收载了三种重金属检查法。检查时，应根据《中国药典》品种项下规定的方法选用。三种方法均是利用重金属离子与显色剂反应生成不溶性的重金属硫化物微粒，比较供试品和标准液的重金属硫化物微粒均匀混悬在溶液中所呈现的颜色深浅，判断供试品中重金属的限量是否符合规定。

在中药制剂的生产中，接触铅的机会较多，且易积蓄中毒，检查时以铅作为重金属代表，用硝酸铅配制标准铅溶液。

标准铅贮备液　称取硝酸铅0.160g，置1000ml量瓶中，加硝酸5ml与水50ml溶解后，用水稀释至刻度，摇匀，作为贮备液。

标准铅溶液　临用前，精密量取贮备液10ml，置100ml的量瓶中，加水稀释至刻度，摇匀，即得（每1ml相当于10μg的pb）。

配制和贮存用的玻璃容器不得含铅。

一、第一法（硫代乙酰胺法）

本法适用于溶于水、稀酸或乙醇的药品，供试品不经有机破坏，在酸性溶液中进行显色，检查重金属。

（一）原理

硫代乙酰胺在弱酸（pH 3.5）条件下水解，生成的硫化氢与供试品中重金属离子生成有色的金属硫化物的均匀混悬液，与一定量标准铅溶液经同法处理所呈颜色进行对照比较，检查供试品中重金属是否超出限度。

$$CH_3CSNH_2 + H_2O \xrightarrow{pH\,3.5} CH_3CONH_2 + H_2S$$

$$Pb^{2+} + H_2S \xrightarrow{pH\,3.5} PbS + 2H^+$$

（二）仪器与用具

25ml 纳氏比色管、分析天平（感量 0.1mg）、量瓶（100ml、1000ml）、量筒、比色管架、白纸等。

（三）试药与试液

标准铅贮备液、4% 硫代乙酰胺水溶液、混合液（由 1mol/L 氢氧化钠液 15ml，水 5ml 及甘油 20ml 组成）、醋酸盐缓冲液（pH 3.5）、维生素 C、盐酸、硝酸铅、硝酸、氨试液、稀焦糖溶液等。

（四）操作方法

（1）取 25ml 纳氏比色管三支，编号为甲、乙、丙。

（2）甲管中加一定量的标准铅溶液与醋酸盐缓冲液（pH 3.5）2ml，加水或各品种项下规定的溶剂稀释成 25ml。

（3）乙管中加入按该品种项下规定的方法制成的供试液 25ml。

（4）丙管中加与乙管相同量的供试品，加配制供试品溶液的溶剂适量使溶解，再加与甲管相同量的标准铅溶液与醋酸盐缓冲液（pH 3.5）2ml 后，用溶剂稀释成 25ml。

（5）如供试液带颜色，可在甲管中滴加稀焦糖溶液少量或其他无干扰的有色溶液，使其色泽与乙管、丙管一致。

（6）在甲、乙、丙三管中分别加硫代乙酰胺试液（易水解，需临用前配制）各 2ml，摇匀，放置 2 分钟，同置白纸上，自上向下透视，当丙管中显出的颜色不浅于甲管时，乙管中显出的颜色与甲管比较，不得更深。如丙管中显出的颜色浅于甲管，试验无效，应取样按第二法重新检查。

（7）如在甲管中滴加稀焦糖溶液或其他无干扰的有色溶液，仍不能使颜色一致时，应取样按第二法重新检查。

（五）注意事项

（1）硫代乙酰胺试液与重金属反应受溶液的 pH 值、硫代乙酰胺试液加入量、显色时间等因素的影响，经实验，本重金属检查选用醋酸盐缓冲液（pH 3.5）2ml 调节 pH 值，显色剂硫代乙酰胺试液用量 2ml，显色时间为 2 分钟，是最有利显色反应进行、使呈色最深的条件，故配制醋酸盐缓冲液（pH 3.5）时，要用 pH 计调节溶液的 pH 值，应注意控制硫代乙酰胺试液加入量及硫代乙酰胺试液显色剂的显色时间。

（2）为了便于目视比较，标准铅溶液用量以 2.0ml（相当于 20μg 的 Pb）为宜，小于 1.0ml 或大于 3.0ml，呈色太浅或太深，均不利于目视比较。故在检查时，如供试品的取样量与标准铅溶液的取用量均未指明时，常以标准铅溶液为 2.0ml 来计算供试品的取样量，并进行试验。

（3）供试品中如含有高铁盐，在弱酸性溶液中会使硫代乙酰胺水解生成的硫化氢进一步氧化析出乳硫，影响检查，加入维生素 C 可将高铁离子还原为亚铁离子而消除干扰。

（4）在检查时，标准管（甲管）、供试品管（乙管）与监测管（丙管）应平行操作，同时按顺序加入试剂，试剂加入量、操作条件等应一致。

（5）如在甲管中滴加稀焦糖溶液或其他无干扰的有色溶液，仍不能使颜色一致时，应取样按第二法重新检查。

（6）配制供试液时，如使用的盐酸超过 1ml（或与盐酸 1ml 相当的稀盐酸），氨试液超过 2ml，或加入其他试剂进行处理者，除另有规定外，甲管溶液应取同样同量的试剂置瓷皿中蒸干后，加醋酸盐缓冲液（pH 3.5）2ml 与水 15ml，微热溶解后，移至纳氏比色管中，加标准铅溶液一定量，再用水或各品种项下规定的溶剂稀释成 25ml。

（六）记录与计算

1. 记录

记录所采用的方法，供试品取样量，标准铅溶液取用量，操作过程中使用的特殊试剂，试液名称和用量或对检查结果有影响的试剂用量，实验过程中出现的现象及实验结果等。

2. 计算

根据公式（5-3）或（5-4）计算取样量或标准溶液的用量。

（七）结果判定

当丙管中显出的颜色不浅于甲管时，乙管中显出的颜色浅于甲管，判为符合规定。如丙管显出的颜色浅于甲管，试验无效，应取样按第二法重新检查。

（八）应用实例——芒硝中重金属的检查

芒硝为硫酸盐类矿物芒硝族芒硝，经加工精制而成的结晶体。主含含水硫酸钠（$Na_2SO_4 \cdot 10H_2O$）。《中国药典》规定，采用第一法检查重金属。

1. 检验依据（《中国药典》2010 年版一部 118 页）

【检查】重金属　取本品 2.0g，加稀醋酸 2ml 与适量的水溶解使成 25ml，依法检查（附录Ⅸ E 第一法），含重金属不得过百万分之十。

2. 标准铅溶液体积计算

根据公式（5-4）计算标准铅溶液的用量：

$$V = \frac{L \times m_s}{C} = \frac{10 \times 10^{-6} \times 2.0}{10 \times 10^{-6}} = 2.0(ml)$$

3. 检查

（1）标准溶液、试液的制备　按规定的方法制备。标准铅溶液、硫代乙酰胺试液需临用前配制。

（2）甲、乙、丙管溶液的制备　取 25ml 钠氏比色管三支，编号为甲、乙、丙。

甲管：加标准铅溶液 2.0ml 与醋酸盐缓冲液（pH 3.5）2ml，加水稀释成 25ml。

乙管：取芒硝 2.0g，加稀醋酸 2ml 与适量的水溶解使成 25ml。

丙管：取芒硝 2.0g，加稀醋酸 2ml 和适量水使溶解，再加标准铅溶液 2.0ml 后，用水稀释成 25ml。

（3）显色、比较　在甲、乙、丙三管中分别加硫代乙酰胺试液各 2ml，摇匀，放置 2 分钟，同置白纸上，自上向下透视，比较。

（4）结果判定　丙管中显出的颜色不浅于甲管，乙管中显出的颜色浅于甲管，符合规定。

二、第二法（炽灼残渣检查法）

本法适用于供试品需灼烧破坏，取炽灼残渣项下遗留的残渣，经处理后按第一法进行检查。

（一）原理

取各品种项下规定量的供试品，按炽灼残渣检查法进行炽灼处理。供试品先经高温炽灼使有机物分解，重金属游离出来。再与硫代乙酰胺水解产生的硫化氢生成有色金属硫化物的均匀混悬液，与一定量标准铅溶液经同法处理所呈颜色进行比较，从而判断供试品中重金属是否超限。大多数中成药采用此法检查重金属。

（二）仪器与用具

25ml 纳氏比色管、分析天平（感量 0.1mg）、量瓶（100ml、1000ml）、量筒、比色管架、白纸、恒温水浴锅、高温炉、坩埚、瓷皿等。

（三）试药与试液

硫酸、标准铅贮备液、4% 硫代乙酰胺水溶液、混合液（由 1mol/L 氢氧化钠液 15ml，水 5ml 及甘油 20ml 组成）、醋酸盐缓冲液（pH 3.5）、盐酸、硝酸铅、硝酸、氨试液、酚酞等。

（四）操作方法

（1）供试品按炽灼残渣检查法处理后，取残留的残渣，或直接取炽灼残渣项下遗留的残渣，如供试品为溶液，则取各品种项下规定量的溶液，蒸发至干，再按上述方法处理后取遗留的残渣。加硝酸 0.5ml，蒸干，至氧化氮蒸气除尽后（或取供试品一定量，缓缓炽灼至完全炭化，放冷，加硫酸 0.5 ~ 1ml，使恰湿润，用低温加热至硫酸除尽后，加硝酸 0.5ml，蒸干，至氧化氮蒸气除尽后，放冷，在 500 ~ 600℃ 炽灼使完全灰化），放冷，加盐酸 2ml，置水浴上蒸干后加水 15ml，滴加氨试液至对酚酞指示液显微粉红色，再加醋酸盐缓冲液（pH 3.5）2ml，微热溶解后，移置纳氏比色管（乙管）中，加水稀释成 25ml，即得。

（2）取配制供试品溶液的试剂，置瓷皿中蒸干后，加醋酸盐缓冲液（pH 3.5）2ml 与水 15ml，微热溶解后，移置纳氏比色管（甲管）中，加标准铅溶液一定量，再用水稀释成 25ml，即得。

（3）在甲、乙两管中分别加硫代乙酰胺试液（临用前配制）各 2ml，摇匀，放置 2 分钟，同置白纸上，自上向下透视，乙管中显出的颜色与甲管比较，不得更深。

（五）注意事项

（1）炽灼温度必须控制在 500 ~ 600℃。炽灼温度在 700℃ 以上时，多数重金属盐都有不同程度的损失；以铅为例，在700℃经6小时炽灼，损失达68%。

（2）炽灼残渣加硝酸处理，是为了使有机物分解破坏完全，必须蒸干，至氧化氮蒸气除尽，否则会使硫代乙酰胺水解生成的硫化氢，因氧化析出乳硫，影响检查。蒸干后残渣加盐酸处理，使重金属转化为氯化物，在水浴上蒸干以赶除多余的盐酸。

（3）其他同第一法。

（六）记录与计算

同第一法。

（七）结果判定

甲管与乙管比较，乙管显出的颜色浅于甲管，判为符合规定。

（八）应用实例——注射用双黄连（冻干）重金属的检查

注射用双黄连（冻干）为黄棕色的无定形粉末或疏松固体状物；有引湿性。《中国药典》规定采用第二法对其进行重金属检查。

1. 检验依据（《中国药典》2010年版一部846页）

【处方】连翘　金银花　黄芩

【检查】重金属　取本品1.0g，依法（附录ⅨE第二法）检查，含重金属不得过百万分之十。

2. 标准铅溶液用量计算

根据公式（5-3）计算应取的标准铅溶液的体积：

$$V = \frac{L \times m_S}{C} = \frac{10 \times 10^{-6} \times 1.0}{10 \times 10^{-6}} = 1.0 \text{（ml）}$$

3. 测定

（1）标准溶液、试液的制备　按规定的方法制备。标准铅溶液、硫代乙酰胺试液需临用前配制。

（2）甲、乙管溶液的制备　取25ml纳氏比色管二支，编号为甲、乙。

乙管：取本品适量，混合均匀，取1.0g，置已炽灼至恒重的坩埚内，精密称定，置电炉上缓缓灼烧（应避免供试品受热骤然膨胀或燃烧而逸出），炽灼至供试品全部炭化呈黑色，并不冒浓烟，放冷至室温（以上操作应在通风柜内进行），滴加硫酸0.5～1.0ml，使炭化物全部湿润，继续在电炉上加热至硫酸蒸气除尽，白烟完全消失（以上操作应在通风柜内进行），将坩埚置高温炉内，坩埚盖斜盖于坩埚上，在500～600℃炽灼60分钟，使供试品完全灰化，放冷，加盐酸2ml，置水浴上蒸干后加水15ml，滴加氨试液至对酚酞指示液显微粉红色，再加醋酸盐缓冲液（pH 3.5）2ml，微热溶解后，移置乙管中，加水稀释成25ml，即得。

甲管：取配制供试品溶液的试剂（硫酸、盐酸、氨试液、酚酞指示液），置瓷皿中蒸干后，加醋酸盐缓冲液（pH 3.5）2ml与水15ml，微热溶解后，移置甲管中，加标准铅溶液1.0ml，再用水稀释成25ml，即得。

（3）显色　在甲、乙二管分别加硫代乙酰胺试液各2ml，摇匀，放置2分钟，同置白纸上，自上向下透视。

（4）结果判定 甲管与乙管比较，乙管显出的颜色浅于甲管，判为符合规定。

三、第三法（硫化钠法）

本法适用于检查能溶于碱而不溶于稀酸（或在稀酸中即生成沉淀）的药品中的重金属限量检查。

（一）原理

在碱性条件下，某些重金属的溶解度增大，滴加硫化钠试液，可与重金属离子生成有色硫化物的均匀混悬液，与一定量标准铅溶液经同法处理所呈颜色进行对比，检查供试品中重金属是否超出限度。

（二）仪器与用具

25ml 纳氏比色管、分析天平（感量 0.1mg）、量瓶（100ml、1000ml）、量筒、比色管架、白纸等。

（三）试药与试液

标准铅贮备液、氢氧化钠试液、硫化钠等。

（四）操作方法

（1）取 25ml 纳氏比色管两支，编号为甲、乙。

（2）除另有规定外，取规定量的供试品置乙管中，加氢氧化钠试液 5ml 使溶解，再加水稀释使成 25ml。

（3）取一定量的标准铅溶液置甲管中，氢氧化钠试液 5ml 并加水使成 25ml。

（4）在甲、乙两管中分别加硫化钠试液 5 滴，摇匀，同置白纸上，自上向下透视，乙管中显出的颜色与甲管比较，不得更深。

（五）注意事项

（1）如供试品自身为金属盐，例如铁盐，在检查这类药品中的重金属时，必须先将供试品本身的金属离子除去，再进行检查。利用 Fe^{3+} 在一定浓度的盐酸中形成 $HFeCl_6^{2-}$，用乙醚提取除去，再调节供试液至碱性，用氰化钾试液掩蔽微量的铁后进行检查。

（2）药品本身生成的不溶性硫化物，影响重金属检查，可加入掩蔽剂以避免干扰。

（3）其他同第一法。

（六）记录与计算

同第一法。

（七）结果判定

同第二法。

知识链接

中药与重金属

　　中药是源于天然的物料，按基源可分为植物药、动物药及矿物药，当中植物药占的比例最高。矿物源于天然的土壤中，本身便含有不同的重金属；动物在捕食中可能随食物链的累积而吸收到重金属；而植物则在生长的过程由泥土中吸收到重金属。这些天然物料还会受到外界环境如泥土、空气、水分的污染，使其重金属含量增高。另外，由于中药制剂的生产过程较为复杂，在磨粉、提取、过筛等生产过程中，重金属都有机会从机器的表面剥落而引起污染。

　　要防止出现重金属超标的情况，必须由源头做起。如改善工业污染地区土壤、水及空气质量。药用植物要在达到 GAP 的生产基地栽培，严格控制生长环境、农药及肥料的使用，解决重金属污染的来源。

　　除了药材，中药制剂的生产同样须严格把关，生产要在达到 GMP 的药厂生产，中药材原料通过重金属测试后，方可使用。成品也要通过检验，确保生产过程不受污染。对于含有矿物类中药的中药制剂，生产时须严格控制用药量。

第四节　砷盐检查法

　　砷盐检查法是指用于药品中微量砷盐（以 As 计算）的限量检查方法。

　　中药制剂的原药材受到环境污染或农药污染而残存砷盐。砷盐毒性极强，危害生命安全。为保证药品的安全性，《中国药典》对某些中药制剂规定了砷盐限量检查项目。例如阿胶中含砷盐不得过百万分之三，黄连上清丸中含砷盐不得过百万分之二。

　　《中国药典》收载了两种砷盐检查法：第一法（古蔡氏法），用作药品中砷盐的限量检查；第二法（二乙基二硫代氨基甲酸银法）既可检查药品中砷盐限量，又可作砷盐的含量测定；两法并列，可根据需要选用。

　　检查时以三氧化二砷配制标准砷溶液。

　　标准砷贮备液　称取三氧化二砷 0.132g，置 1000ml 量瓶中，加 20% 氢氧化钠溶液 5ml 溶解后，用适量的稀硫酸中和，再加稀硫酸 10ml，用水稀释至刻度，摇匀，作为贮备液。

　　标准砷溶液　临用前，精密量取贮备液 10ml，置 1000ml 量瓶中，加稀硫酸 10ml，用水稀释至刻度，摇匀，即得（每 1ml 相当于 1μg 的 As）。

一、第一法（古蔡氏法）

（一）原理

　　古蔡氏法是利用金属锌与酸作用产生新生态的氢与药品中微量亚砷酸盐（AsO_3^{3-}）反应生成具有挥发性的砷化氢（AsH_3），遇溴化汞（$HgBr_2$）试纸产生黄色至棕色的砷斑，与同一条件下定量标准砷溶液所产生的砷斑比较，以判定砷盐的限量。

$$AsO_3^{3-} + 3Zn + 9H^+ \longrightarrow AsH_3\uparrow + 3Zn^{2+} + 3H_2O$$

$$AsH_3 + 2HgBr_2 \longrightarrow 2HBr + AsH(HgBr)_2（黄色）$$

$$AsH_3 + 3HgBr_2 \longrightarrow 3HBr + As(HgBr)_3（棕色）$$

五价砷在酸性溶液中也可被金属锌还原为砷化氢，但速度比三价砷慢。为了防止五价砷的存在影响测定结果的稳定性，必须加入碘化钾、酸性氯化亚锡还原剂，将五价砷还原为三价砷。

$$AsO_4^{3+} + 2I^- + 2H^+ \longrightarrow AsO_3^{3-} + I_2 + H_2O$$

$$AsO_4^{3-} + Sn^{2+} + 2H^+ \longrightarrow AsO_3^{3-} + Sn^{4+} + H_2O$$

$$I_2 + Sn^{2+} \longrightarrow 2I^- + Sn^{4+}$$

$$4I^- + Zn^{2+} \longrightarrow [ZnI_4]^{2-}$$

（二）仪器与用具

古蔡氏法检查砷装置（见图 5－1）、分析天平（感量 0.1mg）、恒温水浴锅、高温炉、坩埚、干燥器、量瓶（100ml、1000ml）、量筒、定量滤纸等。

古蔡氏法检查砷装置中，有机玻璃旋塞 D 和 E 的孔径应与导气管 C 内径一致，以免生成的色斑直径不同，影响比色的准确度；B 磨口塞，C 管顶端与 D、E 有机玻璃旋塞塞盖间应紧密吻合，以防砷化氢泄漏。

（三）试药与试液

碘化钾试液、酸性氯化亚锡试液、乙醇制溴化汞试液、锌粒、盐酸、醋酸铅棉花、变色硅胶、20%氢氧化钠溶液等。

（四）操作方法

1. 标准砷斑制备

（1）装置的准备　取醋酸铅棉花适量（60～100mg）撕成疏松状，每次少量，用细玻璃棒均匀地装入导气管 C 中，松紧要适度，装管高度为 60～80mm。用玻璃棒夹取溴化汞试纸 1 片（其

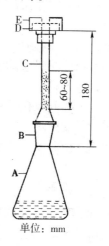

单位：mm

图 5－1　古蔡检砷装置示意图

A. 锥形瓶；B. 磨口塞（中有一孔）；
C. 导气管（装入醋酸铅棉花 60mg）；
D. 有机玻璃旋塞；E. 有机玻璃旋塞盖

大小能覆盖 D 顶端口径而不露出平面外为宜）置旋塞 D 顶端平面上，盖住孔径，盖上旋塞盖 E 并旋紧。

（2）精密量取标准砷溶液 2ml，置 A 瓶中，加盐酸 5ml 与水 21ml，再加碘化钾试液 5ml 与酸性氯化亚锡试液 5 滴，在室温放置 10 分钟后，加锌粒 2g，立即将准备好的导气管 C 密塞于 A 瓶上，并将 A 瓶置 25～40℃水浴中，反应 45 分钟，取出溴化汞试纸，即得。若供试品需经有机破坏后再行检砷，则应精密量取标准砷溶液 2ml 代替供试品，照该药品正文项下规定的方法处理后，依法制备标准砷斑。

2. 检查法

取按各品种项下规定方法制成的供试液，置 A 瓶中，照标准砷斑的制备，自"再加碘化钾试液 5ml"起依法操作。将生成的砷斑与标准砷斑比较，即得。

（五）注意事项

（1）所用仪器和试液等照本法检查，均不应生成砷斑，或经空白试验至多生成仅可辨认的斑痕。

（2）新购置的仪器装置，在使用前应检查是否符合要求。可将所使用的仪器装置依法制备标准砷斑，所得砷斑应呈色一致。同一套仪器应能辨别出标准砷溶液 1.5ml 与 2.0ml 所呈砷斑的深浅。

（3）制备标准砷斑或标准砷对照液，应与供试品检查同时进行。因砷斑不稳定，反应中应保持干燥及避光，并立即比较。标准砷溶液应于实验当天配制，标准砷贮备液存放时间一般不宜超过 1 年。

（4）古蔡氏法反应灵敏度约为 0.75μg（以 As 计），砷斑色泽的深度随砷化氢的量而定，《中国药典》规定标准砷斑为 2ml 标准砷溶液（相当于 2μg 的 As）所形成的色斑，此浓度得到的砷斑色度适中，清晰，便于分辨。供试品规定含砷限量不同时，采用改变供试品取用量的方法来适应要求，而不采用改变标准砷溶液取量的办法。

（5）如供试品中存在锑盐，将干扰砷盐检查，所以本法不适用供试品为锑盐的砷盐检查。

（6）供试品和锌粒中可能含有少量硫化物，在酸性溶液中产生 H_2S 气体，干扰实验，故用醋酸铅棉花吸收除去 H_2S；因此，导气管中的醋酸铅棉花，要保持疏松、干燥，不要塞入近下端。

（7）浸入乙醇制溴化汞试液的滤纸的质量，对生成砷斑的色泽有影响，用定性滤纸，所显砷斑色调较暗，深浅梯度无规律；用定量滤纸质地疏松者，所显砷斑色调鲜明，梯度规律，因此必须选用质量较好，组织疏松的中速定量滤纸；溴化汞试纸一般宜新鲜制备。

（8）锌粒大小影响反应速度，为使反应速度及产生砷化氢气体适宜，需选用粒径为 2mm 左右的锌粒。反应温度一般控制在 30℃ 左右，冬季可置温水浴中。如反应太快，宜适当降低反应温度，使砷化氢气体能被均匀吸收。

（9）如供试品为铁盐，需先加酸性氯化亚锡试液，将高铁离子还原为低价铁而除去干扰。如枸橼酸铁铵的砷盐检查。

（10）中药材、中药制剂和一些有机药物中的砷因与杂环分子可能以共价键结合，需先行有机破坏，否则检出结果偏低或难以检出。有机破坏时，所用试剂的含砷量如超过 1μg，除另有规定外，应取同量的试剂加入砷标准液一定量，按供试品同样处理，制备标准砷斑，再与供试品所生成砷斑的颜色比较。

（六）记录与计算

1. 记录

记录采用的方法，供试品取样量，标准砷溶液取用量，操作过程，使用特殊试剂、试液的名称和用量，实验过程中出现的现象及实验结果等。

2. 计算

根据公式（5-3）或（5-4）计算供试品的用量。

（七）结果判定

供试品生成的砷斑颜色比标准砷斑浅，判为符合规定。

（八）应用实例——黄连上清丸（水丸）中砷盐的检查

黄连上清丸由黄连、栀子、连翘、防风、石膏等 17 味中药制成，因含有矿物药石膏，《中国药典》规定采用第一法对其进行砷盐检查。

1. 检验依据（《中国药典》2010 年版一部 1066 页）

【处方】黄连 10g　栀子（姜制）80g　连翘 80g　炒蔓荆子 80g　防风 40g　荆芥穗 80g　白芷 80g　黄芩 80g　菊花 160g　薄荷 40g　酒大黄 320g　黄柏（酒炒）40g　桔梗 80g　川芎 40g　石膏 40g　旋覆花 20g　甘草 40g

【检查】砷盐　取本品水丸或水蜜丸 15g，大蜜丸 5 丸，研碎或剪碎，过二号筛，取 1.0g，称定重量。加无砷氢氧化钙 1g，加少量水，搅匀，烘干，用小火缓缓炽灼至炭化，再在 500～600℃炽灼至完全炭化（同时做空白，留作标准砷斑用），放冷，加盐酸 7ml 使溶解，再加水 21ml，依法检查（附录Ⅸ F 第一法），含砷量不得过百万分之二。

2. 检查

（1）装置的准备　准备两套。

（2）样品砷斑的制备　取本品水丸 5 丸，研碎，过二号筛，取 1.0g，称定重量。加无砷氢氧化钙 1g，加少量水，搅匀，烘干，用小火缓缓炽灼至炭化，再在 500～600℃炽灼至完全炭化，放冷，加盐酸 7ml 使溶解后，置 A 瓶中，再加水 21ml，加碘化钾试液 5ml 与酸性氯化亚锡试液 5 滴，在室温放置 10 分钟后，加锌粒 2g，立即将已装入醋酸铅棉花的导管 C 与已于旋塞 D 的顶端平面上放上一片溴化汞试纸，盖上旋塞 E，密塞于 A 瓶中，并将 A 瓶置 25～40℃水浴中反应 45 分钟，取出溴化汞试纸，即得供试品砷斑。

（3）标准砷斑制备　精密量取标准砷溶液 2ml，置坩埚中，照供试品砷斑的制备，自"加无砷氢氧化钙 1g"起依法操作，即得。

（4）结果判定　供试品生成的砷斑颜色比标准砷斑浅，符合规定。

二、第二法（二乙基二硫代氨基甲酸银法）

本法既可以检查药品中砷盐限量，又可以测定砷盐的含量。

（一）原理

利用金属锌与酸作用产生新生态氢，与药品中的微量亚砷酸盐反应生成具有挥发性的砷化氢，用二乙基二硫代氨基甲酸银试液吸收，使二乙基二硫代氨基甲酸银还原生成红色胶态银，与同条件下一定量标准砷溶液所产生的红色胶态银进行比较，判定砷盐的含量是否超出限度；或在 510nm 处测其吸光度计算砷盐的含量。

（二）仪器与用具

检砷装置、分析天平（感量 0.1mg）、恒温水浴锅、高温炉、坩埚、干燥器、量瓶（100ml、1000ml）、量筒、定量滤纸、恒温干燥箱（精确 ±1℃）。

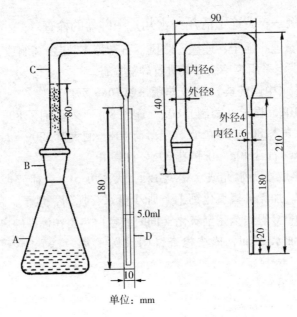

图 5 - 2 Ag - DDC 法检砷装置示意图

检砷装置见图 5 - 2。A 为锥形瓶，B 磨口塞应密闭，以防砷化氢泄漏；与标准磨口塞 B 相连的导气管 C 一端长度应不低于 80mm，便于装醋酸铅棉花达 80mm，另一端长度应不低于 180mm，尖端内径不可超过 1mm，以保证产生的砷化氢吸收完全；D 管的标准管与样品管要一致，管内径、色泽、刻度线要相同。

（三）试药与试液

标准砷溶液、盐酸、锌粒、碘化钾试液、酸性氯化亚锡试液、醋酸铅棉花、二乙基二硫代氨基甲酸银试液、三氯甲烷等。

（四）操作方法

1. 标准砷对照液的制备

（1）装置的准备　取醋酸铅棉花适量（80~100mg）撕成疏松状，每次少量，用细玻璃棒均匀地装入导气管 C 中，松紧要适度，装管高度约为 80mm。精密量取二乙基二硫代氨基甲酸银 5ml，置 D 管中。

（2）精密量取标准砷溶液 2ml，置 A 瓶中，加盐酸 5ml 与水 21ml，再加碘化钾试液 5ml 与酸性氯化亚锡试液 5 滴，在室温放置 10 分钟后，加锌粒 2g，立即将准备好的导气管 C 与 A 瓶密塞，使生成的砷化氢气体导入 D 管中，并将 A 瓶置 25~40℃水浴中反应 45 分钟，取出 D 管，添加三氯甲烷至刻度，混匀，即得。若供试品需经有机破坏后再行检砷，则应精密量取标准砷溶液 2ml 代替供试品，照各药品正文项下规定的方法处理后，依法制备标准砷对照液。

2. 检查法

准备好 C 管装置，取按各品种项下规定方法制成的供试液，置 A 瓶中，照标准砷对照液的制备，自"再加碘化钾试液 5ml"起依法操作。将所得溶液与标准砷对照液同置白色背景上，从 D 管上方向下观察，比较，即得。必要时，可将所得溶液与标准砷对照液分别转移至1cm吸收池中，用分光光度计在510nm波长处，以二乙基二硫代氨基甲酸银试液作空白，分别测定吸光度。

（五）注意事项

（1）本法中，需要加入一定量的有机碱以中和反应中的二乙基二硫代氨基甲酸；《中国药典》采用含1.8%乙胺和0.25%乙基二硫代氨基甲酸三氯甲烷溶液，呈色稳定性及试剂稳定性均好，低毒，无臭，与砷化氢产生的颜色在510nm的波长处有最大吸收。

（2）二乙基二硫代氨基甲酸银试液配制后两周内稳定。当供试液中含砷（As）$0.75 \sim 7.5\mu g$ 时显色反应的线性关系良好，2小时内稳定，重现性好。本法操作时由于砷化氢气体导入盛有准确5ml的二乙基二硫代氨基甲酸银试液中，在$25 \sim 40℃$水浴中反应45分钟后，有部分三氯甲烷挥发，比色前应添加三氯甲烷至5.00ml，摇匀，比色。因二乙基二硫代氨基甲酸银试液带浅黄绿色，测吸光度时要用此试液作空白。

（3）其他　同第一法。

（六）记录与计算

同第一法（古蔡氏法）。

（七）结果判定

供试液所得的颜色比标准砷对照液浅，判为符合规定；或在510nm波长处测得吸光度小于标准砷对照液的吸光度，判为符合规定。

知识链接

砒霜

砷就是我们常说的砒霜，虽然是毒性物质，可也能用于治疗。目前，含砷的西药、中药齐全，口服的、输液的都有，主要用来治疗癫痫、部分血液病，治疗肿瘤时，起到类似化疗药的作用。应该说，在医生指导下使用是相对安全的。现在的隐患是，很多患者服用过自行配置的中药，而雄黄、朱砂等中药经常使用，它们都含有砷，在临床上也已见多位患者因此出现的慢性砷中毒引起血液系统改变，比如骨髓抑制合并贫血、白细胞减少、骨髓病态造血及染色体改变。患者在服用这类药物时，一旦出现乏力或者是肝功能改变，可以先停药，或者是用搭配太子参、丹参等药物，可以减轻砷的副作用。

第五节　农药残留量测定法

中药制剂的原料药材有很大一部分依靠人工栽培种植，为了减少病虫害，提高产量，往往需使用农药。长期大范围的应用农药会造成中药材及其制剂的农药残留问题。患者若长期服用含有农药残留的中药材及其制剂，会引起蓄积中毒。由于农药对人体危害极大，因此，控制中药材及其制剂中的农药残留量是非常必要的。农药种类比较多，目前《中国药典》规定的被检农药有有机氯类（六六六、DDT、五氯硝基苯等）、有机磷类（对硫磷、甲基对硫磷、乐果、氧化乐果、甲胺磷、久效磷、二嗪农等）、拟除虫菊酯类（氯氰菊酯、氰戊菊酯、溴氰菊酯等）。

《中国药典》采用气相色谱法测定药材、饮片及制剂中部分有机氯、有机磷和拟除虫菊酯类农药。

一、有机氯类农药残留量测定法

（一）简述

有机氯类农药是农药史中使用量最大，使用历史最长的一类农药，其化学性质稳定，脂溶性强，效期长（可达 30~50 年之久），易在脂肪组织中蓄积，造成慢性中毒，严重危及人体健康。《中国药典》2000 年版一部开始收载有机氯类农药〈六六六、DDT、五氯硝基苯等〉残留量的测定方法，通过提取、净化和富集等步骤制备供试品溶液，采用气相色谱法，电子捕获检测器测定。

（二）仪器与用具

气相色谱仪（带有 ^{63}Ni－ECD 电子捕获检测器，载气为高纯氮，必须安装脱氧管）、超声仪、离心机、旋转蒸发仪、色谱柱、具塞刻度离心管，刻度浓缩瓶，具塞锥形瓶（100ml）、移液管、分析天平（感量 0.01mg）、标准筛、小型粉碎机、恒温干燥箱、干燥器、研钵、恒温水浴锅、减压装置、量瓶（100ml）等。

（三）试药与试液

（1）丙酮、石油醚（60~90℃）和二氯甲烷均为分析纯，且全部经过全玻璃蒸馏装置重蒸馏，经气相色谱法确认，符合农残检测的要求。

（2）无水硫酸钠和氯化钠均为分析纯，硫酸为优级纯。

（3）农药对照品　六六六（BHC）[包括 α－BHC，β－BHC，γ－BHC 和 δ－BHC 四种异构体]，滴滴涕（DDT）[包括 pp′－DDE，pp′－DDD，op′－DDT 和 pp′－DDT 四种异构体] 及五氯硝基苯（PCNB），由中国计量科学研究院及农业部环境保护科研检测所提供，也可采用国际认可的农药标准品自行配制。

（4）色谱条件与系统适用性试验

① SE－54 色谱柱　进样口温度：230℃。检测器温度：300℃，不分流进样。程序升温：初始温度 100℃，每分钟 10℃升至 220℃，再以每分钟 8℃升至 250℃，保持 10 分钟。

② DB－1701 色谱柱　进样口温度：220℃，检测器温度：300℃，不分流进样。程序升温：初始温度 140℃，保持 1 分钟，以每分钟 10℃升至 210℃，再以每分钟 20℃升至 260℃，保持 4 分钟。

按上述条件操作，理论板数以 α－BHC 峰计算应不低于 1×10^6，两个相邻色谱峰的分离度应大于 1.5。

（四）操作方法

（1）对照品储备液的制备　精密称取六六六（BHC）[α－BHC，β－BHC，γ－BHC 和 δ－BHC 四种异构体]，滴滴涕（DDT）[包括 PP′－DDE，PP′－DDD，OP′－DDT 和 PP′－DDT 四种异构体] 及五氯硝基苯（PCNB）农药对照品溶液适量，用石油醚（60～90℃）分别制成每1ml含4～5μg的溶液。

（2）混合对照品储备液制备 精密量取上述各对照品储备液0.5ml，置10ml量瓶中，用石油醚（60～90℃）稀释至刻度，摇匀。

（3）混合对照品溶液的制备 精密量取上述混合对照品储备液，用石油醚（60～90℃）制成每1L分别含0μg，1μg，5μg，10μg，50μg，100μg和250μg的溶液。

（4）供试品溶液制备 ①药材：取供试品于60℃干燥4小时，粉碎成细粉，取约2g，精密称定，置100ml具塞锥形瓶中，加水20ml浸泡过夜，精密加丙酮40ml，称定重量，超声处理30分钟，放冷，再称定重量，用丙酮补足减失的重量，再加氯化钠约6g，精密加二氯甲烷30ml，称定重量，超声处理15分钟，直至氯化钠完全溶解，再称定重量，用二氯甲烷补足减失的重量，静置使水相与有机相完全分层，将有机相迅速移入装有适量无水硫酸钠的100ml具塞锥形瓶中，脱水4小时，精密量取35ml，置100ml旋转蒸发器中，40℃水浴上减压浓缩至近干，加少量石油醚（60～90℃）如前反复操作至二氯甲烷及丙酮除净，用石油醚（60～90℃）溶解并转移至10ml具塞刻度离心管中，加石油醚（60～90℃）精密稀释至5ml，小心加入硫酸钠1ml，振摇1分钟，离心（3000r/min）10分钟，精密量取上清液2ml，置刻度浓缩瓶中，连接旋转蒸发器，40℃下（或用氮气）将溶液浓缩至适量，精密稀释至1ml，即得。同法制备空白样品。

②制剂：取供试品，研成细粉（蜜丸切碎，液体直接量取），精密称取适量（相当于药材2g），以下按方法①，制备供试品溶液。

（5）测定法 按上述色谱条件操作，分别精密吸取供试品溶液和与之相对应浓度的混合对照品溶液各1μl，分别连续进样3次，取3次平均值，按外标法计算供试品中9种有机氯农药残留量。

（五）注意事项

（1）本试验所用器皿应严格清洗（不能残存卤素离子）。

（2）供试品溶液制备时，有机相减压浓缩务必至近干，避免待测成分损失。

（3）为防止假阳性结果，可选择不同极性的色谱柱进行验证，有条件的可采用气质联用予以确认。

（4）如样品中其他成分有干扰，可适当改变色谱条件但也需进行空白验证。

（六）记录与计算

记录仪器型号，检测器及其灵敏度，色谱柱长与内径，柱填料与固定相，载气和流速，柱温，进样口与检测器的温度，内标溶液，供试品的预处理，供试品与对照品的称量（平行试验各2份）和配制过程，进样量，测定数据，计算式与结果；并附色谱图。标准中如规定有系统适用性试验者，应记录该试验的数据（如理论板数，分离度，校正因子的相对标准偏差等）。

（七）应用实例

甘草是中医临床常用药，具有补脾益气、清热解毒、祛痰止咳、缓急止痛、调和诸药的功效，应用广泛，《中国药典》规定对其进行有机氯农药残留量测定。

按有机氯农药残留量测定法测定，六六六（总BHC）不得过千万分之二，滴滴涕

（总 DDT）不得过千万分之二，五氯硝基苯（PCNB）不得过千万分之一。

二、有机磷类农药残留量测定法

（一）简述

很多有机磷类农药具有毒性，严重危及人体健康。《中国药典》2005 年版一部始收载有机磷类农药（对硫磷、甲基对硫磷、乐果、氧化乐果、甲胺磷、久效磷、二嗪农、乙硫磷、马拉硫磷、杀扑磷、敌敌畏、乙酰甲胺磷）的测定方法，通过提取、净化和富集等步骤制备供试品溶液，采用气相色谱法，氮磷检测器测定。

（二）仪器与用具

气相色谱仪〔带有氮磷检测器（NPD），载气为氮（纯度＞99.9999% 的高纯氮）〕；超声仪；旋转蒸发仪；多功能真空样品处理器；活性炭小柱（120～400 目、石墨碳填料）；氮吹仪；色谱柱；具塞锥形瓶；250ml 平底烧瓶；棕色量瓶；移液管；分析天平（感量 0.01mg）、标准筛、小型粉碎机。

（三）试药与试液

（1）无水硫酸钠为分析纯。

（2）乙酸乙酯、正己烷（农残级或分析纯试剂经过全玻璃蒸馏装置重蒸馏，经气相色谱法确认，符合农残检测的要求）。

（3）农药对照品对硫磷、甲基对硫磷、乐果、氧化乐果、甲胺磷、久效磷、二嗪农、乙硫磷、马拉硫磷、杀扑磷、敌敌畏、乙酰甲胺磷，由中国计量科学研究院及农业部环境保护科研检测所提供，其纯度大于 99%；也可以使用国际认可的、纯度要求等符合规定的进口标准物质。

（4）色谱条件与系统适用性试验　进样口温度：220℃。检测器温度：300℃。不分流进样。程序升温：初始 120℃，每分钟 10℃升至 200℃，每分钟 5℃升至 240℃，保持 2min，每分钟 20℃升至 270℃，保持 0.5 分钟。理论板数按敌敌畏峰计算应不低于 6000，两个相邻色谱峰的分离度应大于 1.5。

（四）操作方法

（1）对照品储备液的制备　精密称取对硫磷、甲基对硫磷、乐果、氧化乐果、甲胺磷、久效磷、二嗪农、乙硫磷、马拉硫磷、杀扑磷、敌敌畏、乙酰甲胺磷农药对照品适量，用乙酸乙酯分别制成每 1ml 约含 100μg 的溶液，即得。

（2）混合对照品储备液的制备　精密量取上述各对照品储备液 1ml，置 20ml 棕色量瓶中，加乙酸乙酯稀释至刻度，摇匀，即得。

（3）混合对照品溶液的制备　精密量取上述混合对照品储备液，用乙酸乙酯制成每 1ml 分别含 0.1μg、0.5μg、1μg、2μg、5μg 的溶液，即得。

（4）供试品溶液的制备　取供试品粉末（过二号筛）约 5g，精密称定，加无水硫酸钠 5g，加入乙酸乙酯 50～100ml，冰浴超声处理 3 分钟，放置，取上层液滤过，药渣加乙酸乙酯 30～50ml，冰浴超声处理 2 分钟，放置，滤过，合并两次滤液，用少量乙酸乙酯洗涤滤纸及残渣，与上述滤液合并。取滤液于 40℃下减压浓缩至近干，用乙酸乙酯转移至 5ml 量瓶中，并稀释至刻度，精密量取 1ml，置活性炭小柱〔120～400 目，

0.25g，内径0.9cm，（如 Supelclean ENVI – Carb SPE Tubes，3ml 活性炭小柱），用乙酸乙酯5ml 预洗〕上，置多功能真空样品处理器上，用正己烷 – 乙酸乙酯（1:1）的混合溶液5ml 洗脱，收集洗脱液，置氮吹仪上浓缩至近干，精密加入乙酸乙酯1ml 使溶解，即得。同法制备空白样品。

（5）测定法 按上述色谱条件操作，分别精密吸取供试品溶液和与之相对应浓度的混合对照品溶液各1μl，分别连续进样3次，取3次平均值，按外标法计算供试品中12种有机磷农药残留量。

（五）注意事项

（1）所用玻璃仪器不能用含磷洗涤剂洗涤，应用洗液浸泡洗涤，使用前用丙酮荡洗并挥干溶剂。

（2）乙酸乙酯提取液减压浓缩时，水浴温度不能高于40℃，且减压浓缩务必至近干，避免待测成分损失。

（3）为防止假阳性结果，可选择不同极性的色谱柱进行验证，有条件的可采用气质联用予以确认。

（4）本项方法的加样回收率应为70%～110%。

（六）记录与计算

记录仪器型号，检测器及其灵敏度，色谱柱长与内径，柱填料与固定相，载气和流速，柱温，进样口与检测器的温度，内标溶液，供试品的预处理，供试品与对照品的称量（平行试验各2份）和配制过程，进样量，测定数据，计算式与结果；并附色谱图。标准中如规定有系统适用性试验者，应记录该试验的数据（如理论板数，分离度，校正因子的相对标准偏差等）。

三、拟除虫菊酯类农药残留量测定法

（一）简述

拟除虫菊酯类农药与 DDT 同属轴突毒剂，其引起的中毒征象十分相似。拟除虫菊酯类农药的毒理作用迅速，比 DDT 复杂，严重危及人体健康。《中国药典》一部收载了拟除虫菊酯类农药（氯氰菊酯、氰戊菊酯、溴氰菊酯）残留量的测定方法。本法通过提取、净化和富集等步骤制备供试品溶液，采用气相色谱法，电子捕获检测器测定。

（二）仪器与用具

气相色谱仪（带有 ^{63}Ni – ECD 电子捕获检测器、载气为高纯氮，必须安装脱氧管）；超声仪；离心机；旋转蒸发仪；色谱柱或弹性石英毛细管柱（30m × 0.32mm × 0.25μm）；具塞锥形瓶；圆底烧瓶；量瓶；移液管；分析天平（感量0.01mg）；标准筛；小型粉碎机等。

（三）试药与试液

（1）丙酮、石油醚（60～90℃）和乙醚均为分析纯，且全部经过全玻璃蒸馏装置重蒸馏，经气相色谱法确认，符合农残检测的要求（有条件的实验室可使用进口的农残级的试剂）。

（2）无水硫酸钠、氧化铝（80~100目）、微晶纤维素为分析纯，弗罗里硅土（Florisil 80~100目）。

（3）农药对照品氯氰菊酯，氰戊菊酯，溴氰菊酯对照品（由中国计量科学研究院提供），纯度大于98%。

（4）色谱条件与系统适用性试验　进样口温度：270℃，检测器温度：330℃，分流或不分流进样，分流比：20∶1；5∶1。程序升温：初始160℃，保持1分钟，每分钟10℃升至278℃，保持0.5分钟，每分钟1℃升至290℃，保持5分钟。理论板数按溴氰菊酯峰计算应不低于$1×10^5$，两个相邻色谱峰的分离度应大于1.5。

（四）操作方法

（1）对照品储备液的制备　精密称取氯氰菊酯、氰戊菊酯及溴氰菊酯农药对照品适量，用石油醚（60~90℃）分别制成每1ml含20~25μg的溶液，即得。

（2）混合对照品储备液的制备　精密量取上述各对照品储备液1ml，置10ml量瓶中，用石油醚（60~90℃）稀释至刻度，摇匀，即得。

（3）混合对照品溶液的制备　精密量取上述混合对照品储备液，用石油醚（60~90℃）制成每1L分别含0μg、4μg、8μg、40μg、200μg的溶液，即得。

（4）供试品溶液的制备　取供试品于60℃干燥4小时，粉碎成细粉（过五号筛），取约1~2g，精密称定，置100ml具塞锥形瓶中，加石油醚（60~90℃）-丙酮（4∶1）混合溶液30ml，超声处理15分钟，滤过，药渣再重复上述操作2次后，合并滤液，滤液加入适量无水硫酸钠脱水后，置100ml圆底烧瓶中，于40~45℃减压浓缩至近干，用少量石油醚（60~90℃）反复操作至丙酮除净，残渣用适量石油醚（60~90℃）溶解，置玻璃层析柱［混合小柱（内径1~1.5cm的玻璃柱），从下至上依次为无水硫酸钠2g、弗罗里硅土4g、微晶纤维素1g、氧化铝（100目）1g和无水硫酸钠2g，用石油醚（60~90℃）-乙醚（4∶1）混合溶液20ml预洗］上，用石油醚（60~90℃）-乙醚（4∶1）混合溶液90ml洗脱，收集洗脱液，于40~45℃减压浓缩至近干，再用石油醚（60~90℃）3~4ml重复操作至乙醚除净，残渣用石油醚（60~90℃）溶解转移至5ml量瓶中，并稀释至刻度，即得。同法制备空白样品。

（5）测定法　按上述色谱条件操作，分别精密吸取供试品溶液和与之相对应浓度的混合对照品溶液各1μl，分别连续进样3次，取3次平均值，按外标法计算供试品中3种拟除虫菊酯农药残留量。

（五）注意事项

（1）本试验所用器皿应严格清洗（不能残存卤素离子）。

（2）供试品溶液制备时，有机相的减压浓缩务必至近干，避免待测成分损失。

（3）由于中药样品组成复杂，特殊样品要视具体情况适当改变提取、净化条件。

（4）为防止假阳性结果，可选择不同极性的色谱柱进行验证，有条件的可采用气质联用予以确认。

（六）记录与计算

记录仪器型号，检测器及其灵敏度，色谱柱长与内径，柱填料与固定相，载气和流速，柱温，进样口与检测器的温度，内标溶液，供试品的预处理，供试品与对照的称量（平行试验各 2 份）和配制过程，进样量，测定数据，计算式与结果；并附色谱图。标准中如规定有系统适用性试验者，应记录该试验的数据（如理论板数，分离度，校正因子的相对标准偏差等）。

知识链接

农药

喷洒到药材或土壤中，经过一段时间，由于光照、自然降解、雨淋、高温挥发、微生物分解和植物代谢等作用，绝大部分已消失，但还会有微量的农药残留。残留农药对病、虫和杂草无效，但对直接或间接用于治疗疾病的中药制剂却会造成影响。在农药使用范围和使用量不断扩大的情况下，控制农药残留，保证用药安全，已成为需要解决的问题。最大限度地控制农药残留可以从以下几方面入手：

（1）合理使用农药。

（2）安全使用农药 按照《中药材生产质量管理规范》（GAP）等规定，预防为主、综合防治。

（3）采取避毒措施。

（4）进行去污处理，对残留在作物、果蔬表面的农药可作去污处理。

（5）加强监管。

第六节　注射剂有关物质检查法

注射剂有关物质系指饮片经提取、纯化制成注射剂后，残留在注射剂中可能引起不良反应，需要控制的物质。除另有规定外，一般应检查蛋白质、鞣质、树脂等，静脉注射液还应检查草酸盐、钾离子等。这些杂质难以完全除去，放置一段时间后会出现色泽变深、混浊、沉淀等现象，影响制剂的疗效和安全性。

一、蛋白质

（一）简述

中药注射剂中如果植物蛋白未除尽，注射后由于异性蛋白的缘故易引起过敏反应，故应检查蛋白质。《中国药典》采用的检测方法系基于蛋白质在 pH 值小于等电点时呈正离子，可与磺基水杨酸或鞣酸等试剂结合形成不溶性的沉淀，以判断蛋白质的存在。

（二）仪器与用具

试管等。

（三）试药与试液

30％磺基水杨酸溶液、鞣酸试液等。

（四）操作方法

除另有规定外，取注射液 1ml，加新配制的 30％磺基水杨酸溶液 1ml，混匀，放置

5 分钟，不得出现浑浊。

（五）注意事项

（1）磺基水杨酸试液应新鲜配制，否则会影响检验结果。

（2）注射剂含有黄芩苷、蒽醌类等成分时，应改用鞣酸试液检查。否则会影响检验结果的正确性。

（3）防止出现假阳性　某些注射剂遇酸能产生沉淀，会干扰检查结果，应注意辨别。

（4）如结果不明显，可取注射用水作空白，同法操作，加以比较。

（六）记录

记录样品取样量、试液名称、用量，实验过程中出现的现象及实验结果等。供试品加入磺基水杨酸试液后 5 分钟浑浊与否。

（七）结果判定

若不出现浑浊，判为符合规定。

二、鞣质

（一）简述

中药注射剂中如含有较多的鞣质，将会对人体产生刺激，引起疼痛，故应检查鞣质。《中国药典》采用的检测方法系利用蛋白质与鞣质在水中形成鞣酸蛋白而析出沉淀，以判断鞣质的存在。

（二）仪器与用具

试管，应选质量较好、质地一致、无色、无刻度的玻璃试管。

（三）试药与试液

1% 鸡蛋清的生理氯化钠溶液、稀醋酸、氯化钠明胶试液等。

（四）操作方法

取注射液 1ml，加新配制的含 1% 鸡蛋清的生理氯化钠溶液 5ml，放置 10 分钟，不得出现浑浊或沉淀。如出现浑浊或沉淀，应另取注射液 1ml，加稀醋酸 1 滴，再加氯化钠明胶试液 4~5 滴，不得出现浑浊或沉淀。

（五）注意事项

（1）鸡蛋清生理盐水应新鲜配制，否则影响检验结果。

（2）如结果不明显，可取注射用水作空白，同法操作，加以比较。

（3）含有聚乙二醇、聚山梨酯等聚氧乙烯基附加剂的注射剂，虽有鞣质也不产生沉淀，对这类注射液应取未加附加剂前的半成品检查。

（六）记录

记录样品取样量、试液名称、用量，实验过程中出现的现象及实验结果等。供试品加入 1% 鸡蛋清的生理氯化钠溶液后 10 分钟有无沉淀产生。

（七）结果判定

若不出现浑浊，判为符合规定。

三、树脂

（一）简述

树脂类也是影响中药注射剂澄明度的重要原因。树脂中的树脂酸与树脂醇类具有极性基团，当它们进入水中之后较不容易很快沉淀析出，因此不易除尽，当灭菌或贮藏过程中可逐渐析出，使注射剂产生浑浊、沉淀。中药注射剂中如含有树脂，会引起疼痛等，故应进行树脂检查。

《中国药典》采用的检测方法系基于树脂在酸性水中析出絮状沉淀，以判断树脂的存在。

（二）仪器与用具

恒温水浴箱、烧杯、分液漏斗、蒸发皿、具塞试管等。

（三）试药与试液

盐酸、三氯甲烷、冰醋酸等。

（四）操作方法

（1）取注射液5ml，加盐酸1滴，放置30分钟，应无沉淀析出。

（2）注射液中如含有遇酸能产生沉淀的成分，可另取注射液5ml，加三氯甲烷10ml振摇提取，分取三氯甲烷液，置水浴上蒸干，残渣加冰醋酸2ml使溶解，置具塞试管中，加水3ml，混匀，放置30分钟，应无沉淀析出。

（五）注意事项

（1）如试验有沉淀析出，应照上述操作方法2检查，应无沉淀析出。

（2）用三氯甲烷提取时，应充分放置，使其分层完全，否则，易出现假阳性。

（3）如结果不明显，可取注射用水作空白，同法操作，加以比较。

（六）记录

记录样品取样量、试液名称、用量，实验过程中出现的现象及实验结果等。

（七）结果判定

若无沉淀析出，判为符合规定。

四、草酸盐

（一）简述

中药注射液如含有草酸盐，进入血液可使血液脱钙，产生抗血凝作用，甚至引起痉挛；并由于生成不溶于水的草酸钙，可引起血栓，故供静脉注射用注射剂应检查草酸盐，以保证用药安全。

《中国药典》采用的检测方法系基于草酸与氯化钙反应生成不溶于水的草酸钙，以判断草酸盐的存在。

（二）仪器与用具

玻璃漏斗、滤纸、试管、pH试纸等。

（三）试药与试液

稀盐酸、氢氧化钠试液、3%氯化钙溶液等

（四）操作方法

除另有规定外，取注射液2ml，用稀盐酸调节pH值至1~2，如有沉淀，滤过，滤液用氢氧化钠试液调节pH值至5~6，加3%氯化钙溶液2~3滴，放置10分钟，不得出现浑浊或沉淀。

（五）注意事项

（1）如结果不明显，可取注射用水作空白，同法操作，加以比较。

（2）pH值的调节宜先用盐酸调pH至1~2，将其过滤后再用氢氧化钠调pH至5~6，否则会影响检查结果。

（六）记录与计算

记录样品取样量、试液名称、用量，实验过程中出现的现象及实验结果等。

（七）结果判定

若不出现浑浊或沉淀，判为符合规定。

五、钾离子

（一）简述

中药注射剂中如钾离子含量过高，可引起明显的局部刺激（疼痛反应）和心肌损害。用于静脉注射时，会引起病人血钾离子浓度偏高，使电解质平衡失调，一般认为钾离子浓度以控制在22%（mg/ml）以下为宜，故应对供静脉注射用注射剂中钾离子进行限量检查。

《中国药典》采用的检测方法系基于钾离子与四苯硼钠在酸性条件下生成沉淀，根据浊度判断钾离子的浓度。

（二）仪器与用具

高温炉、纳氏比色管［应选玻璃质量较好、无色（尤其管底）、配对、刻度标线高度一致的纳氏比色管，洗涤时避免划伤内壁］、移液管、量瓶、坩埚等。

（三）试药与试液

标准钾离子溶液、稀醋酸、碱性甲醛溶液、3%乙二胺四醋酸二钠溶液、3%四苯硼钠溶液。

（四）操作方法

（1）供试品溶液的制备　除另有规定外，取注射液2ml，蒸干，先用小火炽灼至炭化，再在500~600℃炽灼至完全灰化，加稀醋酸2ml使溶解，并转移至25ml量瓶中，加水稀释至刻度，摇匀。

（2）取10ml纳氏比色管两支，编号为甲、乙。

（3）甲管中精密加入标准钾离子溶液0.8ml。

（4）乙管中精密加入供试品溶液1ml。

（5）在甲、乙两管中分别加入碱性甲醛溶液 0.6ml，3% 乙二胺四醋酸二钠溶液 2 滴，3% 四苯硼钠溶液 0.5ml，加水稀释至 10ml，摇匀。

（6）甲、乙两管同置黑纸上，自上向下透视，乙管中显出的浊度与甲管比较，不得更浓。

（五）注意事项

（1）标准钾离子储备液应放冰箱保存，临用前精密量取标准钾离子贮备液新鲜稀释配制。

（2）供试品在炭化时，应注意缓慢加热，以防止暴沸而造成误差。炽灼温度应控制在 500～600℃，灰化必须完全。

（六）记录与计算

记录样品取样量、试液名称、用量，标准钾离子取用量、实验过程中出现的现象及实验结果等。

（七）结果判定

甲管与乙管比较，乙管浊度浅于甲管，判为符合规定。

（八）应用实例——注射用双黄连（冻干）有关物质的检查

注射用双黄连（冻干）是由中药金银花、黄芩、连翘为原料制备的粉针剂，与溶媒配制后静脉滴注具有清热解毒、疏风解表的功效，主要用于外感风热引起的发热、咳嗽、咽痛，临床常用于病毒及细菌引起的上呼吸道感染、咽炎、扁桃体炎、急性支气管炎、肺炎等的治疗。本品是《中国药典》收载的第一个冻干注射剂。《中国药典》规定检查其蛋白质、鞣质、树脂、草酸盐与钾离子等有关物质。

1. 检验依据（《中国药典》2010 年版一部 846 页）

【处方】连翘　金银花　黄芩

2. 检查

（1）蛋白质检查　取本品 0.6g，加水 10ml 使溶解，取 2ml，滴加鞣酸试液 1～3 滴，不得出现浑浊。

结果判定：澄清则蛋白质检查符合规定；若出现浑浊，则蛋白质检查不符合规定。

（2）鞣质检查　取本品 0.6g，加水 10ml 使溶解，取 1ml，加新配制的含 1% 鸡蛋清的生理氯化钠溶液 5ml［必要时，用微孔滤膜（0.45μm）滤过］，放置 10 分钟。

结果判定：若澄清，不出现浑浊或沉淀，则鞣质检查符合规定。如出现浑浊或沉淀，则取溶液 1ml，加稀醋酸 1 滴，再加氯化钠明胶试液 4～5 滴，不得出现浑浊和沉淀。

（3）树脂检查　取本品 0.6g，加水 10ml 使溶解，取 5ml，置分液漏斗中，加三氯甲烷 10ml 振摇提取，分取三氯甲烷液，置水浴上蒸干，残渣加冰醋酸 2ml 使溶解，置具塞试管中，加水 3ml，混匀，放置 30 分钟，应无絮状物析出。

结果判定：若澄清，不出现絮状物，则树脂检查符合规定；若有絮状物析出则树脂检查不符合规定。

（4）草酸盐检查　取本品 0.6g，加水 10ml 使溶解，用稀盐酸调节 pH 值至 1～2，保温滤去沉淀，调节 pH 值至 5～6，取 2ml，加 3% 氯化钙溶液 2～3 滴，放置 10 分钟，不得出现浑浊和沉淀。

结果判定：澄清则草酸盐检查符合规定；出现浑浊或沉淀，则草酸盐检查不符合规定。

（5）钾离子检查　取本品 0.12g，称定，先用小火炽灼至炭化，再在 500~600℃炽灼至完全灰化，加稀醋酸使溶解，置 25ml 量瓶中，加水稀释至刻度，混匀，作为供试品溶液。取 10ml 纳氏比色管两支，甲管中精密加入标准钾离子溶液 0.8ml，加碱性甲醛溶液（取甲醛溶液，用 0.1mol/L 氢氧化钠溶液调节 pH 值至 8.0~9.0）0.6ml、3% 乙二胺四醋酸二钠溶液 2 滴、3% 四苯硼钠溶液 0.5ml，加水稀释成 10ml，乙管中精密加入供试品溶液 1ml，与甲管同时依法操作，摇匀，甲、乙两管同置黑纸上，自上向下透视，乙管中显出的浊度与甲管比较，不得更浓。

结果判定：若乙管中显出的浊度与甲管比较较浅，则钾离子检查符合规定；若乙管中显出的浊度与甲管比较较深，则钾离子检查不符合规定。

第七节　特殊杂质检查方法

药物除检查一般杂质外，还需检查可能存在的特殊杂质，特殊杂质指在某药物制剂的生产和贮存过程中，由于药物本身的性质、生产方式及工艺条件可能引入的杂质。

特殊杂质的检查一般按药物和杂质在物理、化学性质上的差异，采用物理的、化学的、药理的、微生物的方法来检查。由于药物品种不同，所含的特殊杂质不同（与不同药物的生产、贮存有关），检查方法也不同，故《中国药典》中特殊杂质的检查列在有关品种的检查项下。

一、附子理中丸中乌头碱的检查

（一）简述

《中国药典》一部包括附子理中丸、固肾定喘丸等 30 多个品种需进行乌头碱限量检查，检查方法多采用薄层色谱法。

乌头中含有多种生物碱，其中乌头碱型生物碱中的羟基常和乙酸、苯甲酸生成双酯型生物碱，双酯型生物碱亲脂性强，有麻辣味，毒性大，是乌头大毒的主要成分。因此，为保证用药安全有效，应对乌头及其成方制剂进行乌头碱类酯型生物碱的限量检查。

（二）仪器与用具

分析天平（感量 0.01mg）、剪刀、水浴锅、振荡器等。

（三）试药与试液

硅胶 G 薄层板、氨试液、乙醚、无水乙醇、无水硫酸钠、二氯甲烷、丙酮、甲醇、稀碘化铋钾试液、乌头碱对照品（中国药品生物制品检定所）等。

（四）操作方法

取本品水蜜丸适量，研碎，取 25g；或取大蜜丸适量，剪碎，取 36g，加氨试液 4ml，拌匀，放置 2 小时，加乙醚 60ml，振摇 1 小时，放置 24 小时，滤过，滤液蒸干，残渣加无水乙醇使溶液成1ml，作为供试品溶液。取乌头碱对照品适量，加无水乙醇制成每1ml含1mg的溶液，作为对照品溶液。照薄层色谱法（附录Ⅵ B）试验，吸取供试品溶液12μl、对照品溶液5μl，分别点于同一硅胶 G 薄层板上，以二氯甲烷（经无水硫酸钠脱水处理）－丙酮－甲醇（6:1:1）为展开剂，展开，取出，晾干，喷以稀碘化铋钾试液。供试品色谱中，在与对照品色谱相应位置上出现的斑点应小于对照品的斑点或不出现斑点。

（五）注意事项

见薄层色谱鉴别法（第三章第六节）。

（六）记录

见薄层色谱鉴别法（第三章第六节）。

（七）结果判断

供试品色谱中，在与对照品色谱相应位置上出现的斑点小于对照品的斑点或不出现斑点，判为符合规定。

> **知识链接**
>
> ### 乌头
>
> 中药乌头因其主根呈圆锥状，似乌鸦之头，故名乌头。分川乌和草乌两种，前者为栽培而得，后者为野生，乌头的旁生块根为附子。乌头最早记载于《神农本草经》，有温热的功效，可以祛风除湿、温经止痛。但乌头又具有一定的毒性，野生草乌头毒性更剧烈，古代将其涂在箭头上射人猎兽，中箭即倒。故乌头药用时，需炮制得法和用量适宜，方能发挥良好的治疗作用。

二、大黄流浸膏中土大黄苷的检查

（一）简述

正品大黄含痕量或少量土大黄苷和它的土大黄苷元，土大黄苷元为二苯乙烯衍生物，属氧苷中的酚苷。劣等大黄中土大黄苷的含量高，通常认为含有土大黄苷的大黄质量较次，不少国家药典中规定大黄中不得检出土大黄苷。《中国药典》规定对大黄药材及其制剂应检查土大黄苷。

（二）仪器与用具

紫外灯（365nm）等。

（三）试药与试液

甲醇、乙醇。

（四）操作方法

取大黄流浸膏适量，加甲醇2ml，温浸10分钟，放凉，取上清液10μl，点于滤纸上，以45%乙醇展开，取出，晾干，放置10分钟，置紫外灯（365nm）下检视，不得显持久的亮紫色荧光。

（五）注意事项

防止假阳性结果发生。

（六）记录

记录简要的操作过程，供试品的取用量，所加试剂的名称与用量，荧光颜色等。

（七）结果判断

不显持久的亮紫色荧光，判为符合规定。

第八节　卫生学检查法

药品作为一种防病、治病的特殊商品，除了在理化方面需要有效地控制其质量以外，其卫生学检查也尤为重要。药品的卫生学检查技术作为检验技术的一部分，在药品质量检测方面发挥着至关重要的作用，药品卫生学检查法包括无菌检查和微生物限度检查，《中国药典》规定，除对无菌制剂须进行无菌检查，各种非灭菌中药制剂均应依法进行微生物限度检查，并应符合标准规定。

一、微生物限量检查法

（一）简述

微生物限度检查是检测《中国药典》规定的非规定灭菌制剂及其原料、辅料受微生物污染程度的一种检查方法。

微生物限度检查是体现药品卫生质量的重要指标之一，通过检测药品在单位质量或体积（g或ml）内所含有的活菌数量，用以判断药品被污染的程度和标志，药品中污染的微生物越多，则表明药品受到致病菌污染的机会和可能性也较大，安全性也就越差；同时细菌数测定也包括对药物的各种原料、工具设备、操作人员及工艺流程等各个环节的卫生状况的测定，它是卫生学评价的一个综合依据。

微生物限度检查主要针对非规定灭菌药物。非规定灭菌药物包括常用口服制剂与一般外用制剂及其原辅料。对这一部分制剂一般不要求绝对无菌，允许一定限量的微生物存在，即微生物检查是一种限度检查。《中国药典》按剂型制定药品微生物限度标准。具体见表5－1。

表5－1　《中国药典》微生物限度标准（单位：个/g或个/ml）

编号	剂型	细菌数	霉菌数	大肠埃希杆菌	金黄色葡萄球菌	铜绿假单胞菌
1	片剂	103	102	－		
2	酊剂	102	102	－		
3	栓剂	102	102		－	－
4	胶囊剂	103	102	－		
5	软膏剂	102	102			

续表

编号	剂型	细菌数	霉菌数	大肠埃希杆菌	金黄色葡萄球菌	铜绿假单胞菌
6	一般眼膏剂	10^2	–			
7	丸剂（滴丸、糖丸等）	10^3	10^2	–		
8	一般滴眼剂	10^2	–		–	–
9	气雾剂	10^2	10			
10	糖浆剂	10^2	10^2			
11	膜剂	10^2	10			
12	颗粒剂	10^3	10^2	–		
13	口服溶液剂、混悬剂、乳剂	10^2	10^2	–		
14	散剂	10^3	10^2	–		
15	外用散剂	10^2	10^2		–	–
16	滴耳剂	10^2	10		–	–
17	鼻用制剂	10^2	10	–		
18	洗剂	10^2	10^2			
19	搽剂	10^2	10^2			
20	凝胶剂	10^2	10^2	–	–	–

注：1. "–"为 1g 或 1ml 中不得检出。

2. 含动物组织来源的制剂（包括提取物）还不得检出沙门菌。

3. 抗细菌的口服抗生素制剂应检查霉菌，1g 中不得过 100 个。

4. 抗真菌的口服抗生素制剂应检查细菌，1g 中不得过 100 个；发霉、长螨者，以不合格论。

微生物限度检查的项目包括细菌数、真菌数和酵母菌数、控制菌的检查。三项检查的结果均符合该品种微生物限度检查项目的规定，才能判定该供试品合格，如果其中有一项不符合规定，均应判定该供试品不合格。

（二）试验准备

1. 环境要求

《中国药典》2010 年版规定微生物限度检查应在环境洁净度 10 000 级以下的局部洁净度达 100 级的单向流空气区域内进行。检验全过程必须严格遵守无菌操作，防止再污染。单向流空气区域、工作台面及环境应定期按《医药工业洁净室（区）悬浮粒子、浮游菌和沉降菌的测试方法》的现行国家标准进行洁净度验证。

知识链接

微生物限度检测要求

无菌室使用前开启紫外灯和空气过滤装置，至少 30 分钟；将所需已灭菌或消毒的用品按无菌操作技术要求移至无菌操作室；操作人员按要求穿戴无菌服，进入无菌操作室；操作前，先用乙醇棉球消毒手，再用乙醇棉球擦拭供试品瓶、盒、袋等的开口处周围，待干后用无菌的手术剪刀将供试品瓶、盒、袋启封。启封后先仔细检查瓶盖内侧及瓶口周围有无生霉长螨的迹象，对肉眼可见疑似者用放大镜和显微镜观察，若证实为生霉、长螨，即可判定为不合格，无需继续检验。

2. 供试品的抽样量和检验量

由于药品受微生物污染的不均匀性和多变性，因此抽样方法、抽样数量和次数直接影响着微生物限度检查的结果。微生物限度检查的样品一般采用随机抽样法，其抽样量至少应为检验用量（2个以上最小包装单位）的3倍，供试品为膜剂还不得少于4片。检验量即一次试验所用的供试品量（g、ml或cm^2），除另有规定外，一般供试品的检验量为10g或10ml；化学膜剂为$100cm^2$；贵重药品、微量包装药品的检验量可以酌减。要求检查沙门菌的供试品，其检验量应增加20g或20ml（其中10g用于阳性对照试验）。

3. 供试液的预处理

根据供试品的理化特性与生物学特性，采取适宜的方法制备供试液。供试液制备若需水浴加温时，应均匀加热，且温度不超过45℃，从制备到加入检验用培养基不得超过1小时。

（三）细菌、霉菌及酵母菌计数检查

按《中国药典》规定，药品微生物限度检查采用活菌计数，主要方法是平皿计数法及薄膜过滤法。

1. 平皿法

（1）培养基　一般营养琼脂培养基用于细菌计数；玫瑰红钠琼脂培养基用于霉菌及酵母菌计数；酵母浸出粉胨葡萄糖琼脂培养基用于酵母菌计数。在特殊情况下，若营养琼脂培养基上长有霉菌和酵母菌、玫瑰红钠琼脂培养基上长有细菌，则应分别点计霉菌和酵母菌、细菌菌落数。然后将营养琼脂培养基上的霉菌和酵母菌数或玫瑰红钠琼脂培养基上的细菌数，与玫瑰红钠琼脂培养基中的霉菌和酵母菌数或营养琼脂培养基中的细菌数进行比较，以菌落数高的培养基中的菌数为计数结果。

含蜂蜜、王浆的液体制剂，用玫瑰红钠琼脂培养基测定霉菌数，用酵母浸出粉胨葡萄糖琼脂培养基测定酵母菌数，合并计数。

（2）供试液检测　取供试液1ml，置直径90mm的无菌平皿中，注入15～20ml温度不超过45℃的溶化的营养琼脂培养基或玫瑰红钠琼脂培养基或酵母浸出粉胨葡萄糖琼脂培养基，混匀，凝固，倒置培养。每稀释级每种培养基至少制备2个平板。

（3）阴性对照试验　取试验用的稀释液1ml，置无菌平皿中，注入培养基，凝固，倒置培养。每种计数用的培养基各制备2个平板，均不得有菌生长。

（4）培养和计数　除另有规定外，细菌培养3天，霉菌、酵母菌培养5天。逐日观察菌落生长情况；点计菌落数。必要时，可适当延长培养时间至7天进行菌落计数并报告。菌落蔓延生长成片的平板不宜计数。点计菌落数后，计算各稀释级供试液的平均菌落数，按菌数报告规则报告菌数。若同稀释级两个平板的菌落平均数不小于15，则两个平板的菌落数不能相差1倍或以上。

（5）菌数报告规则　细菌、酵母菌宜选取平均菌落数小于300cfu、霉菌宜选取平均菌落数小于100cfu的稀释级，作为菌数报告（取两位有效数字）的依据。以最高的平均菌落数乘以稀释倍数的值报告1g、1ml或$10cm^2$供试品中所含的菌数。

如各稀释级的平板均无菌落生长，或仅最低稀释级的平板有菌落生长，但平均菌落数小于1时，以<1乘以最低稀释倍数的值报告菌数。

2. 薄膜过滤法

采用薄膜过滤法，滤膜孔径应不大于 0.45μm，直径一般为 50mm，若采用其他直径的滤膜，冲洗量应进行相应的调整。选择滤膜材质时应保证供试品及其溶剂不影响微生物的充分被截留。滤器及滤膜使用前应采用适宜的方法灭菌。使用时，应保证滤膜在过滤前后的完整性。水溶性供试液过滤前先将少量的冲洗液过滤以润湿滤膜。油类供试品，其滤膜和过滤器在使用前应充分干燥。为发挥滤膜的最大过滤效率，应注意保持供试品溶液及冲洗液覆盖整个滤膜表面。供试液经薄膜过滤后，若需要用冲洗液冲洗滤膜，每张滤膜每次冲洗量不超过 100ml，总冲洗量不得超过 1000ml，以避免滤膜上的微生物受损伤。

（1）供试液检测 取相当于每张滤膜含 1g、1ml 或 10cm² 供试品的供试液，加至适量的稀释剂中，混匀，过滤；若供试品每 1g、1ml 或 10cm² 所含的菌数较多时，可取适宜稀释级的供试液 1ml 进行试验。用 pH 7.0 无菌氯化钠 – 蛋白胨缓冲液或其他适宜的冲洗液冲洗滤膜，冲洗方法和冲洗量同"计数方法的验证"。冲洗后取出滤膜，菌面朝上贴于营养琼脂培养基或玫瑰红钠琼脂培养基或酵母浸出粉胨葡萄糖琼脂培养基平板上培养。每种培养基至少制备一张滤膜。

（2）阴性对照 阴性对照试验取试验用的稀释液 1ml 照上述薄膜过滤法操作，作为阴性对照。阴性对照不得有菌生长。

（3）培养和计数 培养条件和计数方法同平皿法，每片滤膜上的菌落数应不超过100 个。

（4）菌数报告规则 以相当于 1g、1ml 或 10cm² 供试品的菌落数报告菌数；若滤膜上无菌落生长，以 <1 报告菌数（每张滤膜过滤 1g、1ml 或 10cm² 供试品），或 <1 乘以最低稀释倍数的值报告菌数。

（四）控制菌检查

药品控制菌检查包括：大肠杆菌、沙门菌、铜绿假单胞菌、金黄色葡萄球菌。《中国药典》规定不得检出。控制菌的检查方法须根据待检菌的特性进行。

二、无菌检查法

（一）简述

凡进入人体血液循环系统、肌肉、皮下组织或接触创伤、溃疡、烧伤等部位而发生作用的制品或要求无菌的材料、灭菌器具等应用于临床，一旦染有活菌进入病人体内往往会引起剧烈的反应，引起并发症，加重病情，甚至威胁生命。因此，对规定灭菌或无菌制剂进行无菌检查，在保证人民用药安全方面有着十分重要的意义。

无菌检查法系用于检查药典要求的物品、医疗器具、原料、辅料及其他品种是否无菌的一种方法。无菌检查在洁净度 10000 级下的局部 100 级单向流空气区域内进行，其全过程应严格遵守无菌操作，防止微生物污染。同时也应避免在有抑菌条件下操作。单向流空气区与工作台面，必须进行洁净度验证。

无菌检查需用最严格的无菌操作法将被检查的药品或材料的样本分别接种于适合各种微生物生长的不同培养基中，置于不同的适宜温度下培养一定的时间，逐日观察微生物的生长情况，并结合阳性和阴性对照试验的结果，判断供试品是否污染了微生物，从而判断供试品是否合格。

（二）试验准备

1. 对环境和操作人员要求

（1）无菌室 药品的无菌检测操作须在无菌室进行，无菌室应保持清洁整齐，室内仅存放最必需的检验用具，无菌室的仪器用具必须固定放置，不可随意挪动。

知识链接

无菌室技术

无菌室应每周和每次操作前用甲醛（或甲醛加高锰酸钾）蒸气熏蒸消毒，或用其他消毒剂擦拭消毒，开启无菌空气过滤器及紫外灯杀菌 1 小时。在每次操作完毕后，也要用消毒液擦拭台面，除去室内湿气，用紫外灯杀菌 1 小时。无菌室的清扫工具必须专用。每次消毒处理后，需进行尘埃粒子、菌落数检查。另外每次操作时在层流空气所及台面左、中、右各置已证明无菌的营养琼脂平板，暴露 30 分钟后置于 30 ~ 35℃培养 48 小时，取出检查，3 个平板上生长的菌落数平均不得超过 1 个。

（2）检验人员 从事无菌检验的工作人员必须具备微生物专业知识，并经过无菌技术的培训。

知识链接

化验员操作要求

化验员用肥皂洗双手，进入缓冲间换消毒拖鞋，用消毒剂洗双手，用消毒巾擦干，换上无菌衣、裤、帽子、口罩，戴乳胶手套等。在操作过程中要用 75% 酒精擦手套。化验员进入无菌室后不应再外出取物品，因此要将每次试验过程中所用物品计划好。开始试验后，无菌室不得随意出入。工作完毕将室内彻底清理，恢复使用前原状。离开无菌室时将无菌衣和手套等放在缓冲间。

---

2. 供试品

（1）检验数量 检验数量是指一次试验所用供试品最小包装容器的数量。除另有规定外，出厂产品按表5-2规定；上市产品监督检验按表5-3、表5-4规定。表5-2、表5-3、表5-4表中最少检验数量不包括阳性对照试验的供试品用量。一般情况下，供试品无菌检查若采用薄膜过滤法，应增加 1/2 的最小检验数量作阳性对照用；若采用直接接种法，应增加供试品 1 支（或瓶）作阳性对照用。

表5-2　出厂产品检验量

产品	每批产品数量/个	最低检验量
注射剂	<100	10%或最少4个
	100～500	10瓶（支）
	>500	2%或最多20个
眼用及其他非注射产品	<200	5%或最少2个
	>500	10个
桶装固体原料	≤4	每个容器
	5～50	20%或最少4个
	>50	2%或最少10个

表5-3　上市抽验样品（液体制剂）的最少检验量

供试品装量 V（ml）	每支样品接入每管培养基的最少样品	最少检验数量（瓶或支）
≤1	全量	20
1＜V＜5	半量	10
5≤V＜20	2ml	10
20≤V＜50	5ml	10
50≤V＜100	10ml	10
50≤V＜100（静脉给药）	半量	10
100≤V＜500	半量	6
≥500	500ml	6

注：若供试品每个容器内的装量不够接种两种培养基，那么表中的最少检验数量加倍。

表5-4　上市抽验样品（固体制剂）的最少检验量

供试品装量 M（瓶或支）	每支样品接入每管培养基的最少样品	最少检验数量（瓶或支）
M＜50mg	全量	20
50mg≤M＜300mg	半量	10
300mg≤M＜5g	150mg	10
M≥5g	500mg	10
一次性使用含药产品	整个产品	10

注：①若供试品每个容器内的装量不够接种两种培养基，那么表中的最少检验数量加倍。

②桶装固体原料的最少检验数量为4个包装。

（2）检验量　检验量是指一次试验所用的供试品总量（g 或 ml）。除另有规定外，每份培养基接种的供试品量按表5-3、表5-4规定。若每支（瓶）供试品的装量按规定足够接种两份培养基，则应分别接种硫乙醇酸盐流体培养基和改良马丁培养基。采用薄膜过滤法时，检验量应不少于直接接种法的总接种量，只要供试品特性允许，应将所有容器内的全部内容物过滤。

知识链接

无菌检查的供试品容器外部消毒处理

　　将样品放置在有识别标签的小筐内，将小筐浸入消毒剂内，然后将供试品取出放入经消毒的塑料桶内，由传递窗送入无菌检查区。如可能，进入无菌检查区的所有物件都应浸入消毒液中或用消毒剂擦拭。在超净工作台将供试品排列好顺序，做好标识后，登记在无菌检查试验记录上。

3. 阳性对照

　　阳性对照应根据供试品特性选择阳性对照菌：无抑菌作用及抗革兰阳性菌为主的供试品，以金黄色葡萄球菌为对照菌；抗革兰阴性菌为主的供试品以大肠埃希菌为对照菌；抗厌氧菌的供试品，以生孢梭菌为对照菌；抗真菌的供试品，以白色念珠菌为对照菌。阳性对照试验的菌液制备同方法验证试验，加菌量小于100cfu，供试品用量同供试品无菌检查每份培养基接种的样品量。阳性对照管培养48～72小时应生长良好。

4. 阴性对照

　　阴性对照供试品无菌检查时，应取相应溶剂和稀释液、冲洗液同法操作，作为阴性对照。阴性对照不得有菌生长。

　　无菌试验过程中，若需使用表面活性剂、灭活剂、中和剂等试剂，应证明其有效性，且对微生物无毒性。

（三）操作方法

　　无菌检查法包括薄膜过滤法和直接接种法。只要供试品性状允许，应采用薄膜过滤法。供试品无菌检查所采用的检查方法和检验条件应与验证的方法相同。

　　（1）薄膜过滤法　薄膜过滤法应优先采用封闭式薄膜过滤器，也可使用一般薄膜过滤器。无菌检查用的滤膜孔径应不大于0.45μm。直径约为50mm。根据供试品及其溶剂的特性选择滤膜材质。抗生素供试品应选择低吸附的滤器及滤膜。滤器及滤膜使用前应采用适宜的方法灭菌。使用时，应保证滤膜在过滤前后的完整性。

　　水溶性供试液过滤前先将少量的冲洗液过滤以润湿滤膜。油类供试品，其滤膜和过滤器在使用前应充分干燥。为发挥滤膜的最大过滤效率，应注意保持供试品溶液及冲洗液覆盖整个滤膜表面。供试液经薄膜过滤后，若需要用冲洗液冲洗滤膜，每张滤膜每次冲洗量一般为100ml，总冲洗量不得超过1000ml，以避免滤膜上的微生物受损伤。不同供试品处理方法不同，详见表5-5。

表5-5　薄膜过滤法不同供试品的处理方法

序号	供试品	前处理方法
1	水溶液供试品	取规定量，直接过滤，或混合至含适量稀释液的无菌容器内，混匀，立即过滤，如供试品具有抑菌作用或含防腐剂，须用冲洗液冲洗滤膜，冲洗次数一般不少于三次，所用的冲洗量、冲洗方法同方法验证试验，冲洗后，如用封闭式薄膜过滤器，分别将100ml 硫乙醇酸盐流体培养基及改良马丁培养基加入相应的滤筒内。如采用一般薄膜过滤器，取出滤膜，将其分成3等份，分别置于含50ml 硫乙醇酸盐流体培养基及改良马丁培养基容器中，其中一份做阳性对照用
2	可溶于水的固体制剂供试品	取规定量，加适宜的稀释液溶解或按标签说明复溶，然后照水溶液供试品项下的方法操作
3	非水溶性制剂供试品	取规定量，直接过滤；或混合溶于含聚山梨酯80 或其他适宜乳化剂的稀释液中，充分混合，立即过滤，用含0.1%～1%聚山梨酯80 的冲洗液冲洗滤膜至少3次，滤膜于含或不含聚山梨酯80 的培养基中培养，接种培养基照水溶液供试品项下的方法操作
4	可溶于十四烷酸异丙酯的膏剂和黏性油剂供试品	取规定量，混合至适量的无菌十四烷酸异丙酯中，剧烈振摇，使供试品充分溶解，如果需要可适当加热，但温度不得超过44℃，趁热迅速过滤，对仍然无法过滤的供试品，于含有适量的无菌十四烷酸异丙酯中的供试液中加入不少于100ml 的稀释液，充分振摇萃取，静置，取下层水相作为供试液过滤，过滤后滤膜冲洗及接种培养基照非水溶性制剂供试品项下的方法操作
5	无菌气（喷）雾剂供试品	取规定量，将各容器置至少－20℃的冰室冷冻约1 小时，以无菌操作迅速在容器上端钻一小孔，释放抛射剂后再无菌开启容器，并将供试液转移至无菌容器中，然后照水溶液或非水溶性制剂供试品项下的方法操作
6	装有药物的注射器供试品	取规定量，排出注射器中的内容物，若需要可吸入稀释液或标签所示的溶剂溶解，直接过滤，或混合至含适量稀释液的无菌容器内，混匀，立即过滤，然后按水溶性供试品项下方法操作。同时应采用直接接种法进行包装中所配带的无菌针头的无菌检查

（2）直接接种法　直接接种法即取规定量供试品分别接种至各含硫乙醇酸盐流体培养基和改良马丁培养基的容器中。除另有规定外，每个容器中培养基的用量应符合接种的供试品体积不得大于培养基体积的10%，同时，硫乙醇酸盐流体培养基每管装量不少于15ml，改良马丁培养基每管装量不少于10ml。培养基的用量和高度同方法验证试验。不同供试品处理方法不同，详见表5-6。

表5-6　直接接种法不同供试品的处理方法

序号	供试品	前处理方法
1	混悬液等非澄清水溶液供试品	取规定量，接种至各管培养基中
2	固体制剂供试品	取规定量直接接种至各管培养基中，或加入适宜的溶剂溶解，或按标签说明复溶后，取规定量接种至各管培养基中
3	非水溶性制剂供试品	取规定量，混合，加入适量的聚山梨酯80 或其他适宜的乳化剂及稀释剂使其乳化，接种至各管培养基中，或直接接种至含聚山梨酯80 或其他适宜乳化剂的各管培养基中

（3）培养及观察　上述含培养基的容器按规定的温度培养 14 天。培养期间应逐日观察并记录是否有菌生长。如在加入供试品后或在培养过程中，培养基出现浑浊，培养 14 天后，不能从外观上判断有无微生物生长，可取该培养液适量转种至同种新鲜培养基中，细菌培养 2 天、真菌培养 3 天，观察接种的同种新鲜培养基是否再出现浑浊；或取培养液涂片，染色，镜检，判断是否有菌。

（四）结果判定

（1）阳性对照管应生长良好，阴性对照管不得有菌生长。否则，试验无效。

（2）若供试品管均澄清，或虽显浑浊但经确证无细菌生长，判供试品符合规定；若供试品管中任何一管显浑浊并确证有菌生长，判供试品不符合规定，除非能充分证明试验结果无效，即生长的微生物非供试品所含。当符合下列至少 1 个条件时方可判试验结果无效：

① 无菌检查试验所用的设备及环境的微生物监控结果不符合无菌检查法的要求。

② 回顾无菌试验过程，发现有可能引起微生物污染的因素。

③ 供试品管中生长的微生物经鉴定后，证实是因无菌试验中所使用的物品和（或）无菌操作技术不当引起的。

试验若经确认无效，应重试。重试时，重新取同量供试品，依法检查，若无菌生长，判供试品符合规定；若有菌生长，判供试品不符合规定。

（五）注意事项

（1）操作前要洗手，进入超净台后手要用 75% 酒精或 0.2% 新洁尔灭擦拭。试剂等瓶口也要擦拭。

（2）点燃酒精灯，操作在火焰附近进行，耐热物品要经常在火焰上烧灼，金属器械烧灼时间不能太长，以免退火，并冷却后才能夹取组织，吸取过营养液的用具不能再烧灼，以免烧焦形成碳膜。

（3）操作动作要准确敏捷，但又不能太快，以防空气流动，增加污染机会。

（4）不能用手触已消毒器皿的工作部分，工作台面上用品要布局合理。

（5）瓶子开口后要尽量保持 45°斜位。

（6）吸溶液的吸管等不能混用。

目标检测

一、选择题

（一）单项选择题

1. 一般杂质的检查方法均在《中国药典》（　　）加以规定。

　　A. 凡例　　　　　　　　　B. 附录

　　C. 正文　　　　　　　　　D. 索引

　　E. 以上都不对

2. 特殊杂质的检查方法列入《中国药典》（　　）检查项下。

A. 凡例　　　　　　　　B. 附录

C. 正文　　　　　　　　D. 索引

E. 以上都不对

3. 杂质限量是指药品中所含杂质的（　　　）。

A. 最大允许量　　　　　B. 最小允许量

C. 含量　　　　　　　　D. 含量范围

E. 以上都不对

4. 肉桂油中重金属检查：取肉桂油 10ml，加水 10ml 与盐酸 1 滴，振摇后，通硫化氢气使饱和，水层与油层均不得变色。该杂质检查方法为（　　　）。

A. 目视比色法　　　　　B. 目视比浊法

C. 含量测定法　　　　　D. 灵敏度法

E. 以上都不对

5. 重金属检查中，供试品中如含高铁盐可加入（　　　）将高铁离子还原成为亚铁离子而消除干扰。

A. 抗坏血酸　　　　　　B. 硫化钠

C. 盐酸　　　　　　　　D. 硫酸

E. 溴化汞

6. 取每 1ml 相当于 0.01mgPb 的标准铅液 1ml，取供试品 2g，用相同的方式制成的溶液遇硫代乙酰胺显相同的颜色，则供试品中重金属的限量是（　　　）。

A. 百万分之十　　　　　B. 百万分之五十

C. 百万分之五　　　　　D. 百万分之一

E. 百万分之二

7. 某药品的重金属限量规定为不得超过百万分之十，取供试品 2g，则应取标准铅溶液多少 ml（每 1ml 标准铅溶液相当于 $10\mu gPb$）（　　　）。

A. 0.2　　　　　　　　B. 2.0

C. 3.0　　　　　　　　D. 4.0

E. 0.4

8. 灰分测定法中炽灼的温度为（　　　）。

A. 500℃　　　　　　　B. 600℃

C. 700℃　　　　　　　D. 500～600℃

E. 600～700℃

9. 下列不属于一般杂质的是（　　　）。

A. 重金属　　　　　　　B. 泥沙

C. 乌头碱　　　　　　　D. 砷盐

E. 氯化物

10. 砷盐检查法中醋酸铅棉花的作用是（　　　）。

A. 使 AsH_3 匀速通过　　B. 形成砷斑

C. 吸收除去 H_2S　　　　D. 控制反应温度

E. 与 AsH_3 反应

11. 《中国药典》对某些药材尤其是（　　）及其制剂规定了总灰分限量检查。
    A. 根类　　　　　　　　　B. 花类
    C. 叶类　　　　　　　　　D. 果实类
    E. 种子类

12. 酸不溶性灰分检查中所选择的滤纸是（　　）。
    A. 滤膜　　　　　　　　　B. 漫速定性滤纸
    C. 中速定性滤纸　　　　　D. 快速定性滤纸
    E. 无灰滤纸

13. 微生物限度检查中，细菌培养温度为（　　）。
    A. 30 ~ 35℃　　　　　　　B. 25 ~ 28℃
    C. 37 ~ 40℃　　　　　　　D. 25℃以下
    E. 40℃以上

14. 在进行药物的微生物实验时将融化的牛肉膏蛋白胨琼脂培养基冷却至约
    （　　）倒入平皿。
    A. 70℃　　　　　　　　　B. 45℃
    C. 20℃　　　　　　　　　D. 0℃
    E. 100℃

15. 无菌检查人员必须具备（　　）专业知识，并经过无菌技术的培训。
    A. 微生物　　　　　　　　B. 药学
    C. 化学　　　　　　　　　D. 制药
    E. 发酵

16. 每张滤膜每次冲洗量为（　　），总冲洗量不超过（　　）。
    A. 100ml　500ml　　　　　B. 100ml　1000ml
    C. 200ml　1000ml　　　　　D. 100ml　800ml
    E. 200ml　500ml

17. 微生物限度检查，供试液从制备至加入检验用培养基，不得超过（　　）
    小时。
    A. 0.5　　　　　　　　　　B. 1
    C. 1.5　　　　　　　　　　D. 2
    E. 3

（二）多项选择题

1. 《中国药典》收载的重金属检查法包括（　　）。
    A. 硫代乙酰胺法　　　　　B. 炽灼法
    C. 古蔡氏法　　　　　　　D. 二乙基二硫代氨基甲酸银法
    E. 硫化钠法

2. 《中国药典》收载的砷盐检查法包括（　　）。
    A. 硫代乙酰胺法　　　　　B. 炽灼法
    C. 古蔡氏法　　　　　　　D. 二乙基二硫代氨基甲酸银法
    E. 硫化钠法

3. 《中国药典》规定的无菌检查法包括（　　　）。

  A. 薄膜过滤法　　　　　　　B. 光度测定法

  C. 试管凝胶法　　　　　　　D. 家兔实验法

  E. 直接接种法

4. 微生物限度检查法检查项目包括（　　　）。

  A. 细菌数　　　　　　　　　B. 霉菌数

  C. 酵母菌数　　　　　　　　D. 控制菌

  E. 金黄色葡萄球菌

5. 当供试品有抑菌活性时，需根据供试品的不同情况，适当地进行处理，以消除抑菌成分的干扰。常用的处理方法有（　　　）。

  A. 离心沉淀集菌法　　　　　B. 中和法

  C. 活性炭法　　　　　　　　D. 培养基稀释法

  E. 薄膜过滤法

6. 无菌检查当符合下列至少1个条件时即可判试验结果无效（　　　）。

  A. 无菌检查试验所用的设备及环境的微生物监控结果不符合无菌检查法的要求

  B. 阳性对照管有菌生长

  C. 供试品管有菌生长

  D. 回顾无菌试验过程，发现有可能引起微生物污染的因素

  E. 供试品管中生长的微生物经鉴定后，确证是因无菌试验中所使用的物品和（或）无菌操作技术不当引起的

二、判断题

1. 本身无毒副作用，也不影响药物的稳定性和疗效的物质一定不是杂质。（　　　）

2. 药物检查项目中不要求检查的杂质，说明药物中不含此类杂质。（　　　）

3. 杂质限量指药物中允许杂质存在的最大量，通常用百分之几或百万分之几来表示。（　　　）

4. 对于一些易发生变化的制剂，则必须加入一定量的稳定剂，在允许的加入量范围内，不得认为是杂质。但若超过规定量，有可能影响制剂的质量时，则认为杂质存在。（　　　）

5. 标准铅溶液应在临用前精密量取标准铅贮备液新鲜稀释配制，以防硝酸铅水解而造成误差。（　　　）

三、简答题

1. 什么是杂质，其主要来源有哪些？

2. 杂质分为几类，各指的是什么？

3. 检查重金属时，如供试品有色应如何处理？

4. 什么是"生理灰分"和"酸不溶性灰分"？

5. 《中国药典》收载的农药残留量检查项目有哪些？采用的分析方法是什么？

6. 中药注射剂的有关物质指的是什么？有什么危害？检查的方法是什么？

7. 药品微生物限度检查的内容包括哪些?

8. 无菌检查法及微生物限度检查适用范围是什么?

实训十四 重金属检查

【实训目的】

(1) 掌握中药制剂重金属检查法基本操作步骤和技能。

(2) 掌握中药制剂重金属检查第一法、第二法的原理和方法。

【实训依据】

1. 炽灼残渣检查法（《中国药典》附录ⅨJ）

2. 重金属检查法（《中国药典》附录ⅨE）

3. 各药品的药品标准

包括注射用双黄连（冻干）、黄连上清丸、清开灵注射液。

(1) 注射用双黄连（冻干）（《中国药典》2010年版一部846页）

【处方】 连翘　金银花　黄芩

【检查】重金属　取本品1.0g，依法（附录ⅨE第二法）检查，含重金属不得过百万分之十。

(2) 黄连上清丸（《中国药典》2010年版一部1066页）

【处方】 黄连10g　栀子（姜制）80g　连翘80g　炒蔓荆子80g　防风40g　荆芥穗80g　白芷80g　黄芩80g　菊花160g　薄荷40g　酒大黄320g　黄柏（酒炒）40g　桔梗80g　川芎40g　石膏40g　旋覆花20g　甘草40g

【检查】重金属　取本品水丸或水蜜丸15g，研碎，或取大蜜丸30g，剪碎。取约1g，精密称定，照炽灼残渣检查法（附录ⅨJ），炽灼至完全灰化。取遗留的残渣，依法检查（附录ⅨE第二法），含重金属不得过百万分之二十五。

(3) 清开灵注射液（《中国药典》2010年版一部1110页）

【处方】 胆酸　珍珠母（粉）　猪去氧胆酸　栀子　水牛角（粉）　板蓝根　黄芩苷　金银花

【检查】重金属　精密量取本品1ml，置坩埚中，蒸干，再缓缓炽灼至完全灰化，放冷，按重金属检查法（附录ⅨE第一法）检查，含重金属不得过百万分之十。

【实训要求】

1. 实训预习

(1) 熟悉重金属检查法第一法、第二法的原理。

(2) 根据实训内容，学会选用仪器、试药。

(3) 制定实训步骤。

(4) 熟悉相关仪器的使用。

2. 实训过程

(1) 玻璃仪器洗涤（干燥）。

(2) 实训操作，应规范操作。

（3）检验原始记录应按"检验原始记录和报告书"要求记录。

3. 实训结束

实训结束后，应做以下处理：

（1）仪器应复原。

（2）应清洗玻璃仪器等。

（3）应清洁实训场所。

（4）检验报告书应按"检验原始记录和报告书"要求书写。

【实训原理】

1. 重金属检查法第一法原理

硫代乙酰胺在弱酸条件下水解，生成的硫化氢可与供试品中重金属离子生成有色的金属硫化物的均匀混悬液，再与一定量标准铅溶液经同法处理所呈颜色进行对照比较，检查药品中重金属是否超出限度。

2. 重金属检查法第二法原理

当须改用第二法检查时，取各品种项下规定量的供试品，按炽灼残渣检查法进行炽灼处理。供试品先经高温炽灼使有机物分解，重金属游离出来。再与硫代乙酰胺水解产生的硫化氢生成有色金属硫化物的均匀混悬液，与一定量标准铅溶液经同法处理所呈颜色进行比较，从而判断供试品中重金属是否超限。大多数中药制剂采用此法检查重金属。

【仪器与试剂】

分析天平（感量 0.1mg）、恒温水浴锅、高温炉、坩埚、瓷皿、纳氏比色管、量瓶（100ml、1000ml）、量筒（10ml）、比色管架、白纸等；标准铅溶液、硫代乙酰胺试液、醋酸盐缓冲液（pH 3.5）、维生素 C、盐酸、氨试液、稀焦糖溶液、酚酞指示液等。

【注意事项和操作要点】

（1）标准铅溶液，限当日使用（每 1ml 相当于 $10\mu g$ 的 Pb）；配制与贮存标准铅溶液使用的玻璃容器，均不得含有铅。

（2）配制醋酸盐缓冲液（pH 3.5）时，要用 pH 计调节溶液的 pH 值。

（3）标准铅溶液用量以 2.0ml（相当于 $20\mu g$ 的 Pb）为宜，小于 1.0ml 或大于 3.0ml，呈色太浅或太深，均不利于目视比较。

（4）供试品中如含有高铁盐，加入维生素 C 可将高铁离子还原为亚铁离子而消除干扰。

（5）为了消除盐酸或其他试剂可能夹杂的重金属，故在配制供试品溶液时，如使用盐酸超过 1ml（或与盐酸 1ml 相当的稀盐酸）或使用氨试液超过 2ml，以及用硫酸或硝酸进行有机破坏，或加入其他试剂进行处理者，除另有规定外，对照溶液应取同样量试液蒸干后，依法检查。

（6）在检查时，标准管（甲管）、供试品管（乙管）与监测管（丙管）应平行操作，同时按顺序加入试剂，试剂加入量、操作条件等应一致。

（7）炽灼温度必须控制在 500～600℃。

（8）炽灼残渣加硝酸处理，必须蒸干，至氧化氮蒸气除尽。

【实训评价】

评价项目	评价内容	评价标准	分值	得分
实训预习	检查原理	正确	5	
	仪器、试药	齐全	5	
	实训步骤	合理	10	
实训过程	玻璃仪器洗涤	内壁应不挂水珠	5	
	操作过程	操作规范，现象观察仔细	45	
	检验原始记录	应符合要求	10	
实训结束	清场	规范、合理、完整	5	
	检验报告书	应符合要求	15	

【实训思考】

（1）中药制剂进行重金属检查的意义是什么？

（2）硫代乙酰胺法和炽灼法的原理有何不同？

（3）应用硫代乙酰胺法进行重金属检查时应注意哪些问题？

实训 十五 砷盐检查

标准砷溶液（As_2O_3）有剧毒，各院校在确保安全的情况下选做。

【实训目的】

（1）掌握中药制剂砷盐检查法第一法的原理和方法。

（2）掌握中药制剂砷盐检查法基本操作步骤和技能。

【实训依据】

1. 砷盐检查法（《中国药典》附录Ⅸ F 第一法）

2. 各药品的药品标准

包括牛黄解毒丸、牛黄解毒片、速效牛黄丸。

（1）牛黄解毒丸（《中国药典》2010 年版一部 565 页）

【处方】人工牛黄 5g 雄黄 50g 石膏 200g 大黄 200g 黄芩 150g 桔梗 100g
冰片 25g 甘草 50g

【检查】三氧化二砷 取本品水蜜丸适量，研碎，精密称取 1.9g，或取大蜜丸适量，剪碎，精密称取 2.9g，加稀盐酸 20ml，时时搅拌 40 分钟，滤过，残渣用稀盐酸洗涤 2 次，每次 10ml，搅拌 10 分钟。洗液与滤液合并，置 500ml 量瓶中，加水至刻度，摇匀。精密量取 2ml，加盐酸 5ml 与水 21ml，照砷盐检查法（附录Ⅸ F 第一法）检查，所显砷斑颜色不得深于标准砷斑。

（2）牛黄解毒片（《中国药典》2010 年版一部 566 页）

【处方】人工牛黄 5g 雄黄 50g 石膏 200g 大黄 200g 黄芩 150g 桔梗 100g
冰片 25g 甘草 50g

【检查】三氧化二砷 取本品适量（包衣片除去包衣），研细，精密称取 1.52g，加稀盐酸 20ml，时时搅拌，1 小时，滤过，残渣用稀盐酸洗涤 2 次，每次 10ml，搅拌 10 分钟，洗液与滤液合并，置 500ml 量瓶中，加水稀释至刻度，摇匀。精密量取 5ml，置 10ml 量瓶中，加水至刻度，摇匀。精密量取 2ml，加盐酸 5ml 与水 21ml，照砷盐检查法（附录Ⅸ F 第一法）检查，所显砷斑颜色不得深于标准砷斑。

（3）速效牛黄丸（《中国药典》2010 年版一部 986 页）

【处方】人工牛黄　水牛角浓缩粉　黄连　冰片　栀子　黄芩　朱砂　珍珠母　郁金　雄黄　石菖蒲

【检查】三氧化二砷　取本品适量，剪碎，精密称取 2.2g，加稀盐酸 20ml，时时搅拌，40 分钟，滤过，残渣用稀盐酸洗涤 2 次，每次 10ml，搅拌 10 分钟。洗液与滤液合并，置 500ml 量瓶中，加水至刻度，摇匀，精密量取 2ml，加盐酸 5ml 与水 21ml，依法（附录Ⅸ F 第一法）检查。供试品的砷斑颜色不得深于标准砷斑。

【实训要求】

1. 实训预习

（1）熟悉砷盐检查法的原理。

（2）根据实训内容，学会选用仪器、试药。

（3）制定实训步骤。

（4）查阅有关参考工具，查找各试液的制备方法。

（5）熟悉相关仪器的使用。

2. 实训过程

（1）玻璃仪器洗涤（干燥）。

（2）实训操作，应规范操作。

（3）检验原始记录应按"检验原始记录和报告书"要求记录。

3. 实训结束

实训结束后，应做以下处理：

（1）仪器应复原。

（2）应清洗玻璃仪器等。

（3）应清洁实训场所。

（4）检验报告书应按"检验原始记录和报告书"要求书写。

【实训原理】

古蔡氏法是利用金属锌与酸作用产生新生态的氢与药品中微量亚砷酸盐（AsO_3^{3-}）反应生成具有挥发性的砷化氢（AsH_3），遇溴化汞（$HgBr_2$）试纸产生黄色至棕色的砷斑，与同一条件下定量标准砷溶液所产生的砷斑比较，以判定砷盐是否符合规定。

【仪器与试剂】

分析天平（感量 0.1mg）、恒温水浴锅、高温炉、坩埚、干燥器、量瓶（100ml、1000ml）、量筒（10ml）、定量滤纸、古蔡氏法检查砷装置等；标准砷溶液、碘化钾试液、酸性氯化亚锡试液、乙醇制溴化汞试液、溴化汞试纸、锌粒、盐酸、醋酸铅棉花、变色硅胶等。

【注意事项和操作要点】

（1）所用仪器和试液等按本法检查，均不应生成砷斑，或经空白试验至多生成仅可辨认的斑痕。

（2）制备标准砷斑，应与供试品检查同时进行。因砷斑不稳定，反应中应保持干燥及避光，并立即比较。标准砷溶液应于实验当天配制，标准砷贮备液存放时间一般不宜超过1年。

（3）《中国药典》规定标准砷斑为2ml标准砷溶液（相当于$2\mu g$的As）所形成的色斑，此浓度得到的砷斑色度适中，清晰，便于分辨。

（4）如供试品中存在锑盐，将干扰砷盐检查，所以本法不适用供试品为锑盐的砷盐检查。

（5）用醋酸铅棉花吸收除去H_2S；导气管中的醋酸铅棉花，要保持疏松、干燥，不要塞入近下端。

（6）溴化汞试纸一般宜新鲜制备。溴化汞试液的滤纸的质量，对生成砷斑的色泽有影响，宜选用质量较好，组织疏松的中速定量滤纸。

（7）选用粒径为2mm左右的锌粒。

（8）中药材、中药制剂和一些有机药物中的砷因与杂环分子可能以共价键结合，需先行有机破坏，否则检出结果偏低或难以检出。有机破坏时，所用试剂的含砷量如超过$1\mu g$，除另有规定外，应取同量的试剂加入砷标准液一定量，按供试品同样处理，制备标准砷斑，再与供试品所生成砷斑的颜色比较。

【实训评价】

评价项目	评价内容	评价标准	分值	得分
实训预习	检查原理	正确	5	
	仪器、试药	齐全	5	
	实训步骤	合理	10	
实训过程	玻璃仪器洗涤	内壁应不挂水珠	5	
	操作过程	操作规范，现象观察仔细	45	
	检验原始记录	应符合要求	10	
实训结束	清场	规范、合理、完整	5	
	检验报告书	应符合要求	15	

【实训思考】

（1）中药制剂进行砷盐检查的意义是什么？

（2）古蔡氏法和二乙基二硫代氨基甲酸银法的原理有何不同？

（3）应用古蔡氏法进行砷盐检查时应注意哪些问题？

第六章 │ 中药制剂的浸出物测定及指纹图谱检测

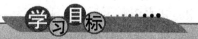

◎**知识目标**
1. 熟悉中药制剂浸出物测定法的原理和方法，熟悉中药指纹图谱的概念。
2. 了解浸出物测定法的操作注意事项。

◎**技能目标**
1. 熟练掌握浸出物测定法的基本操作和技能。
2. 学会正确查阅《中国药典》，学会正确选取仪器、试药，学会配制试液，学会计量器具和检验仪器的操作，规范操作，并学会正确计算、处理各种数据、判定检测结果。

中药制剂的浸出物测定与指纹图谱检测是对中药制剂进行综合性评价与特征性评价的检测技术，其分别通过测定样品在特定溶剂中的浸出特性以及样品在一定光谱或色谱条件下所显示的整体特征来控制中药制剂的质量。

第一节　浸出物测定

浸出物测定法系指用水、乙醇或其他适宜的溶剂，有针对性地对药材及其制剂中可溶性物质进行测定的方法。本法适用于有效成分尚不清楚或尚无确切定量分析方法和现有含量测定方法不能够完全反映其内在质量的中药材或制剂。

《中国药典》收载了三种方法：水溶性浸出物测定法、醇溶性浸出物测定法和挥发性醚浸出物测定法。

一、水溶性浸出物测定法

本法包括冷浸法和热浸法，热浸法仅适用于不含或少含淀粉、黏液质等成分的药物测定。除另有规定外，供试品需粉碎，过二号筛（丸剂剪碎或切碎），并混合均匀。

《中国药典》采用本法测定的中药制剂有暑症片等。

（一）仪器与用具

分析天平（感量 0.1mg），药筛（二号筛），锥形瓶（100 ~ 250ml、250 ~ 300ml），移液管（20ml、25ml、50ml、100ml）、蒸发皿、回流装置、干燥器、水浴锅（可调温）等。

（二）试液与试药

水、五氧化二磷等。

（三）测定方法

1. 冷浸法

取供试品约 4g，称定重量，置 250～300ml 的锥形瓶中，精密加入水 100ml，密塞，冷浸，前 6 小时内时时振摇，再静置 18 小时，用干燥滤器迅速滤过，弃去初滤液，精密量取续滤液 20ml，置已干燥至恒重的蒸发皿中，在水浴蒸干后，于 105℃ 干燥 3 小时，移置干燥器中，冷却 30 分钟，迅速精密称定重量，除另有规定外，以干燥品计算供试品中水溶性浸出物的含量（％）。

2. 热浸法

取供试品约 2～4g，称定重量，置 100～250ml 的锥形瓶中，精密加入水 50～100ml，密塞，称定重量，静置 1 小时后，连接回流冷凝管，加热至沸腾，并保持微沸 1 小时。放冷后，取下锥形瓶，密塞，再称定重量，用水补足减失的重量，摇匀，用干燥滤器滤过。精密量取续滤液 25ml 置干燥至恒重的蒸发皿中，在水浴上蒸干后，于 105℃ 干燥 3 小时，移置干燥器中，冷却 30 分钟，迅速精密称定重量。除另有规定外，以干燥品计算供试品中水溶性浸出物的含量（％）。

（四）注意事项

（1）仪器应干净、干燥。

（2）锥形瓶中的选用应与加入水的体积相对应。

（3）干燥时参考水分测定法中烘干法的有关内容。

（4）称定浸出物要迅速。

（五）记录与计算

1. 记录

记录精密加水体积，冷浸、加热回流时间，精密量取滤液体积，干燥温度、时间，蒸发皿的恒重的数据，供试品的称量（平行试验 2 份），干燥后及干燥至恒重的数据等。

2. 含量计算

$$水溶性浸出物（\%） = \frac{(m_2 - m_1)}{m_S \times \dfrac{V_2}{V_1}} \times 100\% \tag{6-1}$$

式中　m_S——供试品重量，g；

　　　m_1——蒸发皿重量，g；

　　　m_2——干燥后浸出物和蒸发皿重量，g；

　　　V_1——精密加水量，ml；

　　　V_2——精密量取的续滤液体积，ml。

（六）结果判定

计算结果，按有效数字修约规则修约，使与标准中规定限度有效数位一致，其数值大于或等于限度时，判为符合规定。

（七）应用实例——暑症片中水溶性浸出物测定

1. 检验依据（《中国药典》2010 年版一部 1153 页）

【浸出物】取本品，依法（附录 X A 水溶性浸出物测定法–冷浸法）测定，不得少于 25.0%。

2. 测定

取 20 片，研细，称取细粉约 4g，精密称定，置 250ml 的锥形瓶中，精密加入水 100ml，密塞，冷浸，前 6 小时内时时振摇，再静置 18 小时，用干燥滤器迅速滤过，弃去初滤液，精密量取续滤液 20ml，置已干燥至恒重的蒸发皿中，在水浴蒸干后，于 105℃干燥 3 小时，移置干燥器中，冷却 30 分钟，迅速精密称定重量，以干燥品计算，即得。

实验数据：$m_{1S} = 4.013g$、$m_{11} = 31.421g$、$m_{12} = 31.642g$

$\qquad\qquad m_{2S} = 4.022g$、$m_{21} = 30.885g$、$m_{22} = 31.108g$

根据公式（6–1）计算：

$$浸出物含量（\%）_1 = \frac{31.642 - 31.421}{4.013 \times \frac{20}{100}} \times 100\% = 27.53（\%）$$

$$浸出物含量（\%）_2 = \frac{31.108 - 30.885}{4.022 \times \frac{20}{100}} \times 100\% = 27.72（\%）$$

$$\overline{浸出物含量（\%）} = 27.6\%，结果符合规定。$$

二、醇溶性浸出物测定法

照水溶性浸出物测定法。除另有规定外，以各品种项下规定浓度的乙醇代替水为溶剂。有关品种及其含量见表 6–1。

表 6–1　测定醇溶性浸出物的有关品种及其含量

品名	溶剂	方法	含量（不得少于）
刺五加片	甲醇	热浸法	80mg/片
无烟灸条	70%乙醇	冷浸法	2.0%
复方益肝丸	70%乙醇	热浸法	0.38g/g
复脉定胶囊	85%乙醇	热浸法	52.0%
七厘散	乙醇	热浸法	60%
消络痛片	乙醇	热浸法	30mg/片
代温灸膏	无水乙醇		0.20g/100cm^2
消炎利胆片	无水乙醇	热浸法	36%
痔宁片	无水乙醇	热浸法	45mg/片
儿康宁糖浆	正丁醇		3.0%
化积口服液	正丁醇		0.60%
安神宝颗粒	正丁醇		90mg/袋
复方阿胶浆	正丁醇		0.80%
治咳川贝枇杷露	正丁醇		60mg/ml

（一）仪器与用具

分液漏斗，其余同水溶性浸出物测定法。

（二）试液与试药

水、甲醇、乙醇、正丁醇、五氧化二磷等。

（三）测定方法

1. 甲、乙醇浸出物测定法

照水溶性浸出物测定法，以各品种项下规定浓度的乙醇、甲醇代替水为溶剂测定。

2. 正丁醇浸出物测定法

正丁醇提取物的测定按各品种项下规定的方法测定。

（1）水溶液制剂　直接用水饱和的正丁醇提取数次，合并提取液后，置于已干燥恒重的蒸发皿中，蒸干，置105℃干燥3小时，移置干燥器中，冷却30分钟，迅速精密称定重量，计算供试品中正丁醇浸出物的含量（%）。

（2）固体制剂　可先加水溶解，移至分液漏斗中，用水饱和的正丁醇提取数次，合并提取液，照上述方法蒸干，干燥，称定浸出物重量，计算供试品中正丁醇浸出物的含量（%）。

（四）注意事项

（1）回流提取须在水浴上加热。

（2）蒸发皿中蒸干醇提液，应在水浴上并在通风橱中进行。

（五）记录与计算

1. 记录

同水溶性浸出物测定法。

2. 计算

（1）固体制剂同水溶性浸出物测定法。

（2）水溶液制剂

$$醇溶性浸出物（\%） = \frac{m_2 - m_1}{V_s} \times 100\% \qquad (6-2)$$

式中　m_1——蒸发皿重量，g；

　　　m_2——干燥后浸出物和蒸发皿重量，g；

　　　V_s——供试品的体积，ml。

（六）结果判定

同水溶性浸出物测定法。

（七）应用实例——化积口服液中正丁醇提取物测定

1. 检验依据（《中国药典》2010年版一部575页）

【正丁醇提取物】精密量取本品50ml，用水饱和的正丁醇振摇提取5次，每次20ml，合并正丁醇提取液，置已干燥至恒重的蒸发皿中，蒸干，于105℃干燥3小时，移置干燥器中，冷却30分钟，迅速精密称定重量，计算，即得。

本品含正丁醇提取物不得少于0.60%。

2. 测定

实验数据：$m_{11}=30.782g$、$m_{12}=31.202g$、$m_{21}=31.300g$、$m_{22}=31.745g$。

根据公式（6-2）计算：

$$正丁醇提取物（\%）_1 = \frac{m_{12}-m_{11}}{V_s}\times100\% = \frac{31.202-30.782}{50}\times100\% = 0.840\%$$

$$正丁醇提取物（\%）_2 = \frac{m_{22}-m_{21}}{V_s}\times100\% = \frac{31.745-31.300}{50}\times100\% = 0.890\%$$

$\overline{正丁醇提取物（\%）}=0.86\%$，结果符合规定。

三、挥发性醚浸出物测定法

本法系以乙醚为溶剂对制剂中挥发性醚溶性成分进行提取，并计算其含量，专属性较强。

供试品须过四号筛。有关品种及其含量见表6-2。

表6-2　测定醚溶性浸出物的有关品种及其含量

品名	溶剂	含量（不得少于）
九味羌活丸	乙醚	0.30%
沉香化气丸	乙醚	0.40%
安中片	乙醚	0.35mg/片
龟龄集	乙醚	0.25%
麝香舒活搽剂	乙醚	3.5%
丹香清脂颗粒	乙醚	0.20%

（一）仪器与用具

索氏提取器、药筛（四号筛）、剪刀，其余同水溶性浸出物测定法。

（二）试液与试药

水、乙醚、五氧化二磷等。

（三）操作方法

取供试品（过四号筛）2~5g，精密称定，置五氧化二磷干燥器中干燥12小时，置索氏提取器中，加乙醚适量，除另有规定外，加热回流8小时，取乙醚液，置干燥至恒重的蒸发皿中，放置，挥去乙醚，残渣置五氧化二磷干燥器中，干燥18小时，精密称定，缓缓加热至105℃，并于105℃干燥至恒重。其减失重量即为挥发性醚浸出物的重量。

（四）注意事项

（1）回流加热乙醚须在水浴上进行。

（2）蒸发皿中挥去乙醚须在室温下、通风橱中进行。

（3）加热挥去浸出物中挥发性成分时，应缓缓加热至105℃。

（五）记录与计算

1. 记录

同水溶性浸出物测定法。

2. 计算

$$挥发性醚浸出物（\%）= \frac{m_1 - m_2}{m_s} \times 100\% \qquad (6-3)$$

式中 m_S——供试品重量，g；

m_1——105℃干燥前浸出物和蒸发皿重量，g；

m_2——105℃干燥后浸出物和蒸发皿重量，g；

（六）结果判定

同水溶性浸出物测定法。

（七）应用实例——九味羌活丸中挥发性醚浸出物测定

1. 检验依据（《中国药典》2010年版一部448页）

【浸出物】取本品粗粉2g，用乙醚作溶剂，照浸出物测定法（附录ⅩA 挥发性醚浸出物测定法）测定。

本品含挥发性醚浸出物不得少于0.30%。

2. 测定

取供试品适量，剪碎（过四号筛），混合均匀，取2g，精密称定，置五氧化二磷干燥器中干燥12小时，置索氏提取器中，加乙醚适量，除另有规定外，加热回流8小时，取乙醚液，置干燥至恒重的蒸发皿中，放置，挥去乙醚，残渣置五氧化二磷干燥器中，干燥18小时，精密称定，缓缓加热至105℃，并于105℃干燥至恒重。其减失重量即为挥发性醚浸出物的重量。

实验数据：$m_{1S} = 2.008$g、$m_{11} = 44.146$g、$m_{12} = 44.138$g

$m_{2S} = 2.011$g、$m_{21} = 40.382$g、$m_{22} = 40.374$g。

根据公式（6-3）计算：

$$浸出物（\%）_1 = \frac{44.1462 - 44.1382}{2.008} \times 100\% = 0.398\%$$

$$浸出物（\%）_2 = \frac{40.3822 - 40.3740}{2.011} \times 100\% = 0.408\%$$

$\overline{浸出物（\%）} = 0.40\%$，结果符合规定。

知识链接

其他溶剂浸出物测定

《中国药典》一部除规定水溶性浸出物、醇溶性浸出物、挥发性醚浸出物测定外，还收载了其他溶剂浸出物的测定，包括乙酸乙酯、石油醚等，分别对药品中所含相关成分的总量进行控制。例如，山菊降压片含乙酸乙酯浸出物每片（小片）不得少于7.0mg；麝香舒活搽剂含石油醚浸出物不得少于3.5%。此类浸出物的测定按各品种项下规定的方法测定。

第二节　指纹图谱

一、简述

中药指纹图谱是指中药材、中药饮片及中药制剂经适当的处理后，采用一定的分析手段（光谱、波谱、色谱等技术），得到能够标示其组分群体特征的图谱。其基本属性是"整体性"和"模糊性"。

从其综合和整体性能看，中药指纹图谱准确且又可量化地对中药进行真伪鉴别和质量评价；而从细节上看，对中药指纹图谱，由于不可能获得所有化学组分的标准样品，并且还有许多组分本身可能就是未知化合物，一时难于准确的定性、定量说明，所以，从这一角度来说，中药指纹图谱又是很模糊的，尤其因为中药具有"道地性"和"采集时间因素"等实际情况，很难给出一个对所有药品都适合的共有峰和非共有峰的比例，更不能像化学药品那样来要求一一对应，这个定义体现了中药指纹图谱的实质。

知识链接

中药指纹图谱在注射剂中的地位

当前，研究中药指纹图谱技术在国内外已成为一种发展趋势。2000年8月，国家食品药品监督管理局颁发了《中药注射剂指纹图谱检测标准研究指导原则》和《中药注射剂指纹图谱研究的技术要求（暂行）》，中药指纹图谱的研究成为中药研究的热点。国家食品药品监督管理局要求，所有申报的中药注射剂均应有相关的指纹图谱资料，包括中药材、提取物、中药制剂3种图谱，3种图谱的峰形必须有较大的相关性，否则不予受理。中药注射剂已强制实行中药指纹图谱质量标准指标，一批中药注射剂如注射用双黄连（冻干）、清开灵注射剂等相继建立了指纹图谱质量标准。

目前研究和应用比较多的是中药色谱指纹图谱，高效液相色谱在中药色谱指纹图谱应用最为广泛。《中国药典》一部收载高效液相色谱特征图谱7项，指纹图谱13项，其中中成药6项，提取物14项，见表6-3。

表6-3　《中国药典》一部收载相关中药指纹图谱

种类	指纹图谱	特征图谱
提取物	丹参酮提取物	山楂叶提取物
	丹参总酚酸提取物	连翘提取物
	莪术油	茵陈提取物
	薄荷素油	肿节风浸膏
	积雪草总苷	满山红油

·种类	指纹图谱	特征图谱
	三七三醇皂苷	人参茎叶总皂苷
	三七总皂苷	人参总皂苷
中药制剂	注射用双黄连（冻干）	－
	复方丹参滴丸	－
	腰痛宁胶囊	－
	诺迪康胶囊	－
	桂枝茯苓胶囊	－
	天舒胶囊	－

知识链接

中药特征图谱

中药特征图谱是指中药材、提取物或中药制剂经过适当的处理后，采用一定的分析手段和仪器，检测到能够标识其中各种组分群体特征的共有峰的图谱。它是一种综合的、可量化的鉴别手段，可用于鉴别中药的真伪，评价中药质量的均一性和稳定性。中药特征图谱可分为化学（成分）特征图谱和生物特征图谱。化学（成分）特征图谱多采用色谱、光谱技术测定，反映药材化学成分组成和种类上的特征。生物特征图谱则多采用分子标记技术测定，反映药材生物遗传学上的特征。中药特征图谱和中药指纹图谱在概念和实际操作上均非常近似，差别在于：特征图谱通常是指主要有效成分的特征峰谱图；指纹图谱则除了主要有疗效成分的特征峰外，还包括更多内容，更具有专一性。在结果判定方面，指纹图谱计算图谱的整体相似度，一般要求相似度不低于 0.9；中药特征图谱需计算各特征峰相对于参照物峰的相对保留时间，一般要求各特征峰的保留时间应在规定值的 ±5% 之内。

二、中药指纹图谱研究常用的方法和技术

因为中药化学指纹图谱在当前是最主要和最常用的，以下内容主要介绍中药化学指纹图谱的相应技术和方法。

（一）光谱法

光谱法是指用一定的光照射和扫描中药样品，取得特定图谱和数据。

1. 紫外光谱

中药所含成分的不饱和度不同，其紫外吸收光谱的形状、吸收峰的强度亦有所不同，在一定程度上反映了中药化学成分的差异，常用于真伪品的鉴别。但是中药的紫外吸收图谱是多种化学成分特征吸收的光谱叠加的，对于一些难于区分或亲缘关系相近的中药，鉴别往往缺乏专属性，可采用多溶剂紫外光谱法（紫外谱线组法）、多阶导数光谱法等方法消除样品中的一些无关吸收，排除干扰，提高光谱的分辨率。

2. 红外光谱

红外光谱体现的是复杂体系中各种基团谱峰叠加的结果，混合物组成的变化引起光谱整体谱图的变化，利用这种宏观指纹性，可以直接或借助计算机模式识别技术或模糊数学方法进行处理后，进行中药的鉴别和质量控制。红外光谱表征了不同化学物的不同基团的振动吸收特征，可直接、快速、无损地测定中药材和中药制剂，并借助模式识别技术识别不同产地、生长期、野生或人工种植的药材，不同炮制法、不同批次的中药制剂。红外光谱法中的近红外光谱、二维相关红外光谱、漫反射傅里叶变换红外光谱等，更适合中药复杂体系指纹图谱的研究与构建。

3. 荧光光谱

荧光光谱包含激发光谱和发射光谱，应用的技术包括导数光谱、三维光谱、时间分辨光谱等，有时为了提高测定方法的灵敏度和选择性，常将没有或弱荧光性的物质与某些荧光试剂作用，以得到强荧光性产物，应用于中药的鉴别和含量测定。

（二）核磁共振波谱

核磁共振波谱表征化合物的各种氢或碳原子的化学位移、数量、偶合关系等多个结构信息。通过一定程序获取的植物类中药的特征性化学成分（或化学成分组）的总提取物，特征化学成分的含量是相对恒定的，在规范的提取分离条件下，植物类中药的核磁共振波谱与植物种类存在严格的对应关系。图谱中的信号强弱反映了混合物中各组分的相对含量。

（三）质谱

中药各组分分子在质谱仪中被裂解成不同的离子碎片，依据这些离子碎片，对分子的分子质量和分子结构作出合理的推断。中药特征提取物所含成分不同，所得到的质谱图显示的分子离子峰及进一步裂解离子碎片峰必然不同，可用于鉴别，因而质谱具有指纹性较强的特征性。

（四）色谱法

色谱法是目前分析方法中发展最快，应用最广的一种方法。色谱技术具有极强的分离效果和广泛的适应性，中药指纹图谱首选色谱法。

1. 薄层色谱

薄层色谱指纹图谱是最早出现的中药指纹图谱，能提供色彩丰富、直观易认的可见光或荧光色谱图像，实用性强，同时具有快速、经济、可靠、操作简单等优点，如配合扫描或数字化处理，得到图像的同时可获得不同层次的轮廓图谱和相应的积分数据，进一步扩大薄层色谱所能提供的信息。

2. 高效液相色谱

高效液相色谱由于分辨率高，重现性好，分析速度快等优点，已获得广泛普及。高效液相色谱指纹图谱对于成分复杂、而指纹特征只有略微差异的中药时可以发挥良好的作用，是控制中药质量、研究中药有效成分等方面的重要分析手段。

高效液相色谱是目前中药及其制剂指纹图谱研究的主要手段。《中国药典》一部收载的中药制剂，凡鉴别项下有指纹图谱鉴别的，均采用本方法进行分析。

3. 气相色谱

气相色谱具有分离效率高、灵敏度高、分析速度快等特点，是中药指纹图谱研究的重要的方法，主要用于研究含挥发性成分的中药材和中药制剂。新型气相色谱技术应用使其在中药指纹图谱分析中发挥越来越重要的作用。裂解气相色谱（PGC）可用于一些不能直接采用气相色谱分析的中药，具有操作简单，样品无需化学前处理、提供信息量大的优点；气-质联用技术可以在线提供指纹图谱中主要成分的化学结构信息，大大丰富了指纹图谱提供的信息。

4. 高效毛细管电泳

高效毛细管电泳适用于大部分化学成分，特别是动物类中药中生物大分子（肽和蛋白质）的分离。中药成分复杂，分子大小不一，毛细管电泳能实现大部分成分同时分析，得到的指纹图谱能够更多地反映中药的成分特征。

三、应用实例——复方丹参滴丸的指纹图谱检测

1. 检验依据（《中国药典》2010年版一部906页）

【处方】 丹参　三七　冰片

【制法】 以上三味，冰片研细；丹参、三七加水煎煮，煎液滤过，滤液浓缩，加入乙醇，静置使沉淀，取上清液，回收乙醇，浓缩成稠膏，备用。取聚乙二醇适量，加热使熔融，加入上述稠膏和冰片细粉，混匀，滴入冷却的液体石蜡中，制成滴丸，或包薄膜衣，即得。

【指纹图谱】【含量测定】项下的供试品色谱中，应呈现八个与对照指纹图谱对应的特征峰，按中药色谱指纹图谱相似度评价系统计算，供试品指纹图谱与对照指纹图谱的相似度不得低于0.90。对照指纹图谱见图6-1。

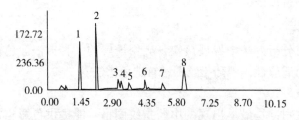

图6-1　复方丹参滴丸的对照指纹图谱

【含量测定】 照高效液相色谱法（附录Ⅵ D）测定。

色谱条件与系统适用性试验　用 Waters Acquity UP-LC™ HSS T3（柱长为100mm，内径为2.1mm，1.8μm）色谱柱，以0.02%磷酸的80%乙腈溶液为流动相A，以0.02%磷酸溶液为流动相B；按下表（见表6-3）中的规定进行梯度洗脱；流速为每分钟0.4ml；检测波长为280nm；柱温为40℃。理论塔板数按丹参素峰计算应不低于8000。

表 6-3　流动相

时间（分钟）	流动性 A（%）	流动性 B（%）
0 ~ 1.6	9→22	91→78
1.6 ~ 1.8	22→26	78→74
1.8 ~ 8.0	26→39	74→61
8.0 ~ 8.4	39→9	61→91
8.4 ~ 10	9	91

对照品溶液的制备　取丹参素钠对照品适量，精密称定，加甲醇制成每 1ml 含 0.16mg 的溶液（相当于每 1ml 含丹参素 0.144mg），即得。

供试品溶液的制备　取本品 10 丸，精密称定，置 10ml 量瓶中，加水适量，超声处理（功率 120W，频率 40kHz）15 分钟使溶解，放冷，加水至刻度，摇匀，滤过，取续滤液，即得。

测定法　分别精密吸取对照品溶液与供试品溶液各 2 ~ 4μl，注入液相色谱仪，测定，即得。

本品每丸含丹参以丹参素（$C_9H_{10}O_5$）计，不得少于 0.10mg。

2. 操作

（1）仪器　超高效液相色谱仪、超声波仪、Waters Acquity UPLC™ HSS T3（柱长 100mm，内径 2.1mm，1.8μm）色谱柱、分析天平（感量 0.01mg）、一次性 0.45μm 过滤器、量瓶等。

（2）药品　丹参素钠对照品、复方丹参滴丸。

（3）试剂　超纯水、75% 甲醇、0.02% 磷酸溶液、含 0.02% 磷酸的 80% 乙腈溶液。

（4）对照品溶液的制备　精密称取丹参素钠对照品 20.24mg，置 25ml 量瓶中，加甲醇溶解并加至刻度，摇匀，精密量取 5ml 置 25ml 量瓶中，加甲醇至刻度，即得。

（5）供试品溶液的制备　取本品 10 丸，精密称定，置 10ml 量瓶中，依法操作，即得。

（6）色谱条件与系统适用性试验　依法测定、计算。

（7）测定方法　分别精密吸取对照品溶液与供试品溶液各 2 ~ 4μl，注入液相色谱仪，测定，即得。

（8）相似度的计算　供试品色谱中，应呈现八个与对照指纹图谱对应的特征峰，按中药色谱指纹图谱相似度评价系统计算，供试品指纹图谱与对照品指纹图谱的相似度不得低于 0.90。

目标检测

一、选择题

（一）单项选择题

1. 正丁醇浸出物的测定适用于（　　）类成分。

　　A. 黄酮类　　　　　　　　　　B. 蒽醌类

　　C. 生物碱类　　　　　　　D. 皂苷类

　　E. 挥发油类

2. 挥发性醚浸出物的测定采用（　　）作为提取溶剂。

　　A. 石油醚　　　　　　　　B. 乙醇

　　C. 乙醚　　　　　　　　　D. 甲醚

　　E. 甲醇

3. 含挥发性成分较多的中药制剂多采用（　　）浸出物测定法。

　　A. 水　　　　　　　　　　B. 甲醇

　　C. 挥发性醚　　　　　　　D. 正丁醇

　　E. 乙酸乙酯

4. 中药指纹图谱的评价指标是（　　）。

　　A. 相似度　　　　　　　　B. 准确度

　　C. 精确度　　　　　　　　D. 相同度

　　E. 近似度

5. 中药指纹图谱的基本属性有（　　）。

　　A. 整体性　　　　　　　　B. 模糊性

　　C. 整体性＋模糊性　　　　D. 发散性

　　E. 完整性

6. 中药化学指纹图谱技术的首选方法（　　）。

　　A. 高效液相色谱　　　　　B. 红外光谱

　　C. 核磁共振　　　　　　　D. 质谱法

　　E. 波普

（二）多项选择题

1. 中药色谱指纹图谱相似度为（　　）可认为符合要求。

　　A. 0.1　　　　　　　　　　B. 0.92

　　C. 0.99　　　　　　　　　　D. 0.85

　　E. 0.8

2. 建立中药指纹图谱的一般原则（　　）。

　　A. 客观性　　　　　　　　B. 独立性

　　C. 特征性　　　　　　　　D. 稳定性

　　E. 系统性

二、计算题

　　刺五加片浸出物测定：取本品10片，除去糖衣，精密称定，总重量为2.502g，研细，取适量（约相当于5片重量），精密称定，置250ml的锥形瓶中，精密加入甲醇50ml，塞紧，称定重量，静置1小时后，连接回流冷凝管，水浴加热至沸腾，并保持微沸1小时。放冷后，取下锥形瓶，密塞，称定重量，用甲醇补足减失的重量，摇匀，用干燥滤器滤过。弃去初滤液，精密量取续滤液25ml，置已干燥至恒重的蒸发皿中，在水浴上蒸干后，于105℃干燥3小时，移置干燥器中，冷却30分钟，迅速精密称定重量，计算浸出物的含量，并判断是否符合规定（《中国药典》规定每片含醇溶性浸出物不得少于 80mg）。

实验数据：取样量为 1.253g、蒸发皿重量为 33.102g、蒸发皿与浸出物重量为 33.308g；第 2 份数据为：取样量为 1.250g、蒸发皿重量为 34.581g、蒸发皿与浸出物重量为 34.788g。

第七章 | 中药制剂的含量测定技术

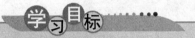

◎**知识目标**

1. 掌握紫外－可见分光光度法、薄层扫描法、高效液相色谱法、气相色谱法测定中药制剂含量的原理和方法。

2. 熟悉紫外－可见分光光度计、薄层扫描仪、液相色谱仪、气相色谱仪的工作原理、使用方法及操作注意事项。

3. 了解容量分析法和挥发油测定法的原理和方法。

◎**技能目标**

熟练掌握紫外－可见分光光度法、薄层扫描法、高效液相色谱法、气相色谱法的测定中药制剂含量的基本操作和技能；熟练正确查阅《中国药典》，熟练正确选取仪器、试药，熟练配制试液，熟练计量器具和检验仪器的操作，规范操作，并熟练正确计算、处理各种数据、判定检测结果。

中药制剂的含量测定是指用适当的化学方法或仪器分析方法对制剂中某种（些）有效成分或特征性成分进行定量分析，并以测定结果是否符合药品标准的规定来判断药品质量的优劣，是控制和评价药品质量的重要指标。

《中国药典》一部收载中药制剂 1063 种，其中 90% 以上的品种均有含量测定指标，特别是处方中有化学药的中药制剂，则一定有含量测定项目，部分中药制剂进行了多药味多成分的检测。

中药制剂含量测定的方法有化学分析法和仪器分析法两大类，由于中药制剂组成复杂，所以仪器分析法更为常用。《中国药典》一部含量测定方法应用情况见表 7－1。

表 7－1 　《中国药典》一部含量测定方法汇总表

类别	分析方法	品种数	项目数	新增项
仪器分析法	高效液相色谱法	850	956	709
	气相色谱法	50	52	24
	薄层扫描法	29	29	12
	紫外－可见分光光度法	17	17	8
	原子吸收分光光度法	2	2	1
化学分析法	滴定分析	27	27	9
	氮测定法	11	11	9
	挥发油测定法	4	4	1
	重量法	3	3	0
	鞣质测定法	1	1	1

　　仪器分析法具有灵敏度高、分析速度快、分析结果准确、应用范围广等优点。中药制剂组成复杂，含化学成分种类较多，且被测成分含量较低，而仪器分析法中的色谱法具有分离分析双重作用，故特别适合测定中成药中有效成分的含量。

　　用于中药制剂含量测定的仪器分析法包括紫外－可见分光光度法、原子吸收分光光度法、薄层扫描法、高效液相色谱法、气相色谱法等。

　　含量测定时，为避免出现误差，要求每份样品测定两次，并以测定平均值作为判定是否符合规定的依据。

第一节　紫外－可见分光光度法

一、简述

　　紫外－可见分光光度法（UV－VIS）是通过测定被测物质在紫外或可见光区某一波长处或一定波长范围内的吸光度，对该物质进行定性定量分析的方法。具有灵敏度高、准确、仪器设备简单、操作简便等优点。但本法不具分离功能，常用于总成分的测定。

　　定量分析的依据是朗伯－比尔定律，其定量公式见公式（2－1）。

　　在中药制剂检测中，含量测定方法一般包括对照品比较法、吸收系数法和比色法三种。

（一）对照品比较法

　　按各品种项下的方法，分别配制供试品溶液和对照品溶液各2份，平行操作，每份结果对平均值的偏差应在±0.5%以内。对照品溶液中所含被测成分的量应为供试品溶液中被测成分规定量的100%±10%，所用溶剂应完全一致，在规定波长处分别测定供试品溶液和对照品溶液的吸光度，计算药物含量。《中国药典》一部中止咳宝片（吗啡）、灯盏细辛注射剂（总咖啡酸酯）、泌石通胶囊（多糖）、黄杨宁片（环维黄杨星D）等中药制剂均采用本法测定。

（二）吸收系数法

　　按药品标准规定的方法配制供试品溶液，不需对照品，在规定波长处测定吸光度，根据药品标准规定的被测成分的百分吸收系数（$E_{1cm}^{1\%}$），计算供试品的含量。

　　此法在中药制剂中应用少，但在化学药品检测中常用。

（三）标准曲线法

　　本法多用于可见分光光度法。由于影响显色反应的因素较多，有的仪器单色光纯度较差，故测定时应用对照品同时操作。本法适用于批量样品的分析，当仪器和测定条件固定时，曲线可多次使用。

　　本法主要用于总黄酮的含量测定。如《中国药典》独一味胶囊（片）、消咳喘糖浆、诺迪康胶囊、夏枯草口服液、垂盆草颗粒和汉桃叶片中的总黄酮的含量测定；另新血宝胶囊和复方皂矾丸中硫酸亚铁的含量测定也用此法。

1. 绘制标准曲线（又称工作曲线）

按各品种项下规定的方法，配制一系列不同浓度（C_i）的对照品溶液（5~7 份），在相同条件下分别测其吸光度（A_i），以吸光度 A 为纵坐标，浓度 C 为横坐标绘制 A - C 曲线，即得标准曲线（又称工作曲线）。

2. 测定

按各品种项下规定的方法，配制供试品溶液，在相同条件下测定供试品溶液的 A 值，从标准曲线上查出与之对应的浓度，即可求出被测成分的浓度。也可将一系列对照品溶液的浓度与相应的吸光度进行一元线性回归，求出回归方程（相关系数 r ≥0.999），将供试品溶液的吸光度代入回归方程，计算出被测成分的浓度（$C_供$）。

二、方法

照紫外 - 可见分光光度法（第二章第一节）测定。

（一）仪器与用具

紫外 - 可见分光光度计（光源、单色器、吸收池、检测器、记录仪）、分析天平（感量 0.01mg、0.001mg）、具塞锥形瓶、量瓶、滤纸、研钵、分液漏斗、烧杯、量杯等。

（二）试液与试药

各品种项下对应的试液与试药。

（三）操作方法

1. 溶液的制备

按各品种项下规定方法配制供试品溶液和对照品溶液。供试品溶液应配制 2 份，若为对照品比较法，则对照品溶液也应配制 2 份。

2. 吸光度的测定

包括仪器的校正和检定、吸光度准确度的校正、溶剂要求等。

（四）注意事项

包括仪器（量瓶、移液管、吸收池）、称量等。

（五）记录

除按一般药品检验记录的要求记录外，应注明仪器型号，检查溶剂是否符合要求的数据，吸收池的配对情况，供试品与对照品的称量（平行试验各 2 份）其及溶解和稀释情况，核对供试品溶液的最大吸收峰波长是否正确，狭缝宽度，测定波长及其吸光度值（或附仪器自动打印记录），计算式及结果。必要时应记录仪器的波长校正情况。

（六）计算

1. 对照品比较法

$$C_供 = C_对 \times \frac{A_供}{A_对} \tag{7-1}$$

式中　$C_供$——供试品溶液的浓度；

$A_{供}$——为供试品溶液的吸光度；

$A_{对}$——对照品溶液的吸光度；

$C_{对}$——对照品溶液的浓度。

2. 吸收系数法

$$C_{供} = \frac{A_{供} \times 1\%}{E_{1cm}^{1\%} \times L} \tag{7-2}$$

式中　$C_{供}$——供试品溶液的浓度，g/ml；

$A_{供}$——供试品溶液的吸光度；

$E_{1cm}^{1\%}$——被测物质的百分吸收系数；

L——液层厚度，cm。

三、应用实例

（一）黄杨宁片中环维黄杨星 D 的测定

环维黄杨星 D 为甾体类生物碱，《中国药典》采用酸性染料比色法测定其含量。在 pH 6.8 缓冲液中，环维黄杨星 D 能与溴麝香草酚蓝定量地结合成有色络合物（离子对），此离子对可溶于三氯甲烷，并在 410nm 下有最大吸收，故可通过测定离子对的吸光度，计算环维黄杨星 D 的含量。

1. 检验依据（《中国药典》2010 年版一部 1065 页）

【处方】 环维黄杨星 D 0.5g

【含量测定】 对照品溶液的制备　取环维黄杨星 D 对照品 25mg，精密称定，置 250ml 量瓶中，加甲醇 70ml 使溶解，用 0.05mol/L 磷酸二氢钠缓冲液稀释至刻度，摇匀，精密量取 10ml，置 100ml 量瓶中，用 0.05mol/L 磷酸二氢钠缓冲液稀释至刻度，摇匀，即得（每 1ml 含环维黄杨星 D 10μg）。

供试品溶液的制备　取本品 20 片，精密称定，研细，精密称取适量（约相当于环维黄杨星 D 0.5mg），置 50ml 量瓶中，加 0.05mol/L 磷酸二氢钠缓冲液至近刻度，80℃ 水浴恒温 1.5 小时后取出，冷却至室温，加 0.05mol/L 磷酸二氢钠缓冲液至刻度，摇匀，离心 6 分钟（每分钟转速 3000 转），取上清液，即得。

测定法　精密量取对照品溶液与供试品溶液各 5ml，分别置分液漏斗中，各精密加入溴麝香草酚蓝溶液（取溴麝香草酚蓝 18mg，置 250ml 量瓶中，加甲醇 5ml 使溶解，加 0.05mol/L 磷酸二氢钠缓冲液至刻度，摇匀，即得）5ml，摇匀，立即分别精密加入三氯甲烷 10ml，振摇 2 分钟，静置 1.5 小时，分取三氯甲烷层，置含 0.5g 无水硫酸钠的具塞试管中，振摇，静置，取上清液，照紫外－分光光度法（附录Ⅴ A），在 410nm

的波长处分别测定吸光度，计算，即得。

本品每片含环维黄杨星 D（$C_{26}H_{46}N_2O$），应为标示量的 90.0%～110.0%。

【规格】（1）每片含环维黄杨星 D 0.5mg，（2）每片含环维黄杨星 D 1mg。

2. 测定（规格为每片含环维黄杨星 D 0.5mg）

（1）对照品溶液的制备　取环维黄杨星 D 对照品 24.80mg，依法操作，即得。

（2）供试品溶液的制备　取本品 20 片（每片含环维黄杨星 D 0.5mg），精密称定，计算出平均片重后，研细，精密称取适量（约相当于环维黄杨星 D 0.5mg），置 50ml 量瓶中，依法操作，即得。

用下列公式计算取样范围：

$$\frac{主药规定量 \times 平均片重}{标示量} \times (1 \pm 10\%) \tag{7-3}$$

（3）测定溶液的制备　精密量取对照品溶液与供试品溶液各 5ml，依法进行操作，即得。

（4）A 值测定　照紫外－可见分光光度法（第二章第一节）测定。

（5）计算　实验数据：$m_{20} = 2.1096g$、$m_{对} = 0.02480g$、$m_S = 0.1051g$、$A_{对} = 0.510$、$A_{供} = 0.476$。

根据公式（7-1）计算：

$$C_{对} = \frac{24.80}{250} \times \frac{10}{100} \times 10^3 = 9.920(\mu g/ml)$$

$$含量 = \frac{\dfrac{C_{供} \times D \times V}{m_S} \times \overline{m}}{标示量} \times 100\% = \frac{\dfrac{C_{对} \times \dfrac{A_{供}}{A_{对}} \times D \times V}{m_S} \times \overline{m}}{标示量} \times 100\%$$

$$= \frac{\dfrac{9.920 \times 10^3 \times \dfrac{0.476}{0.510} \times 1 \times 50}{0.1051} \times 0.1055}{0.5} \times 100\% = 92.94\%$$

（二）消咳喘糖浆中总黄酮的测定

本品为满山红制成的糖浆剂。

1. 检验依据（《中国药典》2010 年版一部 1032 页）

【处方】满山红 200g

【含量测定】总黄酮

对照品溶液的制备　取芦丁对照品适量，精密称定，加 60% 乙醇制成每 1ml 含芦丁 60μg 的溶液，即得。

标准曲线的制备　精密量取对照品溶液 0.5ml、1ml、2ml、3ml、4ml 与 5ml，分别置 10ml 量瓶中，各加 0.1mol/L 三氯化铝溶液 2ml、1mol/L 醋酸钾溶液 3ml，加 60% 乙醇至刻度，摇匀，放置 30 分钟；以相应的溶液为空白。照紫外－可见分光光度法（附录 Ⅴ A），在 420nm 波长处测定吸光度，以吸光度为纵坐标、浓度为横坐标，绘制标准曲线。

测定法　精密量取本品 2ml，置 50ml 量瓶中，加 60% 乙醇至刻度，摇匀，精密量取 1ml，置 10ml 量瓶中，照标准曲线的制备项下的方法，自"加 0.1mol/L 三氯化铝溶液"起依法操作，制成供试品溶液。另精密量取本品 2ml，置 50ml 量瓶中，加 60% 乙醇稀释至刻度，精密量取 1ml，置 10ml 量瓶中，加 60% 乙醇至刻度，摇匀，作空白，依法测定吸光度，从标准曲线上读出供试品溶液中芦丁的重量，计算，即得。

本品每 1ml 含总黄酮以无水芦丁（$C_{27}H_{30}O_{16}$）计，不得少于 2.0mg。

2. 测定

（1）对照品溶液的制备 取芦丁对照品 29.84mg，置 100ml 量瓶中，加 60% 乙醇适量使溶解并稀释至刻度，摇匀。精密量取 10ml，置 50ml 量瓶中，加 60% 乙醇至刻度，摇匀，即得（每 1ml 含无水芦丁 60μg）。

（2）标准曲线溶液的制备 精密量取对照品溶液 0.5ml、1ml、2ml、3ml、4ml 与 5ml，分别置 10ml 量瓶中，依法操作，即得。

（3）供试品溶液的制备 精密量取本品 2ml，分别置 50ml 量瓶中，加 60% 乙醇至刻度，摇匀，精密量取 1ml，置 10ml 量瓶中，照标准曲线的制备项下的方法，自"加 0.1mol/L 三氯化铝溶液"起依法操作，制成供试品溶液。另精密量取本品 2ml，置 50ml 量瓶中，加 60% 乙醇稀释至刻度，精密量取 1ml，置 10ml 量瓶中，加 60% 乙醇至刻度，摇匀，作空白。

（4）A 值测定 照紫外 – 可见分光光度法（第二章第一节）测定。

（5）计算 实验数据：$m_{对} = 29.84mg$、A_i（见表 7 – 2）、$A_{供} = 0.354$。

$$C_{对} = \frac{29.94}{100} \times \frac{10}{50} = 59.68 \, (\mu g/ml)$$

表 7 – 2 一系列不同浓度的对照品溶液的参数

量取体积（ml）	0.5	1	2	3	4	5
浓度（μg/ml）	2.984	5.968	11.94	17.90	23.87	29.84
A_i	0.084	0.193	0.370	0.540	0.728	0.924

设浓度值为 x，吸光度值为 y，按公式计算回归方程 a，b 值及相关系数：

$$b = \frac{\sum\limits_{i=1}^{6} (X_i - \overline{X})(X_i - \overline{X})}{\sum\limits_{i=1}^{6} (X_i - \overline{X})^2} = 0.03077$$

$$a = \overline{Y} - b\overline{X} = 0.001274$$

$$r = b \sqrt{\frac{\sum\limits_{i=1}^{6} (X_i - \overline{X})^2}{\sum\limits_{i=1}^{6} (Y_i - \overline{Y})^2}} = 0.9997$$

回归方程：$A = 0.001274 + 0.03077C \rightarrow C = 32.50A + 0.04140$

含量 $= C_{供} \times D = (32.50A + 0.04140) \times D$

$$= (32.50 \times 0.354 + 0.04140) \times 10^{-3} \times \frac{50}{2} \times \frac{10}{1} = 2.89 \, (mg/ml)$$

第二节　薄层扫描法

一、简述

薄层扫描法系指用一定波长的光照射在薄层板上，对薄层色谱中可吸收紫外光或可见光的斑点，或经激发后能发射出荧光的斑点进行扫描，将扫描得到的图谱及积分数据用于中药制剂含量测定的方法。测定时一般用反射方式、双波长扫描，采用吸收法或荧光法。除另有规定外，含量测定时应使用市售薄层板。

薄层扫描法有外标法和内标法。

外标法系指将一定量的供试品溶液和对照品溶液分别交叉点加在同一块薄层板上，展开，显色，定位，扫描待测组分和对照品斑点，测定相应的吸光度或荧光强度积分值，计算被测成分的含量。

根据对照品标准曲线性质不同，外标法又分为外标一点法和外标两点法。若标准曲线通过原点，采用外标一点法；若标准曲线不通过原点，采用外标两点法。所谓一点法是指在一块薄层板上对照品的浓度为一种点样浓度（见图7-1），两点法则是指在一块薄层板上对照品的浓度为两种点样浓度（见图7-2）。《中国药典》均采用外标法，除马钱子散等个别品种采用外标一点法外，绝大多数品种采用外标二点法。

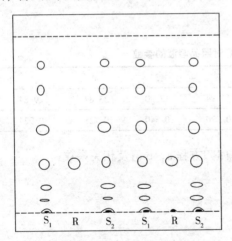

图7-1　外标一点法点样示意图
S₁：第一份供试品；S₂：第二份供试品
R：对照品

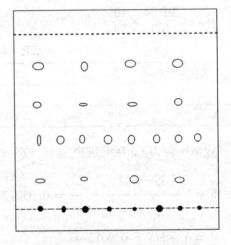

图7-2　外标两点法点样示意图
S₁：第一份供试品；S₂：第二份供试品
R₁：大质量对照品；R₂：小质量对照品

系统适用性试验应符合要求，见薄层扫描法（第二章第二节）。

二、方法

照薄层扫描法（第二章中第二节）测定。

（一）仪器与用具

薄层扫描仪、分析天平（感量0.1mg）、具塞锥形瓶、量瓶、滤纸、分液漏斗、硅胶 G 薄层板、定量点样器等。

（二）试药与试液

各品种项下对应的试液与试药。

（三）操作方法

1. 扫描前操作

（1）供试品溶液和对照品溶液的制备　按各品种项下规定的方法制备供试品溶液和对照品溶液，供试品溶液和对照品溶液均应制备 2 份。

（2）展开剂的制备　展开剂应临用前配制，不得重复使用。小体积的溶剂应用移液管或刻度吸管量取。

（3）薄层板准备　取合适规格的市售高效薄层板，检视合格后，110℃活化 30 分钟，置干燥器中备用。

（4）点样　用微升毛细管点样，供试品溶液和对照品溶液分别交叉点样。

（5）展开　取展开缸，加入展开剂 20ml，放入载有供试品的薄层板，立即密闭，展开，展开约 7cm 时，取出薄层板，晾干后，在薄层板上覆盖同样大小的玻璃板，周围用胶布固定。

2. 上机扫描

包括检测方法、测量方法、扫描波长以及扫描方式等的选择。

3. 系统适用性试验

用供试品和对照品对实验条件进行试验和调整，分离度和重复性应达到含量测定的要求。

（1）分离度　用于含量测定时，要求定量峰与相邻峰之间有较好的分离度（见图 2 −16），分离度（R）的计算公式见公式（2−10）。除另有规定外，分离度应大于 1.0。

（2）重复性　同一供试液在同一块薄层板上平行点样的待测成分的峰面积，测定的相对标准偏差（RSD）应不大于 3.0%，需显色后测定的相对标准偏差应不大于 5.0%。

（3）比移值　比移值计算见公式（2−11）。除另有规定外，比移值（Rf 值）应在 0.3～0.7 之间。

（四）记录

除按一般药品检验记录的要求记录外，记录室温及湿度，薄层板所用的吸附剂，供试品的预处理，供试液与对照液的配制及其点样量，展开剂、展开距离、显色剂，色谱示意图；必要时，计算出 Rf 值；薄层扫描仪的型号，扫描方式，供试品和对照品的称量（平行试验各 2 份），测定值等。

（五）计算

1. 外标一点法

$$m_{供} = m_{对} \times \frac{A_{供}}{A_{对}} \text{ 或 } C_{供} = C_{对} \times \frac{A_{供}}{A_{对}} \tag{7-4}$$

式中　$m_{供}$——供试品扫描斑点中被测成分的质量或浓度；

$m_{对}$——对照品扫描斑点的质量或浓度；

$C_{对}$——对照品扫描斑点的质量或浓度；

$A_{供}$——供试品扫描斑点中被测成分的吸光度积分值；

$A_{对}$——对照品扫描斑点的吸光度积分值。

2. 外标二点法

$$m = f_1 A + f_2 \qquad (7-5)$$

式中 f_1——斜率；

f_2——截距；

A——吸光度积分值。

$$f_1 = \frac{m_大 - m_小}{A_大 - A_小} \qquad (7-6)$$

$$f_2 = \frac{m_小 A_大 - m_大 A_小}{A_大 - A_小} \qquad (7-7)$$

则质量或浓度计算公式为：

$$m_供 = f_1 A_供 + f_2 \qquad (7-8)$$

三、应用实例

（一）马钱子散中马钱子的测定

士的宁是马钱子的主要有效成分，士的宁含量不足会影响疗效，过量又会引起中毒。士的宁是吲哚类生物碱，易溶于三氯甲烷、乙醇和甲醇，难溶于水，在254nm 处有最大吸收，但无荧光性质，《中国药典》采用薄层扫描外标一点法，荧光淬灭显色测定其含量。

1. 检验依据 （《中国药典》2010 年版一部 512 页）

【处方】 制马钱子适量（含士的宁 8.0g） 地龙（焙黄）93.5g

【含量测定】 取装量差异项下的本品约 0.5g，精密称定，置具塞锥形瓶中，精密加入三氯甲烷 20ml，浓氨试液 1ml，轻轻摇匀，称定重量后，于室温放置 24 小时，再称定重量，用三氯甲烷补足减失重量，充分振摇，滤过，滤液作为供试品溶液。另取士的宁对照品，加三氯甲烷制成每 1ml 含 1mg 的溶液，作为对照品溶液。照薄层色谱法（附录Ⅵ B）试验，分别吸取供试品溶液 8μl 和对照溶液 4μl，交叉点于同一硅胶 GF_{254} 薄层板上，以甲苯 - 丙酮 - 乙醇 - 浓氨试液（16∶12∶1∶4）的上层溶液为展开剂，展开，取出，晾干。照薄层色谱法（附录Ⅵ B 薄层色谱扫描法）进行扫描，波长：$\lambda_S = 257nm$，$\lambda_R = 300nm$，测量供试品与对照品吸光度积分值，计算，即得。

本品每袋含马钱子以士的宁计（$C_{21}H_{22}N_2O_2$）应为 7.2 ~ 8.8mg。

【规格】 每袋装 0.6g。

2. 测定

（1）供试品溶液的制备 取装量差异项下本品（10 袋），混合均匀，精密称定，置具塞锥形瓶中，精密加入三氯甲烷 20ml，浓氨试液 1ml，轻轻摇匀，称定重量后，于室温放置 24 小时，再称定重量，用三氯甲烷补足减失的重量，充分振摇，滤过，取滤液，即得。

（2）对照品溶液的制备 取士的宁对照品 50mg，置 25ml 量瓶中，加三氯甲烷溶解并稀释至刻度，即得（每 1ml 含 1mg 士的宁）。

（3）展开剂的制备　取甲苯16.0ml、丙酮12.0ml、乙醇1.0ml、浓氨试液4.0ml置具塞锥形瓶中，静置，取上层溶液备用。

（4）硅胶GF_{254}薄层板　取规格为10cm×10cm的市售高效薄层板，检视合格后，110℃活化30分钟，置干燥器中备用。

（5）点样　用微升毛细管点样，供试品溶液点样量为8μl，对照品溶液点样量为4μl，点样顺序可为：第1份供试品溶液、对照溶液、第2份供试品溶液、第1份供试品溶液、对照溶液、第2份供试品溶液。

（6）展开　取展开缸，加入展开剂20ml，放入载有供试品的薄层板，立即密闭，展开，展开约7cm时，取出薄层板，晾干后，在薄层板上覆盖同样大小的玻璃板，周围用胶布固定。

（7）上机扫描　按薄层色谱法（第二章第二节薄层色谱扫描法）。波长：$\lambda_S = 257nm$；$\lambda_R = 300nm$。

（8）计算　实验数据：$m_{对} = 24.90mg$、$m_S = 0.5324g$、$A_{对} = 22000.73$、$A_{供} = 15659.12$。

根据公式（7-4）计算：

$$含量 = \frac{C_{供} \times D \times V}{m_S} \times \overline{m} = \frac{C_{对} \times \dfrac{A_{供}}{A_{对}} \times D \times V}{m_S} \times \overline{m}$$

$$= \frac{\dfrac{9.960}{10} \times \dfrac{4}{8} \times \dfrac{15659.12}{22000.73} \times 20}{0.5324} \times 0.6 = 7.99（mg/袋）$$

（二）大山楂丸中山楂的测定

熊果酸为山楂的指标性成分，属三萜类化合物，具酸性，易溶于乙醚、三氯甲烷和乙醇，难溶于水和石油醚，熊果酸本身无荧光性质和紫外-可见吸收，故需用硫酸溶液显色后，才可扫描测定。

1. 检验依据（《中国药典》2010年版一部459页）

【处方】山楂1000g　六神曲（麸炒）150g　炒麦芽150g

【含量测定】取重量差异项下的本品，剪碎，混匀，取约3g，精密称定，加水30ml，60℃水浴温热使充分溶散，加硅藻土2g，搅匀，滤过，残渣用水30ml洗涤，100℃烘干，连同滤纸一并置索氏提取器中，加乙醚适量，加热回流提取4小时，提取液回收溶剂至干，残渣用石油醚（30~60℃）浸泡2次（每次约2分钟），每次5ml，倾去石油醚液，残渣加无水乙醇-三氯甲烷（3:2）的混合溶液适量，微热使溶解，转移至5ml量瓶中，用上述混合溶液稀释至刻度，摇匀，作为供试品溶液。另取熊果酸对照品适量，精密称定，加无水乙醇制成每1ml含0.5mg的溶液，作为对照品溶液。照薄层色谱法（附录Ⅵ B）试验，分别精密吸取供试品溶液5μl、对照品溶液4μl与8μl，分别交叉点于同一硅胶G薄层板上，以环己烷-三氯甲烷-乙酸乙酯-甲酸（20:5:8:0.1）为展开剂，展开，取出，晾干，喷以10%硫酸乙醇溶液，在110℃加热至斑点显色清晰，在薄层板上覆盖同样大小的玻璃板，周围用胶布固定，照薄层色谱法（附录Ⅵ B薄层色谱扫描法）进行扫描，波长：$\lambda_S = 535nm$；$\lambda_R = 650nm$，测量供试品吸光度积分值与对照品吸光度积分值，计算，即得。

本品每丸含山楂以熊果酸（$C_{30}H_{48}O_3$）计，不得少于7.0mg。

【规格】　每丸重9g。

2. 测定

（1）供试品溶液的制备　取重量差异项下的本品10丸，剪碎，混匀，精密称定（3.1023g），分别置100ml烧杯中，依法操作，即得。

（2）对照品溶液的制备　称取熊果酸对照品12.46mg，置25ml量瓶中，加无水乙醇适量使溶解并稀释至刻度，即得（每1ml含0.4984mg）。

（3）展开剂的制备　取环己烷20ml、三氯甲烷5.0ml、乙酸乙酯8.0ml、甲酸0.1ml置具塞锥形瓶中，混合均匀，即得。

（4）硅胶G薄层板　取规格为10cm×10cm的市售高效薄层板，检视合格后，110℃活化30分钟，置干燥器中备用。

（5）点样　用微升毛细管点样，供试品溶液点样量为5μl，对照品溶液点样量为4μl和8μl，点样顺序可为：对照品溶液4μl、对照品溶液8μl、第1份供试品溶液5μl、第2份供试品溶液5μl、对照品溶液4μl、对照品溶液8μl、第1份供试品溶液5μl、第2份供试品溶液5μl。

（6）展开　取展开缸，加入展开剂20ml，放入载有供试品的薄层板，立即密闭，展开，在展开约7cm时，将薄层板取出，晾干。

（7）显色　晾干后，用专用喷雾器喷以10%硫酸乙醇溶液，在110℃烘箱中加热至斑点显色清晰，在薄层板上覆盖同样大小的玻璃板，周围用胶布固定。

（8）上机扫描　照薄层色谱法（第二章第二节薄层色谱扫描法）测定。波长：λ_S=535nm；λ_R=650nm。

（9）计算　测得数据：m_S = 3.1023g、$m_{对}$ = 12.46mg、$A_{供}$ = 5659.12、$A_{对1}$ = 2057.73、$A_{对2}$ = 7901.25。

根据公式（7-6）、（7-7）、（7-8）计算：

$$f_1 = \frac{m_大 - m_小}{A_大 - A_小} = \frac{0.4984 \times 8 - 0.4984 \times 4}{7901.25 - 2057.73} = 0.0003412$$

$$f_2 = \frac{m_小 A_大 - m_大 A_小}{A_大 - A_小}$$

$$= \frac{0.4984 \times 4 \times 7901.25 - 0.4984 \times 8 \times 2057.73}{7901.25 - 2057.73} = 1.292$$

$$m_供 = f_1 A_供 + f_2 = 0.0003412 \times 5659.12 + 1.292 = 3.216(\mu g)$$

$$含量 = \frac{C_供 \times D \times V \times \overline{m}}{m_S} = \frac{\frac{3.216}{5} \times 5 \times 9}{3.1023} = 9.33 \text{（mg/丸）}$$

第三节　高效液相色谱法

一、简述

高效液相色谱法系采用高压输液泵将规定的流动相泵入装有填充剂的色谱柱，对供试品进行分离测定的色谱方法。注入的供试品，由流动相带入柱内，各组分在柱内被分离，并依次进入检测器，由积分仪或数据处理系统记录和处理色谱信号。

高效液相色谱法具有分离效能高、灵敏度高、选择性好、分析速度快、适用范围广等特点，适用于高沸点、大分子、强极性和热稳定性差的化合物的分析。

《中国药典》一部共有850种中药制剂的含量测定采用此法，高效液相色谱法的定量方法有外标法和内标法等，其中外标法最为常用。

外标法结果准确，精密度高，但要求进样量必须准确，仪器必须有良好的稳定性。

外标法的定量依据是待测组分色谱峰的峰面积或峰高与其浓度或质量在一定范围内成线性关系，按药品标准方法制备供试品溶液和对照品溶液，分别将供试品溶液和对照品溶液注入液相色谱仪，测定供试品和对照品中待测组分色谱峰的峰面积或峰高，按正比关系计算供试品溶液的浓度。峰面积与浓度关系见图7-3所示：

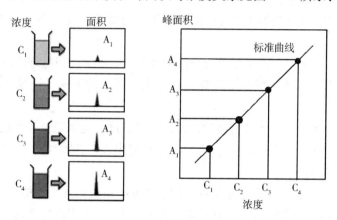

图7-3 峰面积与浓度关系示意图

包括黄芩苷（如柴黄片、防风通圣丸、健儿消食口服液等），大黄素和大黄酚（如黄连上清丸、复方大青叶合剂、冰黄肤乐软膏等），绿原酸（金嗓开音丸、小儿咽扁颗粒、银翘解毒颗粒等），丹皮酚（六味地黄丸、桂枝茯苓胶囊、杞菊地黄丸等），葛根素（障眼明片、心可舒片、消渴丸等）等成分多采用此法测定含量。

二、方法

按高效液相色谱法（第二章第二节）测定。

（一）仪器与用具

高效液相色谱仪（包括输液泵、进样器、色谱柱、检测器和色谱数据处理器系统）、分析天平（感量0.01mg）、超声波仪、微量注射器、研钵、锥形瓶、量瓶、滤纸、漏斗、微孔滤膜等。

（二）试液与试药

高纯水、甲醇（色谱纯）、乙腈（色谱纯）等。

（三）操作方法

1. 供试品溶液和对照品溶液的制备

按各品种项下规定的方法制备供试品溶液和对照品溶液。供试品溶液和对照品溶液均应制备 2 份，供试品溶液在注入色谱仪前，应用 0.45μm 的滤膜滤过。

2. 流动相的制备

制备流动相的试剂，除另有规定外，一般用色谱纯，水应为新鲜配制的高纯水，凡规定 pH 值的流动相，应使用精密 pH 计进行调节，偏差一般不超过 ±0.2pH 单位。配制好的流动相应通过 0.45μm 滤膜滤过，使用前须脱气。

常用甲醇 – 水或乙腈 – 水为底剂的溶剂系统。

3. 色谱柱的选择和保存

根据实验要求和流动相的 pH 值范围，参考色谱柱说明书，选用适宜的色谱柱。试验结束后，可按色谱柱的使用说明书，对色谱柱进行冲洗和保存。

多数采用反相键合相色谱，其中十八烷基硅烷键合硅胶（ODS 或 C_{18}）使用最多。

4. 系统适用性试验

色谱系统的适用性试验通常包括理论板数、分离度、重复性和拖尾因子等四个参数。

（1）理论板数（n）　用于评价色谱柱的效能。一般为待测组分或内标物质的理论板数。在规定条件下，注入供试品溶液或品种项下规定的溶液，记录色谱图，按公式（2-12）计算理论板数。

（2）分离度（R）　用于评价物质之间的分离程度，是衡量色谱系统效能的关键指标。按公式（2-13）计算分离度（R）。除另有规定外，待测组分与相邻共存物之间的分离度应大于 1.5。

（3）重复性　用于评价连续进样后，色谱系统响应值的重复性能。采用外标法时，峰面积测量值的相对标准偏差（RSD）应不大于 2.0%；采用内标法时，校正因子的相对标准偏差应不大于 2.0%。

（4）拖尾因子（T）　用于评价色谱峰的对称性。按公式（2-14）计算拖尾因子（T）。除另有规定外，T 应在 0.95 ~ 1.05 之间。

5. 测定

分别精密吸取规定量的对照品溶液和试供品溶液，注入液相色谱仪，测定，即得。

（四）记录

除按一般药品检验记录的要求记录外，应注明仪器型号，检测波长，色谱柱与柱温，流动相与流速，内标溶液，供试品与对照品的称量（平行试验各 2 份）和溶液的配制过程，进样量，测定数据，计算式与结果；并附色谱图。如标准中规定有系统适用性试验者，应记录该试验的数据（如理论板数，分离度，校正因子的相对标准偏差等）。

（五）计算

1. 外标法

$$C_{供} = C_{对} \times \frac{A_{供}}{A_{对}} \qquad (7-9)$$

式中　$C_{供}$——供试品溶液的浓度；

　　　$A_{供}$——供试品的峰面积或峰高；

$A_{对}$——对照品的峰面积或峰高；

$C_{对}$——对照品溶液的浓度。

2. 内标法

照气相色谱法（第七章第四节）计算。

三、应用实例

（一）三黄片（小片）中大黄的测定

三黄片系由大黄、盐酸小檗碱、黄芩浸膏三种物质按规定方法制成的薄膜衣片，大黄素和大黄酚是大黄的主要有效成分，均属于蒽醌类化合物，大黄素几乎不溶于水，溶于乙醇及氢氧化钠、碳酸钠、氨水等碱液中；大黄酚微溶于冷乙醇，易溶于沸乙醇，溶于乙醚、三氯甲烷等，二者在254nm下有最大吸收。《中国药典》采用高效液相色谱法，以大黄素和大黄酚为指标性成分控制其中大黄的质量。

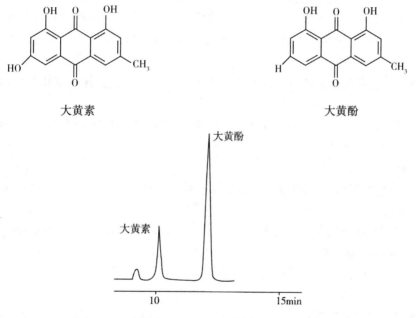

图7－4a　大黄素对照品、大黄酚对照品液相色谱图

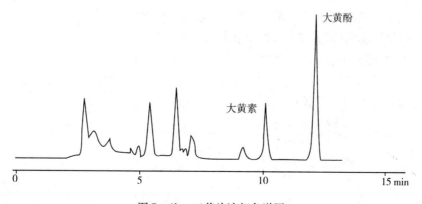

图7－4b　三黄片液相色谱图

1. 检验依据（《中国药典》2010 年版一部 457 页）

【处方】大黄 300g　盐酸小檗碱 5g　黄芩浸膏 21g

【含量测定】大黄　照高效液相色谱法（附录Ⅵ D）测定。

色谱条件与系统适用性试验　以十八烷基硅烷键合硅胶为填充剂；甲醇 – 0.1% 磷酸溶液（85：15）为流动相；检测波长为 254nm。理论板数按大黄素峰计算应不低于 2000。

对照品溶液的制备　取大黄素对照品和大黄酚对照品适量，精密称定，加无水乙醇 – 乙酸乙酯（2：1）混合溶液制成每 1ml 含大黄素 10μg、大黄酚 25μg 的混合液，即得。

供试品溶液的制备　取本品 20 片，除去包衣，精密称定，研细（过三号筛），取约 0.26g，精密称定，置锥形瓶中，精密加乙醇 25ml，称定重量，加热回流 1 小时，放冷，用乙醇补足减失的重量，滤过，精密量取续滤液 10ml，置烧瓶中，蒸干，加 30% 乙醇 – 盐酸（10：1）混合溶液 15ml，置水浴中加热水解 1 小时，立即冷却，用三氯甲烷强力振摇提取 4 次，每次 15ml，合并三氯甲烷液，蒸干，残渣用无水乙醇 – 乙酸乙酯（2：1）的混合溶液溶解，转移至 25ml 量瓶中，并稀释至刻度，摇匀，滤过，取续滤液，即得。

测定法　分别精密吸取对照品溶液和供试品溶液各 10μl，注入液相色谱仪，测定，即得。

本品每片含大黄以大黄素（$C_{15}H_{10}O_5$）和大黄酚（$C_{15}H_{10}O_4$）总量计，小片不得少于 1.55mg；大片不得少于 3.1mg。

2. 测定

（1）流动相的配制　取甲醇（色谱纯）425ml 和 0.1% 磷酸溶液 75ml 混合均匀，用 0.45μm 的滤膜过滤，超声处理 30 分钟，即得。

（2）对照品溶液的制备　分别精密称取大黄素对照品 25mg 和大黄酚对照品 63mg，置 25ml 量瓶中，加无水乙醇 – 乙酸乙酯（2：1）混合溶液至刻度，摇匀，精密量取 1ml，置 100ml 量瓶中，加无水乙醇 – 乙酸乙酯（2：1）混合溶液至刻度，摇匀，用 0.45μm 的滤膜过滤，即得。

（3）供试品溶液的制备　取本品 20 片，用小刀除去包衣（注意勿损失内容物），精密称定，置研钵中研细后，过三号筛，取约 0.26g，置锥形瓶中，依法操作，即得。

（4）测定　照高效液相色谱法（第二章第二节）测定。

（5）计算　实验数据：20 片总重量为 5.310g；

$m_{供} = 0.2610g$，$m_{对(大黄素)} = 0.02509g$，$m_{对(大黄酚)} = 0.06286g$；

$A_{供(大黄素)} = 285721$、$A_{供(大黄酚)} = 538079$、$A_{对(大黄素)} = 463379$、$A_{对(大黄酚)} = 1300561$。

根据公式（7 – 9）计算：

$$C_{对(大黄素)} = \frac{0.02509}{25} \times \frac{1}{100} \times 10^6 = 10.04(μg/ml)$$

$$C_{对(大黄酚)} = \frac{0.06286}{25} \times \frac{1}{100} \times 10^6 = 25.14(μg/ml)$$

$$C_{供(大黄素)} = C_{对(大黄素)} \times \frac{A_{供(大黄素)}}{A_{对(大黄素)}} = 10.04 \times \frac{285721}{463379} = 6.191(μg/ml)$$

$$C_{供(大黄酚)} = C_{对(大黄酚)} \times \frac{A_{供(大黄酚)}}{A_{对(大黄素)}} = 25.14 \times \frac{538079}{478910} = 28.25(\mu g/ml)$$

$$大黄素含量 = \frac{C_{供(大黄素)} \times D \times V}{m_S} \times \frac{\overline{}}{m}$$

$$= \frac{6.191 \times 10^{-3} \times \frac{25}{10} \times 25}{0.2610} \times \frac{5.310}{20} = 0.394 （mg/片）$$

$$大黄酚含量 = \frac{28.25 \times 10^{-3} \times \frac{25}{10} \times 25}{0.2610} \times \frac{5.310}{20} = 1.796(mg/片)$$

含量 = 大黄素含量 + 大黄酚含量 = 0.394 + 1.796 = 2.190→2.19 （mg/片）

（二）双黄连口服液中黄芩的测定

双黄连口服液是由金银花、黄芩、连翘三味中药制成的液体制剂，黄芩苷是黄芩的主要有效成分，属黄酮类化合物，具有一定极性和酸性，略溶于水、甲醇、乙醇，在274nm 具有最大吸收。《中国药典》采用高效液相色谱法测定黄芩中黄芩苷的含量。

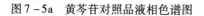

黄芩苷对照品液相色谱图见图7-5a，双黄连口服液液相色谱图见图7-5b。

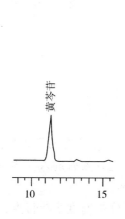
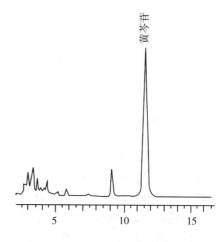

图7-5a　黄芩苷对照品液相色谱图　　　图7-5b　双黄连口服液液相色谱图

1. 检验依据 （《中国药典》2010 年版一部 611 页）

【处方】金银花375g　黄芩375g　连翘750g

【含量测定】黄芩　照高效液相色谱法（附录ⅥD）测定。

色谱条件与系统适用性试验　以十八烷基硅烷键合硅胶为填充剂；以甲醇 - 水 - 冰醋酸（50∶50∶1）为流动相；检测波长为274nm。理论板数按黄芩苷峰计算应不低于1500。

对照品溶液的制备　取黄芩苷对照品适量，精密称定，加50%甲醇制成每1ml含0.1mg的溶液，即得。

供试品溶液的制备　精密量取本品1ml，置50ml量瓶中，加50%甲醇适量，超声处理20分钟，放置至室温，加50%甲醇稀释至刻度，摇匀，即得。

测定法　分别精密吸取对照品溶液与供试品溶液各5μl，注入液相色谱仪，测定，即得。

本品每1ml含黄芩以黄芩苷（$C_{21}H_{18}O_{11}$）计，不得少于10.0mg。

2. 测定

（1）流动相的配制　取甲醇（色谱纯）200ml、冰醋酸（色谱纯）200ml和重蒸馏水40ml混合均匀，用0.45μm的滤膜过滤，超声处理30分钟，即得。

（2）对照品溶液的制备　精密称取黄芩苷对照品25mg，置25ml量瓶中，50%甲醇至刻度，摇匀，精密量取1ml，置10ml量瓶中，即得。

（3）供试品溶液的制备　取本品10支内容物，摇匀，精密量取1ml，置50ml量瓶中，加50%甲醇适量，超声处理20分钟，放置至室温，加50%甲醇稀释至刻度，摇匀，即得。

（4）测定　照高效液相色谱法（第二章中第二节）测定。

（5）计算　实验数据：$m_{对}=0.02510g$、$A_{供}=38001.8$、$A_{对}=16981.7$。

根据公式（7-9）计算：

$$C_{对}=\frac{0.02510}{25}\times\frac{1}{10}\times10^3=0.1004（mg/ml）$$

$$含量=C_{供}\times D=C_{对}\times\frac{A_{供}}{A_{对}}\times D=0.1004\times\frac{38001.8}{16981.7}\times\frac{50}{1}=11.23（mg/ml）$$

第四节　气相色谱法

一、简述

气相色谱法系采用气体为流动相（载气）流经色谱柱进行分离测定的色谱方法。物质或其衍生物汽化后，被载气带入色谱柱进行分离，各组分先后进入检测器，用数据处理系统记录色谱信号。根据色谱信号进行定性定量分析。

气相色谱法具有分离效能高、选择性好、灵敏度高、分析速度快等特点，适用于沸点较低，且在操作温度下有良好稳定性的中小分子化合物的分析。该法在中药制剂检验中主要用于含挥发油或其他挥发性成分的含量测定，也可用于水分测定、乙醇量测定、甲醇量检查和农药残留量的检测。

气相色谱法的定量分析方法有外标法、内标法和面积归一化法，由于面积归一化法要求所有成分均要流出色谱柱，得到色谱峰，故应用较少。

《中国药典》一部多采用内标法测定含量，如西瓜霜润喉片中冰片，麝香舒活搽剂中樟脑、薄荷脑、冰片，冰硼散中冰片，十滴水软胶囊中樟脑等。

内标法是根据待测组分与内标物的峰面积比与其浓度比在一定浓度范围内呈线性

关系，对组分进行定量分析，对照品溶液和供试品溶液中分别加入相同量的内标溶液，在相同条件下分别测定其中被测组分和内标物的色谱峰峰面积，峰面积与浓度关系见图 7-6。

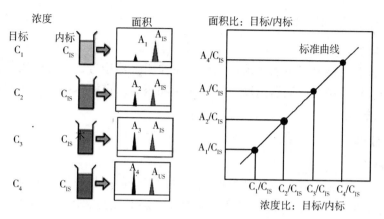

图 7-6　峰面积与浓度关系示意图

内标物选择原则：理化性质要与待测物相近；在样品中不存在且不与样品中组分发生化学反应；与待测物能完全分离，但又不能相距太远；与待测物的峰面积比为 0.7~1.3 最好，因此要根据待测物的浓度确定内标物的添加量。

二、方法

照气相色谱仪法（第二章第二节）测定。

（一）仪器与用具

气相色谱仪（气路系统、分离系统、进样系统、检测系统、数据处理系统）、分析天平（感量 0.01mg、0.001mg）、微量注射器、超声波仪、具塞试管、量筒、量瓶、滤纸、分液漏斗、研钵、离心机等。

（二）试液与试药

待测对照品、内标物质、氮气等。

（三）操作方法

1. 操作前准备

（1）供试品溶液和对照品溶液的制备　按各品种项下规定的方法配制供试品溶液和对照品溶液。对照品溶液和供试品溶液均应分别配制 2 份。供试品溶液在注入色谱仪前，应经过 0.45μm 滤膜滤过。

（2）仪器检查　检查仪器的使用记录和状态，仪器的开关、指示灯等应正常。选好合适的色谱柱，柱的两端应堵有盲堵。装好，以不漏气为合适。换下的色谱柱，应堵上盲堵保存。开启载气钢瓶上总阀调节减压阀至规定压力。用肥皂水或其他检漏液检查各连接处，应无泄漏。

（3）色谱柱的选择　选择适宜的色谱柱。开启载气钢瓶上总阀调节减压阀至规定压力。用肥皂水检查柱连接处是否漏气。

（4）系统适用性试验　除另有规定外，应符合高效液相色谱法项下的系统适用性试验的规定。

2. 测定

包括理论板数、校正因子。

（四）记录

除按一般药品检验记录的要求记录外，应注明仪器型号，色谱柱型号，规格及批号；进样口，柱温箱及检测器温度，载气流速和压力，进样体积，进样方式，并附色谱图及打印结果。

（五）计算

1. 内标法

（1）校正因子的计算　按各品种项下规定的方法制备校正因子测定用的对照品溶液，取一定量注入气相色谱仪，记录色谱图，测定对照品和内标物的峰面积或峰高，计算校正因子（f）：

$$f = \frac{A_{内}/C_{内}}{A_{对}/C_{对}} \tag{7-10}$$

式中　$A_{内}$——内标物的峰面积；

　　　　$C_{内}$——内标物的浓度；

　　　　$A_{对}$——对照品的峰面积；

　　　　$C_{对}$——对照品的浓度。

（2）含量计算

$$C_{供} = f \times \frac{A_{供} \times C'_{内}}{A'_{内}} \tag{7-11}$$

式中　f——校正因子；

　　　　$A_{供}$——供试品的峰面积；

　　　　$C'_{内}$——标物的浓度；

　　　　$A'_{内}$——标物的峰面积。

2. 外标法

照高效液相色谱法（第七章第三节）计算。

三、应用实例——川贝枇杷糖浆中薄荷脑的测定

川贝枇杷糖浆由川贝母流浸膏、桔梗、枇杷叶、薄荷脑四味中药制备而成。薄荷脑具局麻作用，有薄荷的特殊香气，味初灼热后清凉，可掩盖苦味；在乙醇、三氯甲烷、乙醚中极易溶解，在水中极微溶解。《中国药典》采用挥发油测定法（附录ⅩD）试验，用环己烷为溶剂提取、气相色谱法测定薄荷脑含量。

薄荷脑对照品气相色谱图见图7-7，川贝枇杷糖浆气相色谱图见图7-8。

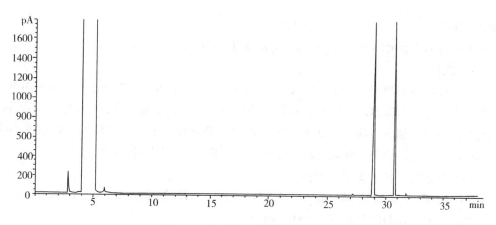

图7-7 薄荷脑对照品气相色谱图

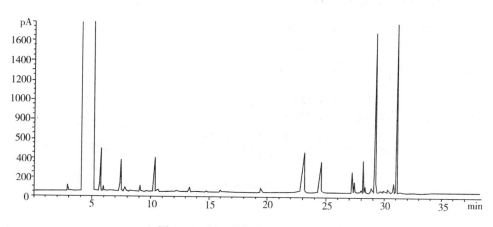

图7-8 川贝枇杷糖浆气相色谱图

1. 检验依据（《中国药典》2010年版一部471页）

【处方】川贝母流浸膏45ml 桔梗45g 枇杷叶300g 薄荷脑0.34g

【含量测定】照气相色谱法（附录Ⅵ E）测定。

色谱条件与系统适用性试验 改性聚乙二醇毛细管柱（柱长30m，内径0.32mm，膜厚度0.25μm）；柱温为110℃，分流进样，分流比为25：1，理论板数按萘峰计算应不低于5000。

校正因子测定 取萘适量，精密称定，加环己烷制成每1ml含15mg的溶液，作为内标溶液。另取薄荷脑对照品75mg，精密称定，置5ml量瓶中，加环己烷溶解并稀释至刻度，摇匀。精密量取1ml，置20ml量瓶中，精密加入内标溶液1ml，加环己烷至刻度，摇匀。吸取1μl，注入气相色谱仪，计算校正因子。

测定法 精密量取本品50ml，加水250ml，照挥发油测定法（附录Ⅹ D）试验，自测定器上端加水使充满刻度部分并溢流入烧瓶为止，加环己烷3ml，连接回流冷凝管，加热保持微沸4小时，放冷，将测定器中的液体移至分液漏斗中，冷凝管及挥发油测定管内壁用少量环己烷洗涤，并入分液漏斗中，分取环己烷液，水液再用环己烷提取2次，每次3ml，用铺有无水硫酸钠0.5g的漏斗滤过，合并环己烷液，置20ml量瓶中，精密加入内标溶液1ml，加环己烷至刻度，摇匀，即得。吸取1μl，注入气相色谱仪，测定，即得。

本品每1ml含薄荷脑（$C_{10}H_{20}O$）应不少于0.20mg。

2. 测定

（1）校正因子测定　精密称取萘75.15mg，置5ml量瓶中，加环己烷适量溶解并稀释至刻度，作为内标溶液。另精密称取薄荷脑对照品73.26mg，置5ml量瓶中，加环己烷溶解并稀释至刻度，摇匀。精密量取1ml，置20ml量瓶中，精密加入内标溶液1ml，加环己烷至刻度，摇匀。吸取1μl，注入气相色谱仪，计算校正因子。

（2）测定法　依法测定，即得。

（3）计算　实验数据：$m_内 = 75.15mg$、$m_对 = 73.26mg$、$A_内 = 851302.0$、$A_对 = 798023.5$、$A'_内 = 841603.2$、$A_供 = 814180.5$。

根据公式（7-10）、（7-11）计算：

$$C_内 = \frac{75.15}{5} \times \frac{1}{20} = 0.7515（mg/ml）$$

$$C_对 = \frac{73.26}{5} \times \frac{1}{20} = 0.7326（mg/ml）$$

$$f = \frac{A_内 / C_内}{A_对 / C_对} = \frac{851302.0/0.7515}{798023.5/0.7326} = 1.040$$

$$C_供 = f \times \frac{A_供 \times C'_内}{A'_内} = \frac{1.040 \times 814180.5 \times 0.7515}{841603.2} = 0.7561（mg/ml）$$

$$含量 = C_供 \times D = 0.7561 \times \frac{20}{50} = 0.3024 \rightarrow 0.302（mg/ml）$$

第五节　容量分析法

容量分析法又称滴定分析法，系将一种已知准确浓度的滴定液加到被测物质溶液中，直到两者完全反应，根据滴定液的浓度及消耗的体积确定被测物含量的方法。

根据滴定液与被测物发生的化学反应类型不同，可分为酸碱滴定法、沉淀滴定法、配位滴定法和氧化还原滴定法。在中药制剂的含量测定中，滴定分析法常被用来测定生物碱的含量以及某些矿物药的含量。

一、北豆根片中总生物碱的测定

用于生物碱含量测定的滴定分析法有水溶液中的酸碱滴定法和非水酸碱滴定法。一般用强酸或强碱为滴定液，以直接或间接方式测定。

如果生物碱可溶于水或水-醇溶液中，且生物碱碱性较强（$K \cdot C \geqslant 10^{-8}$），则可用强酸滴定液直接测定；如果生物碱在水中溶解度较小时，可先将其溶解在一定量过量的酸标准溶液中，再用强碱滴定液回滴剩余的酸，即用反滴定法测其含量。如北豆根片、止喘灵注射液及颠茄酊中总生物碱的含量测定均采用此法。

1. 检验依据（《中国药典》2010年版一部641页）

【处方】北豆根提取物120g（相当于生物碱30g）

【含量测定】总生物碱　取本品20片，精密称定，研细，精密称取适量（约相当于总生物碱 80mg）置具塞锥形瓶中，加乙酸乙酯 25ml，振摇 30 分钟，滤过，用乙酸乙酯 10ml 分三次洗涤容器及滤渣，洗液与滤液合并，置水浴上蒸干，残渣加无水乙醇 10ml 使溶解，精密加硫酸滴定液（0.01mol/L）25ml 与甲基红指示剂 2 滴，用氢氧化钠滴定液（0.02mol/L）滴定，即得。每 1ml 硫酸滴定液（0.01mol/L）相当于 6.248mg 蝙蝠葛碱（$C_{38}H_{44}N_2O_6$）。

本品含总生物碱以蝙蝠葛碱 $C_{38}H_{44}N_2O_6$ 计，应为标示量的 90.0% ~ 110.0%。

【规格】（1）每片含总生物碱 15mg，（2）每片含总生物碱 30mg。

2. 测定

（1）计算取样量　取本品 20 片（每片含总生物碱 30mg），精密称定重量为 5.0010g，算出平均重量后，计算取样范围。

$$\frac{主药规定量×平均片重}{标示量}×（1±10\%） \tag{7-12}$$

（2）测定　把 20 片研细，精密称取 2 份（相当于总生物碱 80mg）分别置具塞锥形瓶中，依法操作，记录数据，即得。

（3）计算　实验数据：氢氧化钠滴定液（0.02008mol/L）；

$m_{20}=5.0010g$、$m_1=0.7036g$、$m_2=0.7020g$、$V_1=12.12ml$、$V_2=12.07ml$。

$$含量_1=\frac{\dfrac{F×T×（V_0-V_S）}{m_S}×\overline{m}}{标示量}×100\%$$

$$=\frac{\dfrac{0.02008}{0.02}×6.248×（25.00-12.12）}{0.7036}×\dfrac{5.0010}{20}}{30}×100\%=95.71（\%）$$

$$含量_2=\frac{\dfrac{0.02008}{0.02}×6.248×（25.00-12.07）}{0.7020}×\dfrac{5.0010}{20}}{30}×100\%=96.30（\%）$$

$\overline{含量}=96.0\%$，符合规定。

二、克痢痧胶囊中雄黄的测定

中药雄黄主要成分为 As_2S_2，对其进行含量测定多采用直接碘量法，以硫酸分解，使转变成亚砷酸。中和后，加以淀粉作为指示剂，用碘滴定液滴定至溶液显蓝色。分解样品时，在硫酸中加入碱金属硫酸盐可以提高沸点。

1. 检验依据（《中国药典》2010 年版一部 741 页）

【处方】白芷　苍术　石菖蒲　细辛　荜茇　鹅不食草　猪牙　皂雄黄　丁香　硝石　枯矾　冰片

【含量测定】雄黄　取装量差异项下的本品内容物，研细，取约 2.8g，精密称定，置 250ml 凯氏烧瓶中，加硫酸钾 2g，硫酸铵 3g 与硫酸 12ml，置电热套中加热至溶液呈乳白色，放冷，用水 50ml 分 4 次转移至 250ml 锥形瓶中，加热微沸 5 分钟，放冷，加酚酞指示液 2 滴，用氢氧化钠溶液（40→100）中和至溶液显微红色，放冷，用 0.25mol/L 硫酸溶液中和至褪色，加碳酸氢钠 5g，摇匀后，用碘滴定液（0.05mol/L）

滴定，至近终点时，加淀粉指示液 2ml，滴定至溶液显紫色。每 1ml 碘滴定液（0.05mol/L）相当于 5.348mg 的二硫化二砷（As_2S_2）。

本品每粒含雄黄以二硫化二砷（As_2S_2）计，应为 6.3～10.8mg。

【规格】每粒装 0.28g

2. 测定

（1）测定　取 20 袋（含装量差异项下）的内容物研细，取约 2.8g，精密称定 2 份，分别置 250ml 凯氏烧瓶中，依法操作，记录数据，即得。

（2）计算　实验数据：碘滴定液（0.04985mol/L）；$m_1 = 2.7891g$、$m_2 = 2.8012g$、$V_1 = 16.51ml$、$V_2 = 16.69ml$。

$$含量_1 = \frac{F \times T \times (V_0 - V_S)}{m_S} \times \overline{m}$$

$$= \frac{\frac{0.04985}{0.05} \times 5.348 \times 16.51}{2.7891} \times 0.28 = 8.84（mg/粒）$$

$$含量_2 = \frac{\frac{0.04985}{0.05} \times 5.348 \times 16.69}{2.8100} \times 0.28 = 8.87（mg/粒）$$

$$\overline{含量} = 8.9（mg/粒），符合规定。$$

三、万氏牛黄清心丸中朱砂的测定

中药朱砂主要成分为 HgS，对其进行含量测定多采用硫氰酸盐滴定法，以硫酸铁铵或硝酸铁为指示剂，用硫氰酸铵或硫氰酸钾标准溶液滴定。滴定反应如下：

$$Hg^{2+} + 2SCN^- \longrightarrow Hg(SCN)_2 \downarrow （白色）$$

$$Fe^{3+} + SCN^- \longrightarrow FeSCN^{2+} （淡棕红色）$$

氯离子能与汞形成配离子干扰测定，因此样品分解多选用硫酸 – 硝酸钾。溶液中的硝酸盐需用高锰酸钾氧化除尽以去除干扰，过剩的高锰酸钾再用硫酸亚铁还原。测定时溶液温度不宜超过 25℃，否则会使指示剂生成的红色减退。

1. 检验依据（《中国药典》2010 年版一部 462 页）

【处方】牛黄 10g　朱砂 60g　黄连 200g　栀子 120g　郁金 80g　黄芩 120g

【含量测定】取重量差异项下的本品，剪碎，混匀，取约 5g，精密称定，置 250ml 凯氏烧瓶中，加硫酸 30ml 与硝酸钾 8g，加热待溶液至近无色，放冷，转入 250ml 锥形瓶中，用水 50ml 分次洗涤烧瓶，洗液并入溶液中，加 1% 高锰酸钾溶液至显粉红色且 2 分钟内不消失，再滴加 2% 硫酸亚铁溶液至红色消失后，加硫酸铁铵指示液 2ml，用硫氰酸铵滴定液（0.1mol/L）滴定。每 1ml 硫氰酸铵滴定液（0.1mol/L）相当于 11.63mg 的硫化汞（HgS）。

本品每丸含朱砂以硫化汞（HgS）计，（1）应为 69～90mg，（2）应为 138～180mg。

【规格】（1）每丸重 1.5g，（2）每丸重 3g。

2. 测定

（1）测定　取装量差异项下的本品 10 丸，用剪刀剪碎，混匀，取约 5g，精密称定，置 250ml 凯氏烧瓶中，依法操作，记录数据，即得。

（2）计算　实验数据：硫氰酸铵滴定液（0.1011mol/L）；$m_1 = 5.0122g$、$m_2 = 5.0266g$、$V_1 = 22.08ml$、$V_2 = 22.19ml$。

$$含量_1 = \frac{F \times T \times V}{m_S} \times \frac{1}{m} = \frac{\dfrac{0.1011}{0.1} \times 11.63 \times 22.08}{5.0122} \times 3 = 155.4（mg/丸）$$

$$含量_2 = \frac{\dfrac{0.1011}{0.1} \times 11.63 \times 22.19}{5.0266} \times 3 = 155.7（mg/丸）$$

$\overline{含量} = 156（mg/丸）$，符合规定。

第六节　其他分析法

一、挥发油测定法

挥发油又称芳香油或精油，是广泛存在于植物中的一类可随水蒸气蒸馏，但难溶于水的油状液体的总称。挥发油是中药以及中药制剂中的一类重要有效成分。因此测定挥发油含量对于控制药品质量具有重要意义。

（一）仪器装置

挥发油测定仪器装置见图 7-9。A 为硬质圆底烧瓶（500ml、1000ml 或 2000ml），上接挥发油测定器 B，B 的上端连接回流冷凝管 C。以上各部分均用玻璃磨口连接。测定器 B 应有 0.1ml 的刻度。全部仪器应充分洗净，并检查结合部是否严密，以防挥发油逸出。装置中挥发油测定器的支管分岔处应与基准线平行。

（二）测定法

1. 甲法

本法适用于测定相对密度在 1.0 以下的挥发油。取供试品适量（约相当于挥发油 0.5~1.0ml），称重（准确至 0.01g），置烧瓶中，加水 300~500ml（或适量）与玻璃珠数粒，振摇混合后，连接挥发油测定器与回流冷凝管。自冷凝管上端加水使充满挥发油测定器的刻度部分，并溢流入烧瓶时为止。置电热套中或用其他适宜方法缓缓加热至沸，并保持微沸约 5 小时，至测定器中油量不再增加，停止加热，放置片刻，开启测定器下端的活塞，将水缓缓放出，至油层上端到达刻度 0 线上面 5mm 处为止。放置 1 小时以上，再开启活塞使油层下降至其上端恰与刻度 0 线平齐，读取挥发油量，并计算供试品中挥发油的含量（%）。

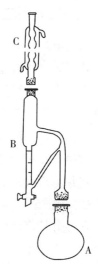

图 7-9　挥发油测定仪

2. 乙法

本法适用于测定相对密度在 1.0 以上的挥发油。取水约 300ml 与玻璃珠数粒，置烧瓶中，连接挥发油测定器。自测定器上端加水使充满刻度部分，并溢流入烧瓶时为止，再用移液管加入二甲苯 1ml，然后连接回流冷凝管。将烧瓶内容物加热至沸，并继续蒸馏，其速度以保持冷凝管的中部呈冷却状态为度。30 分钟后，停止加热，放置 15 分钟以上，读取二甲苯的容积。然后照甲法自"取供试品适量"起，依法测定，自油层中减去二甲苯量，即为挥发油量，再计算供试品中挥发油的含量（%）。

（三）应用实例——满山红油胶丸中满山红油的测定

1. 检验依据（《中国药典》2010 年版一部 1200 页）

【处方】满山红油 50g

【含量测定】满山红油　取本品 40 粒，照挥发油测定法（附录 Ⅹ D 甲法）测定，所得挥发油按相对密度为 0.940 计算，即得。

本品每粒含满山红油应为标示量的 90.0% ~ 110.0%。

【规格】（1）每丸含满山红油 0.05g，（2）每丸含满山红油 0.1g。

2. 测定

（1）测定　取规格为每丸含满山红油 0.05g 的本品 40 粒，取出内容物，置 500ml 烧瓶中，依法测定，读取挥发油量，既得。平行操作 2 份。

（2）计算　实验数据：$V_1 = 2.09\text{ml}$、$V_2 = 2.10\text{ml}$。

$$含量_1 = \frac{\dfrac{\rho \times V}{40}}{0.05} \times 100\% = \frac{\dfrac{0.940 \times 2.09}{40}}{0.05} \times 100\% = 98.23(\%)$$

$$含量_2 = \frac{\dfrac{0.940 \times 2.10}{40}}{0.05} \times 100\% = 98.70（\%）$$

$\overline{含量} = 98.5\%$，符合规定。

二、氮测定法

氮测定法系将供试品在硫酸及催化剂作用下，经强热分解使有机氮转为硫酸铵，再经强碱碱化使氨馏出并吸收于硼酸液，最后用硫酸滴定液滴定，求出氮含量的过程。本法多用于含蛋白质、氨基酸较多的角甲类中药、提取物以及中药制剂的质量控制，如鹿角胶、水牛角浓缩粉、龟鹿二仙膏、驴胶补血颗粒等。

（一）第一法（常量法）

取供试品适量（约相当于含氮量 25 ~ 30mg），精密称定，供试品如为固体或半固体，可用滤纸称取，并连同滤纸置干燥的 500ml 凯氏烧瓶中；然后依次加入硫酸钾（或无水硫酸钠）10g 和硫酸铜粉末 0.5g，再沿瓶壁缓缓加硫酸 20ml；在凯氏烧瓶口放一小漏斗并使烧瓶成 45° 斜置，用直火缓缓加热，使溶液的温度保持在沸点以下，等泡沸停止，强热至沸腾，俟溶液成澄明的绿色后，除另有规定外，继续加热 30 分钟，放冷。沿瓶壁缓缓加水 250ml，振摇使混合，放冷后，加 40% 氢氧化钠溶液 75ml，注意使沿瓶壁流至瓶底，自成一液层，加锌粒数粒，用氮气球将凯氏烧瓶与冷凝管连接；另取 2% 硼酸溶液 50ml，置 500ml 锥形瓶中，加甲基红 - 溴甲酚绿混合指示液 10 滴，将冷凝管的下端插入硼酸溶液的液面下，轻轻摆动凯氏烧瓶，使溶液混合均匀，加热蒸馏，至接受液的总体积约为 250ml 时，将冷凝管尖端提出液面，使蒸气冲洗约 1 分钟，用水淋洗尖端后停止蒸馏；馏出液用硫酸滴定液（0.05mol/L）滴定至溶液由蓝绿色变为灰紫色，并将滴定的结果用空白试验校正。每 1ml 的硫酸滴定液（0.05mol/L）相当于 1.401mg 的 N。

（二）第二法（半常量法）

蒸馏装置见图 7 - 10。

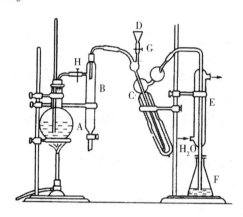

图 7 - 10　蒸馏装置

A. 1000ml 圆底烧瓶；B. 安全瓶；C. 连有氮气球的蒸馏器

D. 漏斗；E. 直形冷凝管；F. 100ml 锥形瓶；G、H. 橡皮管夹

连接蒸馏装置，A 瓶中加水适量与甲基红指示液数滴，加稀硫酸使成酸性，加玻璃珠或沸石数粒，从 D 漏斗加水约 50ml，关闭 G 夹，开放冷凝水，煮沸 A 瓶中的水，当蒸气从冷凝管尖端冷凝而出时，移去火源，关 H 夹，使 C 瓶中的水反抽到 B 瓶，开 G 夹，放出 B 瓶中的水，关 B 瓶及 G 夹，将冷凝管尖端插入约 50ml 水中，使水自冷凝管尖端反抽至 C 瓶，再抽至 B 瓶，如上法放去。如此将仪器洗涤 2～3 次。

取供试品适量（约相当于含氮量 1.0～2.0mg），精密称定，置干燥的 30～50ml 凯氏烧瓶中，加硫酸钾（或无水硫酸钠）0.3g 与 30% 硫酸铜溶液 5 滴，再沿瓶壁滴加硫酸 2.0ml；在凯氏烧瓶口放一小漏斗，并使烧瓶成 45°斜置，用小火缓缓加热使溶液保持在沸点以下，等泡沸停止，逐步加大火力，沸腾至溶液成澄明的绿色后，除另有规定外，继续加热 10 分钟，放冷，加水 2ml。

取 2% 硼酸溶液 10ml，置 100ml 锥形瓶中，加甲基红 - 溴甲酚绿混合指示液 5 滴，将冷凝管尖端插入液面下。然后，将凯氏烧瓶中内容物经由 D 漏斗转入 C 蒸馏瓶中，用水少量淋洗凯氏烧瓶及漏斗数次，再加入 40% 氢氧化钠溶液 10ml，用少量水再洗漏斗数次，关 G 夹，加热 A 瓶进行蒸气蒸馏，至硼酸液开始由酒红色变为蓝绿色时起，继续蒸馏约 10 分钟后，将冷凝管尖端提出液面，使蒸气继续冲洗约 1 分钟，用水淋洗尖端后停止蒸馏。

馏出液用硫酸滴定液（0.005mol/L）滴定至溶液由蓝绿色变为灰紫色，并将滴定的结果用空白试验（空白和供试品所得馏出液的容积应基本相同，约 70～75ml）校正。每 1ml 的硫酸滴定液（0.005mol/L）相当于 0.1401mg 的 N。

（三）应用实例

1. 鹿角胶含氮量测定

（1）检验依据（《中国药典》2010 年版一部 302 页）。

【含量测定】取粉末约 0.2g，精密称定，照氮测定法（附录Ⅸ L 第一法）测定，即得。

本品按干燥品计算，含总氮（N）不得少于 10.0%。

（2）测定

供试品溶液的制备　取粉末约 0.2g，滤纸称取，精密称定，连同滤纸置干燥的 500ml 凯氏烧瓶中，依法操作，即得。

空白溶液的制备　取滤纸一张置干燥的 500ml 凯氏烧瓶中，照供试液制备方法制备空白溶液。

测定　供试品溶液及空白溶液用硫酸滴定液（0.05mol/L）滴定至溶液由蓝绿色变为灰紫色，记录数据，即得。

（3）计算　实验数据：供试品含水量 = 12.2%、硫酸滴定液（0.05024mol/L）、V_0 = 0.20ml；m_1 = 0.2018g、m_2 = 0.2005g、V_1 = 15.31ml、V_2 = 15.29ml。

$$含量_1 = \frac{F \times T \times (V_s - V_0)}{m_S \times (1 - 含水量\%)} \times 100\%$$

$$= \frac{\frac{0.05024}{0.05} \times 1.401 \times 10^{-3} \times (15.31 - 0.20)}{0.2018 \times (1 - 12.2\%)} \times 100\% = 12.01（\%）$$

$$含量_2 = \frac{\frac{0.05024}{0.05} \times 1.401 \times 10^{-3} \times (15.29 - 0.20)}{0.2005 \times (1 - 12.2\%)} \times 100\% = 12.07（\%）$$

$\overline{含量}$ = 12.0（%），符合规定。

2. 清开灵注射液含氮量测定

（1）检验依据（《中国药典》2010 年版一部 1110 页）。

【处方】胆酸　珍珠母（粉）　猪去氧胆酸　栀子　水牛角（粉）　板蓝根　黄芩苷　金银花

【含量测定】精密量取本品 0.5ml，照氮测定法（附录Ⅸ L 第二法）测定，即得。本品每 1ml 含氮（N）应为 2.2 ~ 3.0mg。

【规格】（1）每支装 2ml，（2）每支装 10ml。

（2）测定

供试品溶液的制备　取规格为每支装 2ml 的本品 5 支，倒入干净、干燥的烧杯中，混匀，精密量取 0.5ml，置干燥的 50ml 凯氏烧瓶中，依法操作，即得。

空白溶液的制备　不加样品，照供试液制备方法制备空白溶液，即得。

测定　供试品溶液及空白溶液用硫酸滴定液（0.005mol/L）滴定至溶液由蓝绿色变为灰紫色，记录数据，即得。每 1ml 的硫酸滴定液（0.005mol/L）相当于 0.1401mg 的 N。

（3）计算　实验数据：硫酸滴定液（0.004987mol/L）；V_0 = 0.11ml、V_1 = 10.11ml、V_2 = 10.16ml。

$$含量_1 = \frac{F \times T \times (V_s - V_0)}{V_{取件}}$$

$$= \frac{\frac{0.004987}{0.005} \times 0.1401 \times (10.11 - 0.11)}{0.5} = 2.79（mg/ml）$$

$$含量_2 = \frac{\frac{0.004987}{0.005} \times 0.1401 \times (10.16 - 0.11)}{0.5} = 2.81（mg/ml）$$

$\overline{含量} = 2.8（mg/ml）$，符合规定。

目 标 检 测

一、选择题

1. 薄层扫描最常用的定量方法是（　　）。

    A. 内标法　　　　　　　　　　B. 外标法

    C. 追加法　　　　　　　　　　D. 回归曲线定量法

    E. 曲线校正法

2. GC 法或 HPLC 法用于中药制剂的含量测定时，定量的依据一般是（　　）。

    A. 峰面积　　　　　　　　　　B. 保留时间

    C. 分离度　　　　　　　　　　D. 理论板数

    E. 拖尾因子

3. 薄层扫描定量中，已知标准曲线通过原点 O，在与样品同一块薄层板上，点 3 个标准品点（点样量完全一样），根据标准品峰面积平均值与点样量确定标准曲线中的 a 点，连接 aO 即得分析样品时的标准曲线，这叫（　　）。

    A. 外标三点法　　　　　　　　B. 外标二点法

    C. 外标一点法　　　　　　　　D. 内标法

    E. 以上都不是

4. 气相色谱法用于中药制剂的定量分析主要适用于（　　）。

    A. 含挥发油成分及其他挥发性成分的制剂

    B. 含酸类成分的制剂

    C. 含苷类成分的制剂

    D. 含生物碱类成分的制剂

    E. 所有成分

5. 应用 GC 法进行中药制剂有效成分含量测定最常用的定量方法是（　　）。

    A. 外标法　　　　　　　　　　B. 内标法

    C. 面积归一化法　　　　　　　D. 校正因子法

    E. 内标加校正因子法

6. 中药制剂分析中 GC 法应用最广泛的检测器是（　　）。

    A. TCD　　　　　　　　　　　B. FID

    C. NPD　　　　　　　　　　　D. ECD

E. UVD

7. 反相 HPLC 法主要适用于（　　）。
   A. 脂溶性成分　　　　　　　　B. 水溶性成分
   C. 酸性成分　　　　　　　　　D. 任何化合物
   E. 碱性组分

8. 中药制剂分析中，采用 HPLC 法进行指标成分定量测定时最常用的色谱柱是（　　）。
   A. C_{18}柱（ODS）　　　　　　B. C_8 柱
   C. 氨基柱　　　　　　　　　　D. 氰基柱
   E. 硅胶吸附柱

9. 采用 HPLC 法测定中药制剂中某有效成分含量时，下列哪一实验条件的选择是关键（　　）。
   A. 测定波长　　　　　　　　　B. 流速
   C. 流动相　　　　　　　　　　D. 检测器
   E. 洗脱方式

10. 薄层扫描定量时均采用随行标准法，即标准溶液与供试品溶液交叉点在同一块薄层板上，这是为了（　　）。
    A. 防止边缘效应
    B. 消除点样量不准的影响
    C. 克服薄层板厚薄不均匀而带来的影响
    D. 消除展开剂挥发的影响
    E. 调整点样量

11. 中药制剂分析中下列哪些成分的含量最适合采用 HPLC 法测定（　　）。
    A. 冰片　　　　　　　　　　　B. 炽灼残渣
    C. 总生物碱　　　　　　　　　D. 黄芩苷、葛根素等单体成分
    E. 重金属元素

12. 麝香中麝香酮的定量方法最常用的是（　　）。
    A. 紫外分光光度法　　　　　　B. 薄层扫描法
    C. 高效液相色谱法　　　　　　D. 气相色谱法
    E. 荧光分析法

13. 乙法测定挥发油时，挥发油测定管中加入的试剂为（　　）。
    A. 乙醚　　　　　　　　　　　B. 二甲苯
    C. 甲苯　　　　　　　　　　　D. 石油醚
    E. 三氯甲烷

14. 下列（　　）中药材含元素汞。
    A. 朱砂　　　　　　　　　　　B. 雄黄
    C. 胆矾　　　　　　　　　　　D. 赭石
    E. 石膏

15. 总生物碱测定多采用（　　）。

　A. 络合滴定法　　　　　　　B. 酸碱滴定法

　C. 碘量法　　　　　　　　　D. 沉淀滴定法

　E. 以上都不是

16. 总氮测定法中采用（　　）吸收氨蒸汽。

　A. 稀盐酸　　　　　　　　　B. 稀硫酸

　C. 硼酸　　　　　　　　　　D. 醋酸

　E. 以上都不是

二、计算题

1. 蟾酥及其制剂中蟾毒内酯（Bt）的含量测定

标准曲线　精密吸取对照品溶液（含 Bt 为 $45\mu g/ml$ 乙醇液）0.4、0.8、1.2、1.6、2.0ml 各两份于 10ml 量瓶中，一份用乙醇稀释至刻度，摇匀。另一份加 4% NaOH 液 2ml，再用乙醇稀释至刻度，摇匀，室温放置 30 分钟后，以前者为参比溶液测定后者在 360nm 处的吸光度（即 $\triangle A$）分别为 0.114、0.217、0.348、0.456、0.554，计算回归方程及相关系数（r）。

样品测定　精密称取六神丸样品粉末 0.3005g，置索氏提取器中，加三氯甲烷适量，回流提取 5 小时，挥干三氯甲烷，残渣以乙醇溶解，定容至 50ml，精密吸取 0.5ml 以乙醇定容至 10ml，依法测定 $\triangle A$ 值为 0.403，计算供试品中 Bt 的含量。

2. 牛黄上清丸中黄芩的含量测定

取样品 10 丸，剪碎，研细混匀，精密称定（1.002g），精密加入稀乙醇 50ml，称定重量，超声处理 30 分钟，置水浴上回流 3 小时，放冷，称定重量，用稀乙醇补充减失的溶剂量，静置，取上清液，作为供试液，分别精密吸取黄芩苷对照液（$60\mu g/ml$）和供试液各 $5\mu l$，注入高效液相色谱仪，测定，即得，《中国药典》规定，每丸含黄芩以黄芩苷计算，不得少于 15mg，试计算黄芩苷的含量。（已知 $A_{供} = 4728936$，$A_{对} = 3884164$，平均丸重 5.8940g）

3. 十滴水软胶囊中樟脑含量的测定

色谱条件与系统适用性试验　以聚乙二醇（PEG‑20M）为固定相，涂布浓度为 10%，柱温 150℃。理论塔板数按樟脑峰计算应不低于 2000，樟脑峰与内标物质峰的分离度应大于 2。

校正因子测定　精密称取樟脑对照品（R）50mg，置 10ml 量瓶中，精密加入薄荷脑内标物（S）50mg，加无水乙醇至刻度，摇匀，精密量取 $1\sim2\mu l$，注入气相色谱仪，$A_R = 209283$、$A_s = 208832$，计算校正因子。

测定法　取平均粒重 0.4250g 的本品内容物，混匀，取 0.8g，精密称定（0.7961g），置具塞试管中，用无水乙醇提取 5 次，每次 4ml，分取乙醇提取液，合并，转移至 25ml 量瓶中，精密加入薄荷脑 125mg，使溶解，加无水乙醇稀释至刻度，摇匀，作为供试品溶液（$i+s$）。精密量取 $1\sim2\mu l$，注入气相色谱仪测定，$A_i = 118796$、$A_s = 124352$，计算即得（保留两位有效数字）。

（1）本法属于气液分配 GC 还是气固吸附 GC？

（2）使用哪种载气？哪种检测器？

（3）采用的是外标‑校正因子法还是内标‑校正因子法？

（4）求算樟脑的含量。《中国药典》规定，本品每粒含樟脑不得少于53mg。

实训十六　含量测定（UV - 对照品比较法）

【实训目的】

（1）掌握紫外 - 可见分光光度法中对照品比较法测定含量的原理和方法。

（2）掌握紫外 - 可见分光光度法中对照品比较法测定中药制剂含量的基本操作步骤和技能。

【实训依据】

1. 紫外 - 可见分光光度法（《中国药典》附录ⅤA）

2. 各药品质量标准

包括华山参片、止咳宝片。

（1）华山参片（《中国药典》2010年版一部692页）。

【处方】本品为华山参浸膏片。

【含量测定】对照品溶液的制备　取硫酸阿托品，精密称定，加水制成每1ml相当于含莨菪碱7μg的溶液，即得。

供试品溶液的制备　取本品40片，除去糖衣，精密称定，研细，精密称取适量（约相当于12片的重量），置具塞锥形瓶内，精密加入枸橼酸 - 磷酸氢二钠缓冲液（pH 4.0）25ml，振摇5分钟，放置过夜，用干燥滤纸滤过，取续滤液，即得。

测定法　精密量取供试品溶液与对照品溶液各2ml，分别置分液漏斗中，各精密加枸橼酸 - 磷酸氢二钠缓冲液（pH 4.0）10ml，再精密加入用上述缓冲液配制的0.04%溴甲酚绿溶液2ml，摇匀，用10ml三氯甲烷振摇提取5分钟，待溶液完全分层后，分取三氯甲烷液，用三氯甲烷湿润的滤纸滤入25ml量瓶中，再用三氯甲烷提取3次，每次5ml，依次滤入量瓶中，并用三氯甲烷洗涤滤纸，滤入量瓶中，加三氯甲烷至刻度。照紫外 - 可见分光光度法（附录ⅤA）分别在415nm的波长处测定吸光度，计算，即得。

本品含生物碱以莨菪碱（$C_{17}H_{23}NO_3$）计，应为标示量的80.0% ~ 120.0%。

【规格】0.12mg

（2）止咳宝片（《中国药典》2010年版一部541页）。

【处方】紫菀　桔梗　百部　陈皮　荆芥　甘草　前胡　橘红　枳壳　五味子　干姜　罂粟壳浸膏　氯化铵　薄荷素油

【含量测定】对照品溶液的制备　取吗啡对照品适量，精密称定，加0.1mol/L盐酸溶液制成每1ml含无水吗啡60μg的溶液，即得。

供试品溶液的制备　取本品30片，除去包衣，精密称定，研细，取适量（约相当于无水吗啡6mg），精密称定，加氢氧化钙1g与水少量，研磨成糊状后，继续研磨15分钟，用水转移至100ml量瓶中并稀释至刻度，摇匀，放置30分钟，用干燥滤纸滤过，精密量取续滤液50ml，加硫酸铵0.5g并使溶解，用苯振摇提取2次（25ml，15ml），合并苯液，用水10ml洗涤，洗液并入水层后，用三氯甲烷 - 乙醇（1:1）60ml振摇提取 1 次，再用三氯甲烷 – 乙醇（2∶1）提取 3 次（45ml，45ml，15ml），合并提取液，用水 10ml 与乙醇 5ml 的混合液洗涤后，置水浴上蒸干，残渣加 0.1mol/L 盐酸溶液 20ml 使溶解（必要时加热），滤入 50ml 量瓶中，容器用少量 0.1mol/L 盐酸溶液洗涤，洗液并入同一量瓶中，再加 0.1mol/L 盐酸溶液稀释至刻度，摇匀，即得。

测定法　精密量取供试品溶液 2 份各 5ml，分别置于甲、乙两个具塞试管中。另精密量取对照品溶液 2 份各 5ml，分别置丙、丁两个具塞试管中。于甲、丙试管中先精密加氨试液 3ml，摇匀后，再精密加新制的亚硝酸钠乙醇试液 2ml，乙、丁两管中先精密加新制的亚硝酸钠乙醇试液 2ml，轻轻摇匀，15 分钟后再精密加氨试液 3ml，静置 10 分钟后，照紫外 – 可见分光光度法（附录 VA），分别以甲、丙溶液作空白，在 420nm 波长处测定乙、丁的吸光度，计算出无水吗啡（$C_{17}H_{19}NO_3$）的含量，乘以 0.92，计算，即得。

本品每片含吗啡以无水吗啡（$C_{17}H_{19}NO_3$）计，应为 0.54 ~ 0.66mg。

【规格】　每片重 0.35g

【实训要求】

1. 实训预习

（1）熟悉对照品比较法含量测定的原理。

（2）检查紫外 – 可见分光光度仪的运行状态，所用器皿是否完全等。

（3）制定实训步骤。

（4）熟悉紫外 – 可见分光光度计的使用。

2. 实训过程

（1）玻璃仪器洗涤（干燥）。

（2）实训操作，应规范操作。

（3）检验原始记录应按"检验原始记录和报告书"要求记录。

3. 实训结束

实训结束后，应做以下处理：

（1）仪器应复原。

（2）应清洗玻璃仪器等。

（3）应清洁实训场所。

（4）检验报告书应按"检验原始记录和报告书"要求书写。

【实训原理和含量计算公式】

1. 原理

在一定条件下，待测成分的浓度与吸光度成正比例关系，将供试品溶液与对照品溶液分别在相同条件下显色，在同一波长处分别测得显色溶液的吸光度，根据朗伯 – 比尔定，计算出供试品中总生物碱的含量。

2. 含量计算公式

（1）华山参片

$$含量(标示量 \%) = \frac{C_{供} \times D \times V \times \overline{m}}{m_S \times 标示量} \times 100\% \tag{7-13}$$

（2）止咳宝片

$$含量（mg/片）= \frac{C_{供} \times D \times V \times \overline{m}}{m_s} \qquad (7-14)$$

【仪器与试剂】

分析天平（感量 0.01mg、0.001mg）、具塞锥形瓶、量瓶（25ml）、滤纸、研钵、分液漏斗、紫外 - 可见分光光度计、石英吸收池、三氯甲烷、氢氧化钙、硫酸铵、苯、乙醇、盐酸、硫酸阿托品对照品、吗啡对照品、枸橼酸 - 磷酸氢二钠缓冲液（pH 4.0）、氨试液、亚硝酸钠乙醇试液等。

【注意事项和操作要点】

（1）硫酸阿托品对照品（$C_{17}H_{23}NO_3$）$_2 \cdot H_2SO_4$ 的分子量为 676.82，其中 2 分子阿托品（莨菪碱）（$C_{17}H_{23}NO_3$）$_2$ 的分子量为 578.74，二者比值为 1.169。因此配制每 1ml 相当于含莨菪碱 7μg 的对照品溶液 2000ml 时，硫酸阿托品的称取量 X（mg）= 1.169 × 14.0mg。

（2）两相溶液萃取时，在无严重乳化的前提下，要充分振摇和放置，待溶液完全分层后才可分液，以提高萃取效率，保证样品浓度的准确度。

【实训评价】

评价项目	评价内容	评价标准	分值	得分
实训预习	对照品比较法测定原理	明确	5	
	仪器状态、试药种类	完好、齐全	5	
	实训步骤	合理、正确	10	
实训过程	配制实训用试液	配制正确，操作规范	5	
	对照品溶液制备	精密称量、定容	5	
	供试品溶液制备	制备过程认真、规范	10	
	进行显色反应	两种溶液平行操作	10	
	吸光度测定	操作规范、正确	10	
	计算浓度、含量	方法正确、结果准确	10	
	结果判断	根据药品标准判断	5	
	检验原始记录	应符合要求	5	
实训结束	清场	规范、合理、完整	5	
	检验报告书	应符合要求	15	

【实训思考】

（1）供试品和对照品与溴甲酚绿反应为什么需在 pH 4.0 的条件下进行？

（2）测定时应选用什么光源？

（3）对照品比较法测定药品含量应注意哪些问题？

实训十七　含量测定（UV - 标准曲线法）

【实训目的】

（1）掌握紫外 - 可见分光光度法中标准曲线法测定含量的原理和方法。

（2）掌握紫外 - 可见分光光度法中标准曲线法测定中药制剂含量的基本操作步骤和技能。

【实训依据】

1. 紫外－可见分光光度法（《中国药典》附录ⅤA）

2. 各药品质量标准

包括新血宝胶囊、排石颗粒、消咳喘糖浆。

（1）新血宝胶囊（《中国药典》2010 年版一部 1198 页）。

【处方】鸡血藤　黄芪　大枣　当归　白术　陈皮　硫酸亚铁

【含量测定】硫酸亚铁

对照品溶液的制备　取硫酸亚铁对照品 0.4g，精密称定，置 100ml 量瓶中，加硫酸溶液（1→20）1ml 和水 80ml 使溶解，加水至刻度，摇匀，精密量取 2ml，置 100ml 量瓶中，加水至刻度，摇匀，即得（每 1ml 中含硫酸亚铁 80μg）（临用配制）。

标准曲线的制备　精密量取对照品溶液 1ml、2ml、4ml、6ml、8ml，分别置 25ml 量瓶中，加水 10ml，再加 1%盐酸羟胺溶液 1ml 及 0.2%2，2－联吡啶乙醇溶液 1ml，混匀，加水至刻度，摇匀；以相应的溶液为空白。照紫外－可见分光光度法（附录Ⅴ A），在 522nm 的波长处测定吸光度，以吸光度为纵坐标、浓度为横坐标绘制标准曲线。

测定法　取装量差异项下的本品内容物，混匀，取 0.5g，精密称定，置 500ml 量瓶中，加硫酸溶液（1→20）5ml 和水 200ml，混匀，加水至刻度，摇匀，滤过，精密量取续滤液 1ml，置 25ml 量瓶中，照标准曲线的制备项下的方法，自"加水 10ml"起，依法测定吸光度，从标准曲线上读出供试品溶液中硫酸亚铁的量，计算，即得。

本品每粒含硫酸亚铁（$FeSO_4 \cdot 7H_2O$）应为 48～71mg。

【规格】每粒装 0.25g

（2）排石颗粒（《中国药典》2010 年版一部 1072 页）。

【处方】连钱草　盐车前子　木通　徐长卿　石韦　忍冬藤　滑石　瞿麦　苘麻子　甘草

【含量测定】对照品溶液的制备　取无水芦丁对照品约 20mg，精密称定，置 100ml 量瓶中，加 50%甲醇适量，振摇使溶解，并稀释至刻度，摇匀，即得（每 1ml 含无水芦丁 0.2mg）。

标准曲线的制备　精密量取对照品溶液 1ml、2ml、3ml、4ml、5ml，分别置 10ml 量瓶中，各加 50%甲醇至 5ml，加 5%亚硝酸钠溶液 0.3ml，摇匀，放置 6 分钟，加 10%硝酸铝溶液 0.3ml，摇匀，放置 6 分钟，加氢氧化钠试液 4ml，再加 50%甲醇至刻度，摇匀。以相应的溶液为空白。照紫外－可见分光光度法（附录Ⅴ A），在 510nm 的波长处测定吸光度，以吸光度为纵坐标、浓度为横坐标，绘制标准曲线。

测定法　取装量差异项下的本品，研细，取约 5g 或约 1g（无蔗糖），精密称定，置具塞锥形瓶中，精密加入甲醇 100ml，密塞，称定重量，加热回流提取 20 分钟，放冷，再称定重量，用甲醇补足减失的重量，摇匀，滤过，精密量取续滤液 25ml，置 50ml 量瓶中，加水至刻度，摇匀。精密量取 2ml，置 10ml 量瓶中，加 50%甲醇至刻度，摇匀，作为空白对照。另精密量取 2ml，置 10ml 量瓶中，照标准曲线制备项下的方法，自"加 50%甲醇至 5ml"起，依法立即测定吸光度，从标准曲线上读出供试品溶液中无水芦丁的量，计算，即得。

本品每袋含总黄酮以无水芦丁（$C_{27}H_{30}O_{16}$）计，不得少于 0.12g

【规格】（1）每袋装 20g，（2）每袋装 5g（无蔗糖）。

（3）消咳喘糖浆（《中国药典》2010 年版一部 1032 页）。

【含量测定】 总黄酮

对照品溶液的制备　称取芦丁对照品适量，精密称定，加 60% 乙醇制成每 1ml 含无水芦丁 60μg 的溶液，即得。

标准曲线的制备　精密量取对照品溶液 0.5ml、1ml、2ml、3ml、4ml 与 5ml，分别置 10ml 量瓶中，各加 0.1mol/L 三氯化铝溶液 2ml、1mol/L 醋酸钾溶液 3ml，加 60% 乙醇至刻度，摇匀，放置 30 分钟；以相应的溶液为空白。照紫外 - 可见分光光度法（附录 Ⅴ A），在 420nm 波长处测定吸光度，以吸光度为纵坐标、浓度为横坐标，绘制标准曲线。

测定法　精密量取本品 2ml，置 50ml 量瓶中，加 60% 乙醇至刻度，摇匀，精密量取 1ml，置 10ml 量瓶中，照标准曲线的制备项下的方法，自 "加 0.1mol/L 三氯化铝溶液" 起依法操作。另精密量取本品 2ml，置 50ml 量瓶中，加 60% 乙醇稀释至刻度，精密量取 1ml，置 10ml 量瓶中，加 60% 乙醇至刻度，摇匀，作空白，依法测定吸光度，从标准曲线上读出供试品溶液中芦丁的重量，计算，即得。

本品每 1ml 含总黄酮以无水芦丁（$C_{27}H_{30}O_{16}$）计，不得少于 2.0mg。

【实训要求】

1. 实训预习

（1）熟悉标准曲线法测定含量的原理。

（2）根据实训内容，学会选用仪器、试药。

（3）制定实训步骤。

（4）熟悉相关仪器的使用。

2. 实训过程

（1）玻璃仪器洗涤（干燥）。

（2）实训操作，应规范操作。

（3）检验原始记录应按 "检验原始记录和报告书" 要求记录。

3. 实训结束

实训结束后，应做以下处理：

（1）仪器应复原。

（2）应清洗玻璃仪器等。

（3）应清洁实训场所。

（4）检验报告书应按 "检验原始记录和报告书" 要求书写。

【实训原理和含量计算公式】

1. 原理

将对照品配制成规定浓度的溶液，用移液管精确量取不同体积的对照品溶液，分别加显色剂进行显色，以相应的溶液为空白，照紫外 - 可见分光光度法测定吸光度，以吸光度为纵坐标，浓度为横坐标绘制标准曲线，将供试品依法处理，测定吸光度，从标准曲线上读出供试品中待测组分的浓度，计算供试品中待测组分的含量。

2. 含量计算公式

（1）新血宝胶囊

$$含量(mg/ 粒) = \frac{C_{供} \times D \times V \times \overline{m}}{m_S} \qquad (7-15)$$

（2）排石颗粒

$$含量(g/ 袋) = \frac{C_{供} \times D \times V \times \overline{m}}{m_S} \qquad (7-16)$$

（3）消咳喘糖浆

$$含量(mg/ml) = C_{供} \times D \qquad (7-17)$$

【仪器与试剂】

分析天平（感量0.1mg、0.01mg）、具塞锥形瓶、量瓶、滤纸、分液漏斗、紫外－可见分光光度计、石英吸收池、硫酸、盐酸羟胺、2,2－联吡啶、亚硝酸钠、硝酸铝、三氯化铝、醋酸钾、乙醇、甲醇、硫酸亚铁对照品、无水芦丁对照品、氢氧化钠试液等。

【注意事项和操作要点】

（1）实验中加显色试剂后要充分摇匀，并按规定时间充分放置，否则反应不完全会影响测定结果。

（2）由于供试品溶液组分复杂，显色后稳定性较差，故需立即上机测定。

【实训评价】

评价项目	评价内容	评价标准	分值	得分
实训预习	测定原理	正确理解	5	
	仪器状态、试药种类	状态完好、种类齐全	5	
	实训步骤安排	合理、正确	10	
实训过程	配制实训用试液	配制正确，操作规范	5	
	对照品溶液制备	按规定精密称量、定容	10	
	标准曲线的制备	制备过程认真、规范	10	
	供试品溶液制备	认真、正确	10	
	供试品显色、测定吸光度	操作规范、正确	10	
	测浓度、计算含量	方法正确、结果准确	5	
	结果判断	根据药品标准判断	5	
	检验原始记录	应符合要求	5	
实训结束	清场	规范、合理、完整	5	
	检验报告书	应符合要求	15	

【实训思考】

（1）本实验为什么选择芦丁作为对照品？

（2）标准曲线法测定中药制剂的含量应注意哪些问题？

（3）供试品溶液进行显色要注意什么问题？

实训十八 含量测定（TLCS-外标两点法）

【实训目的】

(1) 掌握薄层色谱扫描法中外标两点法测定含量的原理和方法。

(2) 掌握薄层色谱扫描法中外标两点法测定中药制剂含量的基本操作步骤和技能。

【实训依据】

1. 薄层扫描法（《中国药典》附录ⅥB）

2. 各药品质量标准

包括藿胆丸、清胃黄连丸（大蜜丸）。

(1) 藿胆丸（《中国药典》2010年版一部1235页）。

【处方】广藿香叶4000g　猪胆粉315g

【含量测定】取本品适量，研细，取约1g，精密称定，置锥形瓶中，加入40%氢氧化钠溶液20ml，摇匀，在120℃皂化5小时，冷却，滤过，药渣用水洗涤3次，每次20ml，离心，合并离心液与滤液，用盐酸调节pH值至1，用三氯甲烷振摇提取4次（40ml，40ml，30ml，30ml），合并三氯甲烷提取液，加无水硫酸钠脱水，滤过，用三氯甲烷30ml分次洗涤无水硫酸钠及滤器，洗液并入滤液，回收三氯甲烷至干，残渣加无水乙醇使溶解，置25ml量瓶中，用适量无水乙醇洗涤容器，洗液并入同一量瓶中，加无水乙醇至刻度，摇匀，作为供试品溶液。另取猪去氧胆酸对照品、鹅去氧胆酸对照品，精密称定，分别加无水乙醇制成每1ml含0.2mg的溶液，作为对照品溶液。照薄层色谱法（附录ⅥB）试验，精密吸取供试品溶液2μl、两种对照品溶液各1μl与4μl，分别交叉点于同一硅胶G薄层板上，以正己烷-乙酸乙酯-甲醇-醋酸（20:25:3:2）的上层溶液为展开剂，展开，取出，晾干，喷以5%硫酸乙醇溶液，于100℃加热至斑点显色清晰，取出，在薄层板上覆盖同样大小的玻璃板，周围用胶布固定，在紫外光灯（365nm）下定位。照薄层色谱法（附录ⅥB薄层色谱扫描法）进行扫描，激发波长：$\lambda = 366nm$，测量供试品与对照品荧光强度的积分值，计算，即得。

本品每1g含猪胆粉以猪去氧胆酸（$C_{29}H_{40}O_4$）和鹅去氧胆酸（$C_{24}H_{40}O$）的总量计，不得少于10.0mg。

(2) 清胃黄连丸（《中国药典》2010年版一部1119页）。

【处方】黄连80g　石膏80g　桔梗80g　甘草40g　知母80g　玄参80g　地黄80g　牡丹皮80g　天花粉80g　连翘80g　栀子200g　黄柏200g　黄芩200g　赤芍80g

【含量测定】取重量差异项下的本品，剪碎（直径2mm以下），取约0.3g，精密称定，置具塞锥形瓶中，精密加盐酸-甲醇（1:100）的混合溶液25ml，密塞，称定重量，浸渍10小时以上，超声处理（功率250W，频率33kHz）45分钟，放冷，再称定重量，用甲醇补足减失的重量，摇匀，滤过，取续滤液作为供试品溶液。另取盐酸小檗碱对照品适量，精密称定，加盐酸-甲醇（1:100）的混合溶液制成每1ml含20μg的溶液，作为对照品溶液。照薄层色谱法（附录ⅥB）试验，精密吸取供试品溶液2~3μl，对照品溶液2μl与4μl，分别交叉点于同一硅胶G薄层板上，以环己烷-乙酸乙酯-甲醇-异丙醇-浓氨试液（12:6:3:3:1）为展开剂，放入展开缸一侧的槽内，另槽加入等体积的浓氨试液，预平衡数分钟后，展开，取出，挥干溶剂后，照薄层色谱法（附录Ⅵ B 薄层色谱扫描法）进行荧光扫描，激发波长：$\lambda = 334nm$，测量供试品吸光度积分值与对照品吸光度积分值，计算，即得。

本品每丸含黄连、黄柏以盐酸小檗碱（$C_{20}H_{17}NO_4 \cdot HCl$）计，不得少于22.0mg。

【规格】每丸重9g

【实训要求】

1. 实训预习

（1）熟悉外标两点法含量测定的原理。

（2）根据实训内容，学会选用仪器、试药。

（3）制定实训步骤。

（4）熟悉薄层扫描仪的使用。

2. 实训过程

（1）玻璃仪器洗涤（干燥）。

（2）实训操作，应规范操作。

（3）检验原始记录应按"检验原始记录和报告书"要求记录。

3. 实训结束

实训结束后，应做以下处理：

（1）仪器应复原。

（2）应清洗玻璃仪器等。

（3）应清洁实训场所。

（4）检验报告书应按"检验原始记录和报告书"要求书写。

【实训原理和含量计算公式】

1. 原理

按药品标准处理样品得供试品溶液，采用薄层色谱法分离供试品溶液，待测斑点经同板点样的对照品定位，分别对供试品中待测斑点和对照品斑点进行扫描，利用对照品的吸光度积分值和斑点质量计算直线方程的斜率和截距，将供试品待测斑点吸光度积分值代入直线方程，计算其含量。

2. 含量计算公式

（1）藿胆丸

$$含量(mg/g) = \frac{C_{供} \times D \times V}{m_S} \qquad (7-18)$$

（2）清胃黄连丸

$$含量(g/丸) = \frac{C_{供} \times D \times V \times \overline{m}}{m_S} \qquad (7-19)$$

【仪器与试剂】

分析天平（感量0.1mg）、具塞锥形瓶、量瓶、滤纸、分液漏斗、薄层扫描仪、硅胶 G 薄层板、定量点样器等；盐酸、硫酸、氢氧化钠、三氯甲烷、乙醇、乙酸乙酯、正己烷、醋酸、异丙醇、甲醇、浓氨试液等；猪去氧胆酸对照品、鹅去氧胆酸对照品、盐酸小檗碱对照品等。

【注意事项和操作要点】

（1）供试品溶液应平行制备两份。

（2）薄层板应使用市售薄层板。

（3）扫描时应沿展开方向进行扫描，不能横向扫描。

（4）根据实际情况，可适当调整供试品溶液和对照品溶液的点样量，便于测定。

（5）为保证测定结果的准确性，供试品斑点的峰面积应在两个对照品斑点的峰面积之间。

【实训评价】

评价项目	评价内容	评价标准	分值	得分
实训预习	测定原理	正确理解	5	
	仪器状态、试药种类	状态完好、种类齐全	5	
	实训步骤安排	合理、正确	10	
实训过程	配制实训用试液	配制正确，操作规范	5	
	供试品溶液制备	制备过程认真、规范	10	
	对照品溶液制备	按规定精密称量、定容	5	
	点样、展开、显色	点样准确、规范	10	
	扫描、测定吸光度积分值	自下而上扫描、准确测定	10	
	浓度、含量的计算	方法正确、结果准确	10	
	结果判断	根据药品标准判断	5	
	检验原始记录	应符合要求	5	
实训结束	清场	规范、合理、完整	5	
	检验报告书	应符合要求	15	

【实训思考】

（1）外标两点法的测定原理？

（2）5%硫酸乙醇的薄层显色机制是什么？

（3）测定黄柏中生物碱时展开缸为什么要用浓氨试液预平衡？

实训十九　含量测定（HPLC－外标法）

【实训目的】

（1）掌握高效液相色谱法中外标法测定含量的原理和方法。

（2）掌握高效液相色谱法中外标法测定中药制剂含量的基本操作步骤和技能。

【实训依据】

1. 高效液相色谱法（《中国药典》附录ⅥD）

2. 各药品质量标准

包括牛黄解毒片、三黄片、清开灵注射液、一清颗粒。

（1）牛黄解毒片（《中国药典》2010年版一部566页）。

【处方】人工牛黄5g　雄黄50g　石膏200g　大黄200g　黄芩150g　桔梗100g　冰片25g　甘草50g

【含量测定】照高效液相色谱法（附录ⅥD）测定。

色谱条件与系统适用性试验 以十八烷基硅烷键合硅胶为填充剂；以甲醇－水－磷酸（45∶5∶0.2）为流动相；检测波长为315nm。理论板数按黄芩苷峰计算应不低于3000。

对照品溶液的制备 取黄芩苷对照品适量，精密称定，加甲醇制成每1ml中含30μg的溶液，即得。

供试品溶液的制备 取本品20片（包衣片除去包衣），精密称定，研细，混匀，取0.6g，精密称定，置锥形瓶中，加70%乙醇30ml，超声处理（功率250W，频率33kHz）20分钟，放冷，滤过，滤液置100ml量瓶中，用少量70%乙醇分次洗涤容器和残渣，洗液滤入同一量瓶中，加70%乙醇至刻度，摇匀，精密量取2ml，置10ml量瓶中，加70%乙醇至刻度，摇匀，即得。

测定法 分别精密吸取对照品溶液5μl与供试品溶液10μl，注入液相色谱仪，测定。即得。

本品每片含黄芩以黄芩苷（$C_{21}H_{18}O_{11}$）计，小片不得少于3.0mg；大片不得少于4.5mg。

（2）三黄片（《中国药典》2010年版一部457页）。

【处方】大黄300g 盐酸小檗碱5g 黄芩浸膏21g

【含量测定】大黄 照高效液相色谱法（附录Ⅵ D）测定。

色谱条件与系统适用性试验 以十八烷基硅烷键合硅胶为填充剂；甲醇－0.1%磷酸溶液（85∶15）为流动相；检测波长为254nm。理论板数按大黄素峰计算应不低于2000。

对照品溶液的制备 取大黄素对照品和大黄酚对照品适量，精密称定，加无水乙醇－乙酸乙酯（2∶1）混合溶液制成每1ml含大黄素10μg、大黄酚25μg的混合液，即得。

供试品溶液的制备 取本品20片，除去包衣，精密称定，研细（过三号筛），取约0.26g，精密称定，置锥形瓶中，精密加乙醇25ml，称定重量，加热回流1小时，放冷，用乙醇补足减失的重量，滤过，精密量取续滤液10ml，置烧瓶中，蒸干，加30%乙醇－盐酸（10∶1）混合溶液15ml，置水浴中加热水解1小时，立即冷却，用三氯甲烷强力振摇提取4次，每次15ml，合并三氯甲烷液，蒸干，残渣用无水乙醇－乙酸乙酯（2∶1）的混合溶液溶解，转移至25ml量瓶中，并稀释至刻度，摇匀，滤过，取续滤液，即得。

测定法 分别精密吸取对照品溶液和供试品溶液各10μl，注入液相色谱仪，测定，即得。

本品每片含大黄以大黄素（$C_{15}H_{10}O_5$）和大黄酚（$C_{15}H_{10}O_4$）总量计，小片不得少于1.55mg；大片不得少于3.1mg。

盐酸小檗碱 照高效液相色谱法（附录Ⅵ D）测定。

色谱条件与系统适用性试验 以十八烷基硅烷键合硅胶为填充剂；以乙腈－水（1∶1）（每1000ml中加入磷酸二氢钾3.4g和十二烷基硫酸钠1.7g）为流动相；检测波长为265nm。理论板数按盐酸小檗碱峰计算应不低于3000。

对照品溶液的制备 取盐酸小檗碱对照品适量，精密称定，加甲醇制成每1ml含

0.1mg 的溶液，即得。

供试品溶液的制备　取本品 10 片，除去包衣，精密称定，研细，取约 0.1g，精密称定，置具塞锥形瓶中，精密加入甲醇 - 盐酸（500:1）的混合溶液 20ml，密塞，称定重量，超声处理（功率 160W，频率 40kHz）30 分钟，放冷，再称定重量，用甲醇补足减失的重量，摇匀，滤过，取续滤液，即得。

测定法　分别精密吸取对照品溶液 5 ~ 10μl、供试品溶液 10μl，注入液相色谱仪，测定，即得。

本品每片含盐酸小檗碱（$C_{20}H_{17}NO_4 \cdot HCl \cdot 2H_2O$），小片应为 4.0 ~ 5.8mg；大片应为 8.0 ~ 11.5mg。

黄芩浸膏　照高效液相色谱法（附录Ⅵ D）测定。

色谱条件与系统适用性试验　以十八烷基硅烷键合硅胶为填充剂；以甲醇 - 0.1% 磷酸溶液（40:60）为流动相；检测波长为 280nm。理论板数按黄芩苷峰计算应不低于 3000。

对照品溶液的制备　取黄芩苷对照品适量，精密称定，加甲醇制成每 1ml 含 25μg 的溶液，即得。

供试品溶液的制备　取本品 10 片，除去包衣，精密称定，研细，取约 0.1g，精密称定，置具塞锥形瓶中，精密加入 70% 甲醇 25ml，密塞，称定重量，超声处理（功率 160W，频率 50kHz）10 分钟，放冷，再称定重量，用 70% 甲醇补足减失的重量，摇匀，滤过，精密量取续滤液 1ml，置 10ml 量瓶中，加 70% 甲醇至刻度，摇匀，滤过，取续滤液，即得。

测定法　分别精密吸取对照品溶液与供试品溶液各 10μl，注入液相色谱仪，测定，即得。

本品每片含黄芩浸膏以黄芩苷（$C_{21}H_{18}O_{11}$）计，小片不得少于 13.5mg，大片不得少于 27.0mg。

【规格】（1）薄膜衣小片　每片重 0.26g，（2）薄膜衣大片　每片重 0.52g。

（3）清开灵注射液（《中国药典》2010 年版一部 1110 页）。

【处方】胆酸　珍珠母（粉）　猪去氧胆酸　栀子　水牛角（粉）　板蓝根　黄芩苷　金银花

【含量测定】胆酸　照高效液相色谱法（附录Ⅵ D）测定。

色谱条件与系统适用性试验　以十八烷基硅烷键合硅胶为填充剂；以乙腈 - 水 - 磷酸（35:65:0.1）为流动相；检测波长为 192nm；柱温 40℃。理论板数按胆酸峰计算应不低于 5000。

对照品溶液的制备　取胆酸对照品适量，精密称定，加 60% 乙腈制成每 1ml 含胆酸 1.0mg 的溶液，即得。

供试品溶液的制备　精密量取本品 10ml，加稀盐酸 0.5ml，用乙酸乙酯振摇提取 4 次（20ml，20ml，15ml，15ml），合并乙酸乙酯液，回收至干，残渣加 60% 乙腈使溶解，转移至 25ml 量瓶中，加 60% 乙腈至刻度，摇匀，滤过，取续滤液，即得。

测定法　分别精密吸取对照品溶液与供试品溶液各 10μl 注入液相色谱仪，测定，即得。

本品每 1ml 含胆酸（$C_{24}H_{40}O_5$），应为 1.50 ~ 3.25mg。

栀子 照高效液相色谱法（附录Ⅵ D）测定。

色谱条件与系统适用性试验 以十八烷基硅烷键合硅胶为填充剂；以乙腈 - 水（10:90）为流动相；检测波长为 238nm。理论板数按栀子苷峰计算应不低于 3000。

对照品溶液的制备 取栀子苷对照品适量，精密称定，加甲醇制成每 1ml 含 30μg 的溶液，即得。

供试品溶液的制备 精密量取本品 20ml，置具塞锥形瓶中，精密加入磷酸溶液（1→3）1ml，混匀，置 2 ~ 10℃ 放置 1 小时，取出，放至室温，离心（转速为每分钟 3000 转）20 分钟，精密量取上清液 5ml，置 50ml 量瓶中，加甲醇稀释至刻度，摇匀，滤过，取续滤液，即得。

测定法 分别精密吸取对照品溶液与供试品溶液各 10μl，注入液相色谱仪，测定，即得。

本品每 1ml 含栀子以栀子苷（$C_{17}H_{24}O_{10}$）计，不得少于 0.10mg。

黄芩苷 照高效液相色谱法（附录Ⅵ D）测定。

色谱条件与系统适用性试验 以十八烷基硅烷键合硅胶为填充剂；以甲醇 - 水 - 磷酸（47:53:0.2）为流动相；检测波长为 276nm。理论板数按黄芩苷峰计算应不低于 3000。

对照品溶液的制备 取黄芩苷对照品适量，精密称定，置 100ml 量瓶中，加 70% 乙醇适量使溶解，加流动相 1ml，再加 70% 乙醇稀释至刻度，摇匀，即得（每 1ml 中含黄芩苷 50μg）。

供试品溶液的制备 精密量取本品 1ml，置 100ml 量瓶中，加 70% 乙醇稀释至刻度，摇匀，滤过，取续滤液，即得。

测定法 分别精密吸取对照品溶液与供试品溶液各 10μl，注入液相色谱仪，测定，即得。

本品每 1ml 含黄芩苷（$C_{21}H_{18}O_{11}$），应为 3.5 ~ 5.5mg。

【规格】（1）每支装 2ml，（2）每支装 10ml。

（4）一清颗粒（《中国药典》2010 年版一部 402 页）。

【处方】 黄连 165g 大黄 500g 黄芩 250g

【含量测定】 照高效液相色谱法（附录Ⅵ D）测定。

色谱条件与系统适用性试验 以十八烷基硅烷键合硅胶为填充剂；以甲醇 - 0.2mol/L 磷酸二氢钠溶液（用磷酸调节 pH 值至 2.7）（42:58）为流动相；检测波长为 275nm。理论板数按黄芩苷峰计算应不低于 5000。

对照品溶液的制备 取黄芩苷对照品约 12.5mg，精密称定，置 250ml 量瓶中，加甲醇 10ml 使溶解，加水至刻度，摇匀，即得（每 1ml 含黄芩苷 50μg）。

供试品溶液的制备 取装量差异项下的本品，研细，取约 0.75g，精密称定，置 100ml 量瓶中，加甲醇 10ml，超声处理（功率 250W，频率 50kHz）10 分钟，放冷，加水稀释至刻度，摇匀，离心，取上清液，即得。

测定法 分别精密吸取对照品溶液与供试品溶液各 10μl，注入液相色谱仪，测定，即得。

本品每袋含黄芩以黄芩苷（$C_{21}H_{18}O_{11}$）计，不得少于21mg。

【规格】 每袋装7.5g。

【实训要求】

1. 实训预习

（1）熟悉外标法含量测定的原理。

（2）根据实训内容，学会选用仪器、试药。

（3）制定实训步骤。

（4）熟悉高效液相色谱仪的使用。

2. 实训过程

（1）玻璃仪器洗涤（干燥）。

（2）实训操作，应规范操作。

（3）检验原始记录应按"检验原始记录和报告书"要求记录。

3. 实训结束

实训结束后，应做以下处理：

（1）仪器应复原。

（2）应清洗玻璃仪器等。

（3）应清洁实训场所。

（4）检验报告书应按"检验原始记录和报告书"要求书写。

【实训原理和含量计算公式】

1. 原理

应用高效液相色谱法，比较对照品色谱峰和供试品色谱峰的保留时间确定待测组分的色谱峰。根据外标法，结合对照品色谱峰峰面积、供试品中待测成分的色谱峰峰面积及其浓度、体积等参数，计算药品中待测组分的含量。

2. 含量计算公式

（1）牛黄解毒片

$$含量(mg/片) = \frac{C_{供} \times D \times V \times \overline{m}}{m_S} \qquad (7-20)$$

（2）三黄片　见公式（7-20）。

（3）清开灵注射液　见公式（7-17）。

（4）一清颗粒　见公式（7-16）。

【仪器与试剂】

分析天平（感量0.01mg）、高效液相色谱仪、超声波提取器、锥形瓶、量瓶、滤纸、漏斗、微量注射器、研钵，磷酸、盐酸、乙醇、乙酸乙酯、乙腈、甲醇，黄芩苷对照品、胆酸对照品、大黄素对照品、大黄酚对照品、盐酸小檗碱对照品等。

【注意事项和操作要点】

（1）注意流动相应脱气，并且避免空气由管路渗透进流动相中。

（2）样品进样前先混匀，再用0.45μm滤膜过滤，混匀后进样。

（3）采用外标法测定供试品中某成分含量时，以定量环或自动进样器进样为好，必须精确控制进样量。

【实训评价】

评价项目	评价内容	评价标准	分值	得分
实训预习	测定原理	正确理解	5	
	仪器状态、试药种类	状态完好、种类齐全	5	
	实训步骤安排	合理、正确	10	
实训过程	配制实训用试液	配制正确，操作规范	5	
	对照品溶液制备	按规定精密称量、定容	5	
	供试品溶液制备	制备过程认真、规范	10	
	色谱条件与系统适用性试验	测定结果符合要求	10	
	进样、液相色谱仪测定	操作规范、正确	10	
	计算浓度、含量	方法正确、结果准确	10	
	结果判断	根据药品标准判断	5	
	检验原始记录	应符合要求	5	
实训结束	清场	规范、合理、完整	5	
	检验报告书	应符合要求	15	

【实训思考】

（1）外标法的测定原理？

（2）外标法为什么要保证进样的准确性？

（3）每份对照品溶液和供试品溶液进样至少几次？

实训二十 含量测定（GC – 内标法）

【实训目的】

（1）掌握气相色谱法内标法测定含量的原理和方法。

（2）掌握气相色谱法内标法测定中药制剂含量的基本操作步骤和技能。

【实训依据】

1. 气相色谱法（《中国药典》附录Ⅵ E）

2. 各药品质量标准

包括十滴水软胶囊、正金油、桂林西瓜霜、冠心苏合丸。

（1）十滴水软胶囊（《中国药典》2010 年版一部 422 页）。

【处方】 樟脑 62.5g 干姜 62.5g 大黄 50g 小茴香 25g 肉桂 25g 辣椒 12.5g 桉油 31.25ml

【含量测定】 照气相色谱法（附录Ⅵ E）测定。

色谱条件与系统适用性试验 改性聚乙二醇 20000（PEG – 20M）毛细管柱（柱长为 30m，内径为 0.53mm，膜厚度为 1μm）；柱温为程序升温，初始温度为 65℃，以每分钟 2.5℃ 的速率升温至 102℃，再以每分钟 6℃ 的速率升温至 173℃，分流进样。理论板数按桉油精峰计算应不低于 10000。

校正因子测定 取环己酮适量，精密称定，加无水乙醇制成每 1ml 含 12.5mg 的溶液，作为内标溶液。分别取樟脑对照品约 25mg、桉油精对照品约 10mg，精密称定，置同一 10ml 量瓶中，精密加入内标溶液 1ml，加无水乙醇至刻度，摇匀。吸取 1μl，注入气相色谱仪,计算校正因子。

测定法 取装量差异项下的本品内容物,混匀,取约0.8g,精密称定,置具塞试管中,用无水乙醇振摇提取5次,每次4ml,分取乙醇提取液,转移至25ml量瓶中,加无水乙醇至刻度,摇匀,精密量取5ml,置10ml量瓶中,精密加入内标溶液1ml,加无水乙醇至刻度,摇匀,作为供试品溶液。吸取1μl,注入气相色谱仪,测定,即得。

本品每粒含樟脑($C_{10}H_{16}O$)应为53.0~71.8mg,含桉油精($C_{10}H_{18}O$)不得少于15.7mg。

【规格】 每粒装0.425g。

(2)正金油软膏(正金油)(《中国药典》2010年版一部620页)。

【处方】 薄荷脑150g 薄荷素油120g 樟脑80g 樟油80g 桉油30g 丁香罗勒油30g

【含量测定】 照气相色谱法(附录Ⅵ E)测定。

色谱条件与系统适用性试验 聚乙二醇20000(PEG-20M)毛细管柱(柱长为30m,内径为0.32mm,膜厚度为0.25μm),柱温为程序升温:起始温度80℃,以每分钟10℃的速率升温至220℃,保持1分钟;载气流速为每分钟1ml;分流进样,分流比为10:1。理论板数按萘峰计算应不低于15000;樟脑、薄荷脑、萘的分离度应符合要求。

校正因子测定 取萘适量,精密称定,加无水乙醇制成每1ml含1mg的溶液,作为内标溶液。另取樟脑对照品约10mg、薄荷脑对照品约20mg,精密称定,精密加入内标溶液25ml使溶解,摇匀,吸取1μl,注入气相色谱仪,计算校正因子。

测定法 取本品约60mg,精密称定,置具塞离心管中,精密加入内标溶液10ml,超声处理(功率250W,频率33kHz)30分钟,取出,摇匀,于冰浴中放置30分钟,取出,离心(转速为每分钟3000转)10分钟,吸取上清液1μl,注入气相色谱仪,测定,即得。

本品每1g含樟脑($C_{10}H_{16}O$)应为0.060~0.10g,含薄荷脑($C_{10}H_{20}O$)应为0.16~0.22g。

(3)桂林西瓜霜(《中国药典》2010年版一部982页)。

【处方】 西瓜霜 煅硼砂 黄柏 黄连 山豆根 射干 浙贝母 青黛 冰片 无患子果(炭) 大黄 黄芩 甘草 薄荷脑

色谱条件与系统适用性试验 改性聚乙二醇20000(PEG-20M)毛细管柱(柱长为30m,内径为0.53mm,膜厚度为1μm);柱温为程序升温,初始温度为60℃,保持4分钟,以每分钟2℃的速率升温至100℃,再以每分钟10℃的速率升温至140℃,保持4分钟;分流进样。理论板数按环己酮峰计算应不低于5000。

校正因子测定 取环己酮适量,精密称定,加无水乙醇制成每1ml含2mg的溶液,作为内标溶液。另取龙脑对照品20mg,精密称定,置10ml量瓶中,用内标溶液溶解并稀释至刻度,摇匀,吸取1μl注入气相色谱仪,计算校正因子,即得。

测定法 取本品约0.5g,精密称定,置具塞锥形瓶中,精密加入内标溶液10ml,密塞,称定重量,超声处理(功率500W,频率40kHz)20分钟,放冷,再称定重量,用无水乙醇补足减失的重量,摇匀,离心,吸取上清液1μl,注入气相色谱仪,测定,即得。

本品每 1g 含冰片以龙脑（$C_{10}H_{18}O$）计，不得少于 30.0mg。

（4）冠心苏合丸（《中国药典》2010 年版一部 967 页）。

【处方】苏合香 50g　冰片 105g　乳香（制）105g　檀香 210g　土木香 210g

【含量测定】冰片　照气相色谱法（附录Ⅵ　E）测定。

色谱条件与系统适用性试验　以聚乙二醇 20000（PEG－20M）为固定相，涂布浓度为 10%；柱温为 140℃。理论板数按正十五烷峰计算应不低于 1200。

校正因子测定　取正十五烷适量，精密称定，加乙酸乙酯制成每 1ml 含 7mg 的溶液，作为内标溶液。另取冰片对照品 10mg，精密称定，置 5ml 量瓶中，精密加入内标溶液 1ml，加乙酸乙酯至刻度，摇匀，吸取 1μl，注入气相色谱仪，测定，计算校正因子。

测定法　取本品 10 丸，精密称定，研匀；或取本品 10 丸，精密称定，每丸各取四分之一，合并，精密称定，精密加入等量硅藻土，研匀。取适量（约相当于冰片 12mg），精密称定，置具塞试管中，精密加入内标溶液 1ml 与乙酸乙酯 4ml，密塞，振摇使冰片溶解，静置。吸取上清液 1μl，注入气相色谱仪，测定，以龙脑、异龙脑峰面积之和计算，即得。

本品每丸含冰片（$C_{10}H_{18}O$）应为 80.0～120.0mg。

【实训要求】

1. 实训预习

（1）熟悉内标法含量测定的原理。

（2）根据实训内容，学会选用仪器、试药。

（3）制定实训步骤。

（4）熟悉气相色谱仪的使用。

2. 实训过程

（1）玻璃仪器洗涤（干燥）。

（2）实训操作，应规范操作。

（3）检验原始记录应按"检验原始记录和报告书"要求记录。

3. 实训结束

实训结束后，应做以下处理：

（1）仪器应复原。

（2）应清洗玻璃仪器等。

（3）应清洁实训场所。

（4）检验报告书应按"检验原始记录和报告书"要求书写。

【实训原理和含量计算公式】

1. 原理

采用内标加校正因子法，根据被测成分性质，选择适当的内标物，对照品溶液和供试品溶液中分别加入等量的内标溶液，对照溶液注入气相色谱仪测得校正因子，然后测定供试品溶液中待测组分和内标物的色谱峰峰面积，结合校正因子及其他参数，计算药品中待测组分的含量。

2. 含量计算公式

（1）十滴水软胶囊　见公式（7-15）。

（2）正金油软膏　见公式（7-18）。

（3）桂林西瓜霜　见公式（7-18）。

（4）冠心苏合丸　见公式（7-19）。

【仪器与试剂】

气相色谱仪、分析天平（感量0.01mg、0.001mg）、微量注射器、超声波提取器、具塞试管、量筒、量瓶、滤纸、分液漏斗、研钵、离心机、乙醇、乙酸乙酯、硅藻土、环己酮、樟脑对照品、桉油精对照品、萘、薄荷脑对照品、正十五烷、冰片对照品、龙脑对照品等。

【注意事项和操作要点】

（1）含量测定要求至少取2份进行测定，每份供试品溶液至少平行进样2次，以所得测定值的平均值计算含量。

（2）测定校正因子一般要求平行进样3次，以所得测量值的平均值作为校正因子。

（3）实验前，必须对气相色谱仪整个气路系统进行检漏。如有漏气，及时处理。

（4）开机前先通气，实验结束，先关机，后关气。

【实训评价】

评价项目	评价内容	评价标准	分值	得分
实训预习	测定原理	正确理解	5	
	仪器状态、试药种类	状态完好、种类齐全	5	
	实训步骤安排	合理、正确	10	
实训过程	配制实训用试液	配制正确，操作规范	5	
	供试品溶液制备	制备过程认真、规范	5	
	测定校正因子用对照溶液制备	按规定精密称量、定容	5	
	色谱条件与系统适用性试验	测定结果符合规定	10	
	校正因子测定	正确进样测定	10	
	供试品进样、气相色谱仪测定	按规范操作、测定	10	
	记录色谱图，计算浓度、含量	方法正确、结果准确	5	
	结果判断	根据药品标准判断	5	
	检验原始记录	应符合要求	5	
实训结束	清场	规范、合理、完整	5	
	检验报告书	应符合要求	15	

【实训思考】

（1）内标法的测定原理？

（2）各实训采用的是填充柱还是毛细管柱，柱温为恒温控制还是程序升温？

（3）内标测定法为什么要应用校正因子？

附录

附录一　药品检验所检验记录和报告书的书写规范与要求

　　检验记录是出具检验报告书的依据，是进行科学研究和技术总结的原始资料；为保证药品检验工作的科学性和规范化，检验记录必须做到：记录原始、真实，内容完整、齐全，书写清晰、整洁。

　　药品检验报告书是对药品质量作出的技术鉴定，是具有法律效力的技术文件；药检人员应本着严肃负责的态度，根据检验记录，认真填写"检验卡"，经逐级审核后，由所领导签发"药品检验报告书"。要求做到：依据准确，数据无误，结论明确，文字简洁，书写清晰，格式规范；每一张药品检验报告书只针对一个批号。

1. 检验记录的基本要求

　　（1）原始检验记录应采用统一印制的活页记录纸和各类专用检验记录表格并用蓝黑墨水或碳素笔书写（显微绘图可用铅笔）。凡用微机打印的数据与图谱，应剪贴于记录上的适宜处，并有操作者签名；如系用热敏纸打印的数据，为防止日久褪色难以识别，应以蓝黑墨水或碳素笔将主要数据记录于记录纸上。

　　（2）检验人员在检验前，应注意检品标签与所填检验卡的内容是否相符，逐一查对检品的编号、品名、规格、批号和效期，生产单位或产地，检验目的和收检日期，以及样品的数量和封装情况等。并将样品的编号与品名记录于检验记录纸上。

　　（3）检验记录中，应先写明检验的依据。凡按中国药典、部颁标准、地方药品标准或国外药典检验者，应列出标准名称、版本和页数；凡按送验者所附检验资料或有关文献检验者，应先检查其是否符合要求，并将前述有关资料的影印件附于检验记录之后，或标明归档编码。

　　（4）检验过程中，可按检验顺序依次记录各检验项目，内容包括：项目名称，检验日期，操作方法［如系完全按照（3）检验依据中所载方法，可简略扼要叙述；但如稍有修改，则应将改变部分全部记录］，实训条件（如实训温度，仪器名称型号和校正情况等），观察到的现象（不要照抄标准，而应是简要记录检验过程中观察到的真实情况；遇有反常的现象，则应详细记录，并鲜明标出，以便进一步研究），实训数据，计算（注意有效数字和数值的修约及其运算，详见《中国药品检验标准操作规范》）和结果判断等；均应及时、完整地记录，严禁事后补记或转抄。如发现记录有误，可用单线划去并保持原有的字迹可辩，不得擦抹涂改；并应在修改处签名或盖章，以示负责。检验或试验结果，无论成败（包括必要的复试），均应详细记录、保存。对废弃的数据或失败的实训，应及时分析其可能的原因，并在原始记录上注明。

　　（5）检验中使用的标准品或对照品，应记录其来源、批号和使用前的处理；用于含量（或效价）测定的，应注明其含量（或效价）和干燥失重（或水分）。

（6）每个检验项目均应写明标准中规定的限度或范围，根据检验结果作出单项结论（符合规定或不符合规定），并签署检验者的姓名。

（7）在整个检验工作完成之后，应将检验记录逐页顺序编号，根据各项检验结果认真填写"检验卡"，并对本检品作出明确的结论。检验人员签名后，经主管药师或室主任指定的人员对所采用的标准，内容的完整、齐全，以及计算结果和判断的无误等，进行校核并签名；再经室主任审核后，连同检验卡一并送业务技术科（室）审核。

2. 对每个检验项目记录的要求

检验记录中，可按实训的先后，依次记录各检验项目，不强求与标准上的顺序一致。项目名称应按药品标准规范书写，不得采用习语，如将片剂的"重量差异"记成"片重差异"，或将"崩解时限"写成"崩解度"等。最后应对该项目的检验结果给出明确的单项结论。现对一些常见项目的记录内容，提出下述的最低要求（即必不可少的记录内容），检验人员可根据实际情况酌情增加，多记不限。多批号供试品同时进行检验时，如结果相同，可只详细记录一个编号（或批号）的情况，其余编号（或批号）可记为同编号（批号）的情况与结论；遇有结果不同时，则应分别记录。

（1）【性状】

①外观性状　原料药应根据检验中观察到的情况如实描述药品的外观，不可照抄标准上的规定。如标准规定其外观为"白色或类白色的结晶或结晶性粉末"，可依观察结果记录为"白色结晶性粉末"。标准中的臭、味和引湿性（或风化性）等，一般可不予记录，但遇异常时，应详细描述。

制剂应描述供试品的颜色和外形，如：本品为白色片；本品为糖衣片，除去糖衣后显白色；本品为无色澄明的液体。外观性状符合规定者，也应作出记录，不可只记录"符合规定"这一结论；对外观异常者（如变色、异臭、潮解、碎片、花斑等）要详细描述。中药材应详细描述药材的外形、大小、色泽、外表面、质地、断面、气味等。

②溶解度　一般不作为必须检验的项目；但遇有异常需进行此项检查时，应详细记录供试品的称量、溶剂及其用量、温度和溶解时的情况等。

③相对密度　记录采用的方法（比重瓶法或韦氏比重秤法），测定时的温度，测定值或各项称量数据，计算式与结果。

④熔点　记录采用第×法，仪器型号或标准温度计的编号及其校正值，除硅油外的传温液名称，升温速度；供试品的干燥条件，初熔及全熔时的温度（估计读数到0.1℃），熔融时是否有同时分解或异常的情况等。每一供试品应至少测定2次，取其平均值，并加温度计的校正值；遇有异常结果时，可选用正常的同一药品再次进行测定，记录其结果并进行比较，再得出单项结论。

⑤旋光度　记录仪器型号，测定时的温度，供试品的称量及其干燥失重或水分，供试液的配制，旋光管的长度，零点（或停点）和供试液旋光度的测定值各3次的读数，平均值，以及比旋度的计算等。

⑥折光率　记录仪器型号，温度，校正用物，3次测定值，取平均值报告。

⑦吸收系数　记录仪器型号与狭缝宽度，供试品的称量（平行试验2份）及其干

燥失重或水分，溶剂名称与检查结果，供试液的溶解稀释过程，测定波长（必要时应附波长校正和空白吸光度）与吸光度值（或附仪器自动打印记录），以及计算式与结果等。

⑧酸值（皂化值、羟值或碘值）　记录供试品的称量（除酸值外，均应作平行试验 2 份），各种滴定液的名称及其浓度（mol/L），消耗滴定液的毫升数，空白试验消耗滴定液的毫升数，计算式与结果。

（2）【鉴别】

①中药材的经验鉴别　如实记录简要的操作方法，鉴别特征的描述，单项结论。

②显微鉴别　除用文字详细描述组织特征外，可根据需要用 HB、4H 或 6H 铅笔绘制简图，并标出各特征组织的名称；必要时可用对照药材进行对比鉴别并记录。

中药材，必要时可绘出横（或纵）切面图及粉末的特征组织图，测量其长度，并进行统计。

中成药粉末的特征组织图中，应着重描述特殊的组织细胞和含有物，如未能检出某应有药味的特征组织，应注明"未检出"；如检出不应有的某药味，则应画出其显微特征图，并注明"检出不应有的"。

③呈色反应或沉淀反应　记录简要的操作过程，供试品的取用量，所加试剂的名称与用量，反应结果（包括生成物的颜色，气体的产生或异臭，沉淀物的颜色或沉淀物的溶解等）。采用药典附录中未收载的试液时，应记录其配制方法或出处。多批号供试品同时进行检验时，如结果相同，可只详细记录一个批号的情况，其余批号可记为同编号 ××××× 的情况与结论；遇有结果不同时，则应分别记录。

④薄层色谱（或纸色谱）　记录室温及湿度，薄层板所用的吸附剂（或层析纸的预处理），供试品的预处理，供试液与对照液的配制及其点样量，展开剂、展开距离、显色剂，色谱示意图；必要时，计算出 Rf 值。

⑤气（液）相色谱　如为引用检查或含量测定项下所得的色谱数据，记录可以简略；但应注明检查（或含量测定）项记录的页码。

⑥可见 – 紫外吸收光谱特征　同⑦吸收系数项下的要求。

⑦红外光吸收图谱　记录仪器型号，环境温度与湿度，供试品的预处理和试样的制备方法，对照图谱的来源（或对照品的图谱），并附供试品的红外光吸收图谱。

⑧离子反应　记录供试品的取样量，简要的试验过程，观察到的现象，结论。

（3）【检查】

①结晶度　记录偏光显微镜的型号及所用倍数，观察结果。

②含氟量　记录氟对照溶液的浓度，供试品的称量（平行试验 2 份），供试品溶液的制备，对照溶液与供试品溶液的吸光度，计算结果。

③含氮量　记录采用氮测定法第×法，供试品的称量（平行试验 2 份），硫酸滴定液的浓度（mol/L），样品与空白试验消耗滴定液的毫升数，计算式与结果。

④ pH 值（包括原料药与制剂采用 pH 值检查的"酸度、碱度或酸碱度"）　记录仪器型号，室温，定位用标准缓冲液的名称，校准用标准缓冲液的名称及其校准结果，供试溶液的制备，测定结果。

⑤溶液的澄清度与颜色　记录供试品溶液的制备，浊度标准液的级号，标准比色

液的色调与色号或所用分光光度计的型号和测定波长，比较（或测定）结果。

⑥氯化物（或硫酸盐）　记录标准溶液的浓度和用量，供试品溶液的制备，比较结果。必要时应记录供试品溶液的前处理方法。

⑦干燥失重　记录分析天平的型号，干燥条件（包括温度、真空度、干燥剂名称、干燥时间等），各次称量（失重为 1% 以上者应作平行试验 2 份）及恒重数据（包括空称量瓶重及其恒重值，取样量，干燥后的恒重值）及计算等。

⑧水分（费休氏法）　记录实训室的湿度，供试品的称量（平行试验 3 份），消耗费休氏试液的毫升数，费休氏试液标定的原始数据（平行试验 3 份），计算式与结果，以平均值报告。

⑨水分（甲苯法）　记录供试品的称量，出水量，计算结果；并应注明甲苯用水饱和的过程。

⑩炽灼残渣（或灰分）　记录炽灼温度，空坩埚恒重值，供试品的称量，炽灼后残渣与坩埚的恒重值，计算结果。

⑪重金属（或铁盐）　记录采用的方法，供试液的制备，标准溶液的浓度和用量，比较结果。

⑫砷盐（或硫化物）　记录采用的方法，供试液的制备，标准溶液的浓度和用量，比较结果。

⑬异常毒性　记录小鼠的品系、体重和性别，供试品溶液的配制及其浓度，给药途径及其剂量，静脉给药时的注射速度，实训小鼠在 48 小时内的死亡数，结果判断。

⑭热原　记录饲养室及实训室温度，家兔的体重与性别，每一家兔正常体温的测定值与计算，供试品溶液的配制（包括稀释过程和所用的溶剂）与浓度，每 1kg 体重的给药剂量及每一家兔的注射量，注射后 3 小时内每 1 小时的体温测定值，计算每一家兔的升温值，结果判断。

⑮降压物质　记录组胺对照品溶液及其稀释液的配制，供试品溶液的配制，实训动物的种类（猫或狗）及性别和体重，麻醉剂的名称及剂量，抗凝剂的名称及用量，记录血压的仪器名称及型号，动物的基础血压，动物灵敏度的测定，供试品溶液及对照品稀释液的注入体积，测量值与结果判断。并附记录血压的完整图谱。

⑯升压物质　记录标准品溶液及其稀释液与供试品溶液的配制，雄性大鼠的品系及体重，麻醉剂的名称及用法用量，肝素溶液的用量，交感神经阻断药的名称及用量，记录血压的仪器名称及型号，动物的基础血压，标准品稀释液和供试品溶液的注入体积，测量值与结果判断。并附记录血压的完整图谱。

⑰无菌　记录培养基的名称和批号，对照用菌液的名称，供试品溶液的配制及其预处理方法，供试品溶液的接种量，培养温度，培养期间逐日观察的结果（包括阳性管的生长情况），结果判断。

⑱原子吸收分光光度法　记录仪器型号和光源，仪器的工作条件（如波长、狭缝、光源灯电流、火焰类型和火焰状态），对照溶液与供试品溶液的配制（平行试验各 2 份），每一溶液各 3 次的读数，计算结果。

⑲乙醇量测定法　记录仪器型号，载体和内标物的名称，柱温，系统适用性试验（理论板数、分离度和校正因子的变异系数），标准溶液与供试品溶液的制备（平行试

验各 2 份）及其连续 3 次进样的测定结果，平均值。并附色谱图。

㉒（片剂或滴丸剂的）重量差异　记录 20 片（或丸）的总重量及其平均片（丸）重，限度范围，每片（丸）的重量，超过限度的片数，结果判断。

㉑崩解时限　记录仪器型号，介质名称和温度，是否加挡板，在规定时限（注明标准中规定的时限）内的崩解或残存情况，结果判断。

㉒含量均匀度　记录供试溶液（必要时，加记对照溶液）的制备方法，仪器型号，测定条件及各测量值，计算结果与判断。

㉓溶出度（或释放度）　记录仪器型号，采用的方法，转速，介质名称及其用量，取样时间，限度（Q），测得的各项数据（包括供试溶液的稀释倍数和对照溶液的配制），计算结果与判断。

㉔（注射液的）澄明度　记录检查的总支（瓶）数，观察到的异物名称和数量，不合格的支（瓶）数，结果判断（保留不合格的检品作为留样，以供复查）。

㉕（大输液的）不溶性微粒　记录澄明度检查是否符合规定，微孔滤膜和净化水的检查结果，供试品（25ml）的二次检查结果（$\geq 10\mu m$ 及 $\geq 25\mu m$ 的微粒数）及平均值，计算结果与判断。

㉖（颗粒剂的）粒度　记录供试品的取样量，不能通过一号筛和能通过四号筛的颗粒和粉末的总量，计算结果与判断。

㉗微生物限度　记录供试液的制备方法（含预处理方法）后，再分别记录：细菌数记录各培养皿中各稀释度的菌落数，空白对照平皿中有无细菌生长，计算，结果判断；霉菌数和酵母菌数分别记录霉菌及酵母菌在各培养皿中各稀释度的菌落数、空白对照平皿中有无霉菌或酵母菌生长，计算，结果判断；控制菌记录供试液与阳性对照菌增菌培养的条件及结果，分离培养时所用的培养基、培养条件和培养结果（菌落形态），纯培养所用的培养基和革兰氏染色镜检结果，生化试验的项目名称及结果，结果判断；必要时，应记录疑似菌进一步鉴定的详细条件和结果。

（4）【浸出物】

记录供试品的称量（平行试验 2 份），溶媒，蒸发皿的恒重，浸出物重量，计算结果。

（5）【含量测定】

①容量分析法　记录供试品的称量（平行试验 2 份），简要的操作过程，指示剂的名称，滴定液的名称及其浓度（mol/L），消耗滴定液的毫升数，空白试验的数据，计算式与结果。电位滴定法应记录采用的电极；非水滴定要记录室温；用于原料药的含量测定时，所用的滴定管与移液管均应记录其校正值。

②重量分析法　记录供试品的称量（平行试验 2 份），简要的操作方法，干燥或灼烧的温度，滤器（或坩埚）的恒重值，沉淀物或残渣的恒重值，计算式与结果。

③紫外分光光度法　记录仪器型号，检查溶剂是否符合要求的数据，吸收池的配对情况，供试品与对照品的称量（平行试验各 2 份）其及溶解和稀释情况，核对供试品溶液的最大吸收峰波长是否正确，狭缝宽度，测定波长及其吸光度值（或附仪器自动打印记录），计算式及结果。必要时应记录仪器的波长校正情况。

④薄层扫描法　除应按④记录薄层色谱的有关内容外，尚应记录薄层扫描仪的型

号，扫描方式，供试品和对照品的称量（平行试验各2份），测定值，结果计算。

⑤气相色谱法　记录仪器型号，检测器及其灵敏度，色谱柱长与内径，柱填料与固定相，载气和流速，柱温，进样口与检测器的温度，内标溶液，供试品的预处理，供试品与对照品的称量（平行试验各2份）和配制过程，进样量，测定数据，计算式与结果；并附色谱图。标准中如规定有系统适用性试验者，应记录该试验的数据（如理论板数，分离度，校正因子的相对标准偏差等）。

⑥高效液相色谱法　记录仪器型号，检测波长，色谱柱与柱温，流动相与流速，内标溶液，供试品与对照品的称量（平行试验各2份）和溶液的配制过程，进样量，测定数据，计算式与结果；并附色谱图。如标准中规定有系统适用性试验者，应记录该试验的数据（如理论板数，分离度，校正因子的相对标准偏差等）。

⑦氨基酸分析　除应记录⑥高效液相色谱法的内容外，尚应记录梯度洗脱的情况。

⑧抗生素微生物检定法　应记录试验菌的名称，培养基的编号、批号及其 pH 值，灭菌缓冲液的名称及 pH 值，标准品的来源、批号及其纯度或效价，供试品及标准品的称量（平行试验2份），溶解及稀释步骤和核对人，高低剂量的设定，抑菌圈测量数据（当用游标卡尺测量直径时，应将测得的数据以框图方式顺双碟数记录；当用抑菌圈测量仪测量面积或直径时，应记录测量仪器的名称及型号，并将打印数据贴附于记录上），计算式与结果，可靠性测验与可信限率的计算。

3. 药品检验报告书与检验卡的定义和规范名称

（1）"药品检验报告书"系指药品检验所对外出具对某一药品检验结果的正式凭证。

（2）"检验卡"系指药品检验所内部留存的检验报告书底稿。

（3）药品检验报告书和检验卡均应在"药品检验报告书"和"检验卡"字样之前冠以药检所的全称。

进口药品检验报告书和检验卡也应在"进口药品检验报告书"和"进口药品检验卡"字样之前冠以药检所的全称。

4. 药品检验报告书的表头栏目及其填写说明

（1）国内检品的药品检验报告书。

（2）进口药品检验报告书。

（3）检验卡的表头，除了必须设立与药品检验报告书相同的栏目外，应增设"剩余检品数量"一栏，各药检所还可根据各自的具体情况增设其他必要的栏目。

（4）表头栏目的填写说明

①报告书编号　为8位数字，前4位为年号，后4位为流水号，如：19970009。必要时，可在年号之后增加检品的分类代码。

②检品名称　应按药品包装上的品名（中文名或外文名）填写；品名如为商品名，应在商品名之后加括号注明法定名称。

国产药品的法定名，即质量标准规定的名称；进口药品的法定名，按国家药品监督管理局核发的《进口药品注册证》上的名称书写。

③剂型　按检品的实际剂型填写。如片剂、胶囊剂、注射剂等。

④规格　按质量标准规定填写。如原料药填"原料药（供口服用）"或"原料药

（供注射用）"等；片剂或胶囊剂填 "mg" 或 "0. Xg" 等；注射液或滴眼剂填 "×ml：××mg" 等；软膏剂填 "×g：××mg" 等；没有规格的填 "/"。

⑤国别、厂名、生产单位或产地　"产地" 仅适用于药材，其余均按药品包装实样填写。

⑥包装　进口原料药的包装系指与药品接触的包装容器，如 "纤维桶" 或 "铝听" 等；国产原料药则指收检样品的包装，如 "玻瓶分装" 或 "塑料袋" 等。制剂包装应填药品的最小原包装的包装容器，如 "塑料瓶" 或 "铝塑板及纸盒" 等。

⑦批号　按药品包装实样上的批号填写。

⑧效期　进口药品按药品包装所示填写，国内药品按药品包装所示填写有效期。

⑨注册证号　按国家药品监督管理局核发的《进口药品注册证》或有关进口药品批文的编号填写。

⑩合同号码　按进口合同上的合同号填写。

⑪报验单位或供样单位　均指检品的直接提供者，应写单位的全称。

⑫报验数量　指检品所代表该批报验药品的总量。

⑬抽样数量或检品数量　均按收到检品的包装数乘以原包装规格填写，如 "3 瓶×50 片/瓶"，"1 听×500g/听" 等；如系从原包装中抽取一定量的原料药，可填写具体的样品量，并加注 "玻瓶分装"。

⑭检验目的　国内检品填写 "抽验"、"委托检验"、"复核检验"、"审核检验"、"仲裁检验" 或 "出口检验"。

已获国家药品监督管理局核发《进口药品注册证》或批件的进口药品，填 "进口检验"；进口小样检验填 "（进口）委托检验"；为申请《进口药品注册证》而对质量标准进行复核的填 "（进口药品质量标准）复核检验"。其中除 "进口检验" 发给 "进口药品检验报告书" 外，其余均按国内药品发给 "药品检验报告书"。

已进入国内市场的进口药品，若属监督抽验，则按国内检品对待。

⑮检验项目　有 "全检"、"部分检验" 或 "单项检验"。"单项检验" 应直接填写检验项目名称，如 "热原" 或 "无菌" 等。

⑯检验依据　进口药品必须按照国家药品监督管理局颁发的《进口药品注册证》载明的质量标准检验，并按照《进口药品注册证》注明标准编号。国产药品按药品监督管理部门批准的质量标准检验。已成册的质量标准应写明标准名称、版本和部、册等，如：《中国药典》2000 年版二部、《中国生物制品规程》2000 年版等。单页的质量标准应写出标准名和标准编号，如 "国家药品监督管理局标准（试行）WS – 135（X – 119）– 2000" 等。

⑰收检日期　按收到检品的年、月、日填写。

⑱报告日期　为所长审定签发报告书的日期。

5. 药品检验报告书中检验项目的编排与格式

报告书中检验项目的编排和格式，应与检验卡完全一致。

（1）表头之下的首行，横向列出 "检验项目"、"标准规定" 和 "检验结果" 三个栏目。

（2）"检验项目" 下，按质量标准列出【性状】、【鉴别】、【检查】与【含量测定】等大项目；大项目名称需添加方括号。每一个大项下所包含的具体检验项目名称和排列顺序，应按质量标准上的顺序书写。

6. 药品检验报告书中各检测项目的书写要求

（1）【性状】

①外观性状　在"标准规定"下，按质量标准内容书写。"检验结果"下，合格的写"符合规定"，必要时可按实况描述；不合格的，应先写出不符合标准规定之处，再加写"不符合规定"。

②熔点、比旋度或吸收系数等物理常数　在"标准规定"下，按质量标准内容书写。在"检验结果"下，写实测数值；不合格的应在数据之后加写"不符合规定"。

（2）【鉴别】常由一组试验组成，应将质量标准中鉴别项下的试验序号（1）（2）…等列在"检验项目"栏下。每一序号之后应加注检验方法简称，如化学反应、薄层色谱、高效液相色谱、紫外光谱、红外光谱、显微特征等。

①凡属显色或沉淀反应的，在"标准规定"下写"应呈正反应"；"检验结果"下根据实际反应情况写"呈正反应"或"不呈正反应，不符合规定"。

②若鉴别试验采用分光光度法或薄层色谱法，在"标准规定"下按质量标准内容，用简洁的文字书写；"检验结果"下列出具体数据，或写"与对照图谱一致（或不一致）"或"与对照品相同（或不同）"。

（3）【检查】

① pH 值、水分、干燥失重、炽灼残渣或相对密度　若质量标准中有明确数值要求的，应在"标准规定"下写出。在"检验结果"下写实测数值（但炽灼残渣小于0.1%时，写"符合规定"）；实测数值超出规定范围时，应在数值之后加写"不符合规定"。

②有关物质、硫酸盐、铁盐、重金属、砷盐、铵盐、氯化物、碘化物、澄明度、澄清度、溶液颜色、酸碱度、易炭化物、重量差异、崩解时限、含量均匀度、不溶性微粒、热原、异常毒性、降压物质、过敏试验或无菌：若质量标准中有明确数值要求的，应在"标准规定"下写出；但以文字说明为主，且不易用数字或简单的语言确切表达的，此项可写"应符合规定"。在"检验结果"下如测得有准确数值的，写实测数据，数据不符合标准规定时，应在数据之后加写"不符合规定"；如仅为限度，不能测得准确数值的，则写"符合规定"或"不符合规定"。文字叙述中不得夹入数学符号，如"不得过……"不能写成"≤……"，"百万分之十"不能写成"10ppm"等。

③溶出度（或释放度）　在"标准规定"下写出具体限度，如"限度（Q）为标示含量的%"或"不得低于标示含量的%"。检验合格的，在"检验结果"下写"符合规定"；如不合格，应列出具体测定数据，并加写"不符合规定"。

④微生物限度　检验合格的，在"标准规定"下写"应符合规定"，在"检验结果"下写"符合规定"；检验不合格的，在"标准规定"与"检验结果"下均应写具体。

（4）【含量测定】在"标准规定"下，按质量标准的内容和格式书写；在"检验结果"下写出相应的实测数值，数值的有效位应与质量标准中的要求一致。

7. 药品检验报告书的结论：内容应包括检验依据和检验结论。

（1）国内检品

①全检合格，结论写"本品按×检验，结果符合规定"。

②全检中只要有一项不符合规定，即判为不符合规定；结论写"本品按××检验，结果不符合规定"。

③如非全项检验，合格的写"本品按××检验上述项目，结果符合规定"；如有一项不合格时，则写"本品按×××检验上述项目，结果不符合规定"。

（2）进口检验 除应包括检验依据和检验结论外，还应写明是否准予进口。

8. 检验报告书底稿的签名 检验者、校核者和各级审核者均应在检验卡（或报告书底稿）上签具姓名和经办日期（年、月、日）。

9. 本细则未涵盖的检验项目 可按已批准的标准进行检验和书写。

附录二　常用试液的配制

乙醇制氢氧化钾试液　可取用乙醇制氢氧化钾滴定液（0.5mol/L）。

乙醇制氨试液　取无水乙醇，加浓氨试液使100ml中含NH_3 9~11g，即得。本液应置橡皮塞瓶中保存。

乙醇制硫酸试液　取硫酸57ml，加乙醇稀释至1000ml，即得。本液含H_2SO_4应为9.5%~10.5%。

乙醇制溴化汞试液　取溴化汞2.5g，加乙醇50ml，微热使溶解，即得。本液应置玻璃塞瓶内，在暗处保存。

二乙基二硫代氨基甲酸银试液　取二乙基二硫代氨基甲酸银0.25g，加三氯甲烷适量与三乙胺1.8ml，加三氯甲烷至100ml，搅拌使溶解，放置过夜，用脱脂棉滤过，即得。本液应置棕色玻璃瓶中，密塞，置阴凉处保存。

二硝基苯试液　取间二硝基苯2g，加乙醇使溶解成100ml，即得。

二硝基苯甲酸试液　取3，5-二硝基苯甲酸1g，加乙醇使溶解成100ml，即得。

二硝基苯肼乙醇试液　取2，4-二硝基苯肼1g，加乙醇1000ml使溶解，再缓缓加入盐酸10ml，摇匀，即得。

二硝基苯肼试液　取2，4-二硝基苯肼1.5g，加硫酸溶液（1:2）20ml，溶解后，加水使成100ml，滤过，即得。

三硝基苯酚试液　本液为三硝基苯酚的饱和水溶液。

三氯化铁试液　取三氯化铁9g，加水使溶解成100ml，即得。

三氯化铝试液　取三氯化铝1g，加乙醇使溶解成100ml，即得。

三氯化锑试液　本液为三氯化锑饱和的三氯甲烷溶液。

水合氯醛试液　取水合氯醛50g，加水15ml与甘油10ml使溶解，即得。

甘油乙醇试液　取甘油、稀乙醇各1份，混合，即得。

甘油醋酸试液　取甘油、50%醋酸与水各1份，混合，即得。

甲醛试液　取用"甲醛溶液"。

四苯硼钠试液　取四苯硼钠0.1g，加水使溶解成100ml，即得。

对二甲氨基苯甲醛试液　取对二甲氨基苯甲醛0.125g，加无氮硫酸65ml与水35ml的冷混合液溶解后，加三氯化铁试液0.05ml，摇匀，即得。本液配制后在7日内应用。

亚铁氰化钾试液　取亚铁氰化钾1g，加水10ml使溶解，即得。本液应临用新制。

亚硝基铁氰化钠试液　取亚硝基铁氰化钠1g，加水使溶解成20ml，即得。本液应临用新制。

亚硝酸钠乙醇试液　取亚硝酸钠5g，加60%乙醇使溶解成1000ml，即得。

亚硝酸钴钠试液　取亚硝酸钴钠10g，加水使溶解成50ml，滤过，即得。

过氧化氢试液　取浓过氧化氢溶液（30%），加水稀释成3%的溶液，即得。

苏丹Ⅲ试液　取苏丹Ⅲ0.01g，加90%乙醇5ml溶解后，加甘油5ml，摇匀，即得。

本液应置棕色的玻璃瓶内保存，在2个月内应用。

吲哚醌试液 取 α，β - 吲哚醌 0.1g，加丙酮 10ml 溶解后，加冰醋酸 1ml，摇匀，即得。

钌红试液 取 10% 醋酸钠溶液 1～2ml，加钌红适量使呈酒红色，即得。本液应临用新制。

间苯三酚试液 取间苯三酚 0.5g，加乙醇使溶解成 25ml，即得。本品应置玻璃塞瓶中，在暗处保存。

间苯三酚盐酸试液 取间苯三酚 0.1g，加乙醇 1ml，再加盐酸 9ml，混匀。本液应临用新制。

茚三酮试液 取茚三酮 2g，加乙醇使溶解成 100ml，即得。

钒酸铵试液 取钒酸铵 0.25g，加水使溶解成 100ml，即得。

变色酸试液 取变色酸钠 50mg，加硫酸与水的冷混合液（9∶4）100ml 使溶解，即得。本液应临用新制。

草酸铵试液 取草酸铵 3.5g，加水使溶解成 100ml，即得。

茴香醛试液 取茴香醛 0.5ml，加醋酸 50ml 使溶解，加硫酸 1ml，摇匀，即得。本液应临用新制。

钨酸钠试液 取钨酸钠 25g，加水 72ml 溶解后，加磷酸 2ml，摇匀，即得。

品红亚硫酸试液 取碱式品红 0.2g，加热水 100ml 溶解后，放冷加亚硫酸钠溶液（1→10）20ml、盐酸 2ml，用水稀释至 200ml，加活性炭 0.1g，搅拌并迅速滤过，放置 1 小时以上，即得。本液应临用新制。

香草醛试液 取香草醛 0.1g，加盐酸 10ml 使溶解，即得。

香草醛硫酸试液 取香草醛 0.2g，加硫酸 10ml 使溶解，即得。

氢氧化钙试液 取氢氧化钙 3g，置玻璃瓶内，加水 1000ml，密塞。时时猛力振摇，放置 1 小时，即得。用时倾取上清液。

氢氧化钠试液 取氢氧化钠 4.3g，加水溶解成 100ml，即得。

氢氧化钡试液 取氢氧化钡，加新沸过的冷水使成饱和溶液，即得。本液应临用新制。

氢氧化钾试液 取氢氧化钾 6.5g，加水使溶解成 100ml，即得。

重铬酸钾试液 取重铬酸钾 7.5g，加水使溶解成 100ml，即得。

重氮对硝基苯胺试液 取对硝基苯胺 0.4g，加稀盐酸 20ml 与水 40ml 使溶解，冷却至 15℃，缓缓加入 10% 亚硝酸钠溶液，至取溶液 1 滴能使碘化钾淀粉试纸变为蓝色，即得。本液应临用新制。

重氮苯磺酸试液 取对氨基苯磺酸 1.57g，加水 80ml 与稀盐酸 10ml，在水浴上加热溶解后，放冷至 15℃，缓缓加入亚硫酸钠溶液（1→10）6.5ml，随加随搅拌，再加水稀释至 100ml，即得。本液应临用新制。

盐酸羟胺试液 取盐酸羟胺 3.5g，加 60% 乙醇使溶解成 100ml，即得。

钼硫酸试液 取钼酸铵 0.1g，加硫酸 10ml 使溶解，即得。

钼酸铵试液 取钼酸铵 10g，加水使溶解成 100ml，即得。

钼酸铵硫酸试液 取钼酸铵 2.5g，加硫酸 15ml，加水使溶解成 100ml，即得。本液配制后两周内应用。

铁氰化钾试液　取铁氰化钾 1g，加水 10ml 使溶解，即得。本液应临用新制。

氨试液　取浓氨溶液 400ml，加水使成 1000ml，即得。

浓氨试液　取用"浓氨溶液"。

氨制硝酸银试液　取硝酸银 1g，加水 20ml 溶解后，滴加氨试液，随加随搅拌，至初起的沉淀将近全溶，滤过，即得。本液应置棕色瓶内，在暗处保存。

氨制氯化铜试液　取氯化铜 22.5g，加水 200ml 溶解后，加浓氨试液 100ml，摇匀，即得。

高锰酸钾试液　可取用高锰酸钾滴定液（0.02mol/L）。

高氯酸试液　取 70% 高氯酸 13ml，加水 500ml，用 70% 高氯酸精确调至 pH 0.5，即得。

高氯酸铁试液　取 70% 高氯酸 10ml，缓缓分次加入铁粉 0.8g，微热使溶解，放冷，加无水乙醇稀释至 100ml，即得。用时取上液 20ml，加 70% 高氯酸 6ml，用无水乙醇稀释至 500ml。

α-萘酚试液　取 15% 的 α-萘酚乙醇溶液 10.5ml，缓缓加硫酸 6.5ml，混匀后再加乙醇 40.5ml 及水 4ml，混匀，即得。

硅钨酸试液　取硅钨酸 10g，加水使溶解成 100ml，即得。

硝铬酸试液　①取硝酸 10ml，加入 100ml 水中，混匀。②取三氧化铬 10g，加水 100ml 使溶解。用时将二液等量混合，即得。

硝酸汞试液　取黄氧化汞 40g，加硝酸 32ml 与水 15ml 使溶解，即得。本液应置玻璃塞瓶中，在暗处保存。

硝酸银试液　可取用硝酸银滴定液（0.1mol/L）。

硫化氢试液　本液为硫化氢的饱和水溶液。本液置棕色瓶中，在暗处保存。本液如无明显的硫化氢臭，或与等容的三氯化铁试液混合时不能生成大量的硫黄沉淀，即不适用。

硫化钠试液　取硫化钠 1g，加水使溶解成 10ml，即得。本液应临用新制。

硫代乙酰胺试液　取硫代乙酰胺 4g，加水使溶解成 100ml，置冰箱中保存。临用前取 1.0ml，加入混合液（由 1mol/L 氢氧化钠溶液 15ml、水 5.0ml 及甘油 20ml 组成）5.0ml，置水浴上加热 20 秒钟，冷却，立即使用。

硫脲试液　取硫脲 10g，加水使溶解成 100ml，即得。

硫氰酸汞铵试液　取硫氰酸铵 5g 与二氯化汞 4.5g，加水使溶解成 100ml，即得。

硫氰酸铵试液　取硫氰酸铵 8g，加水使溶解成 100ml，即得。

硫酸亚铁试液　取硫酸亚铁结晶 8g，加新沸过的冷水 100ml 使溶解，即得。本液应临用新制。

硫酸汞试液　取黄氧化汞 5g，加水 40ml 后，缓缓加硫酸 20ml，随加随搅拌，再加水 40ml，搅拌使溶解，即得。

硫酸铜试液　取硫酸铜 12.5g，加水使溶解成 100ml，即得。

硫酸镁试液　取未风化的硫酸镁结晶 12g，加水使溶解成 100ml，即得。

紫草试液　取紫草粗粉 10g，加 90% 乙醇 100ml，浸渍 24 小时后，滤过，滤液中加入等量的甘油，混合，放置 2 小时，滤过，即得。本液应置棕色玻璃瓶中，在 2 个月内应用。

氯试液　本液为氯的饱和水溶液。本液应临用新制。

氯化亚锡试液　取氯化亚锡 1.5g，加水 10ml 与少量的盐酸使溶解，即得。本液应临用新制。

氯化金试液　取氯化金 1g，加水 35ml 使溶解，即得。

氯化钙试液　取氯化钙 7.5g，加水使溶解成 100ml，即得。

氯化钠明胶试液　取明胶 1g 与氯化钠 10g，加水 100ml，置不超过 60℃的水浴上微热使溶解。本液应临用新制。

氯化钡试液　取氯化钡的细粉 5g，加水使溶解成 100ml，即得。

氯化铂试液　取氯铂酸 2.6g，加水使溶解成 20ml，即得。

氯化铵试液　取氯化铵 10.5g，加水使溶解成 100ml，即得。

氯化铵镁试液　取氯化镁 5.5g 与氯化铵 7g，加水 65ml 溶解后，加氨试液 35ml，置玻璃瓶中，放置数日后，滤过，即得。本液如显浑浊，应滤过后再用。

氯化锌碘试液　取氯化锌 20g，加水 10ml 使溶解，加碘化钾 2g 溶解后，再加碘使饱和，即得。本液应置棕色玻璃瓶中保存。

氯酸钾试液　本液为氯酸钾的饱和硝酸溶液。

稀乙醇　取乙醇 529ml，加水稀释至 1000ml，即得。本液在 20℃时含 C_2H_5OH 应为 49.5%~50.5%（ml/ml）。

稀甘油　取甘油 33ml，加水稀释使成 100ml，再加樟脑一小块或液化苯酚 1 滴，即得。

稀盐酸　取盐酸 234ml，加水稀释至 1000ml，即得。本液含 HCl 应为 9.5%~10.5%。

稀硝酸　取硝酸 105ml，加水稀释至 1000ml，即得。本液含 HNO_3 应为 9.5%~10.5%。

稀硫酸　取硫酸 57ml，加水稀释至 1000ml，即得。本液含 H_2SO_4 应为 9.5%~10.5%。

稀醋酸　取冰醋酸 60ml，加水稀释至 1000ml，即得。

碘试液　可取用碘滴定液（0.05mol/L）。

碘化汞钾试液　取二氯化汞 1.36g，加水 60ml 使溶解，另取碘化钾 5g，加水 10ml 使溶解，将二液混合，加水稀释至 100ml，即得。

碘化钾试液　取碘化钾 16.5g，加水使溶解成 100ml，即得。本液应临用新制。

碘化钾碘试液　取碘 0.5g 与碘化钾 1.5g，加水 25ml 使溶解，即得。

碘化铋钾试液　取碱式硝酸铋 0.85g，加冰醋酸 10ml 与水 40ml 溶解后，加碘化钾溶液（4:10）20ml，摇匀，即得。

改良碘化铋钾试液　取碘化铋钾试液 1ml，加 0.6mol/L 盐酸溶液 2ml，加水至 10ml，即得。

稀碘化铋钾试液　取碱式硝酸铋 0.85g，加冰醋酸 10ml 与水 40ml 溶解后，即得。临用前取 5ml，加碘化钾溶液（4:10）5ml，再加冰醋酸 20ml，用水稀释至 100ml，即得。

硼酸试液 本液为硼酸饱和的丙酮溶液。

溴百里香酚蓝试液 取溴百里香酚蓝试液0.3g，加1mol/L氢氧化钠溶液5ml使溶解，加水稀释至1000ml，即得。

溴试液 取溴2～3ml，置用凡士林涂塞的玻璃瓶中，加水100ml，振摇使成饱和的溶液，即得。本液应置暗处保存。

福林酚试液 **福林酚试液A** 取4%碳酸钠溶液与0.2mol/L氢氧化钠溶液等体积混合（溶液甲）；取0.04mol/L硫酸铜溶液与2%酒石酸钠溶液等体积混合（溶液乙），用时将溶液甲、溶液乙两种溶液按50∶1混合，即得。

福林酚试液B 取钨酸钠100g，钼酸钠25g，加水700ml、85%磷酸50ml与盐酸100ml，置磨口圆底烧瓶中，缓缓加热回流10小时，放冷，再加硫酸锂150g、水50ml和溴数滴，加热煮沸15分钟，冷却，加水稀释至1000ml，滤过，滤液作为贮备液，置棕色瓶中。临用前加水一倍，摇匀，即得。

酸性氯化亚锡试液 取氯化亚锡20g，加盐酸使溶解成50ml，滤过，即得。本液配成后3个月内应用。

碱式醋酸铅试液 取一氧化铅14g，加水10ml，研磨成糊状，用水10ml洗入玻璃瓶中，加醋酸铅22g的水溶液70ml，用力振摇5分钟后，时时振摇，放置7天，滤过，加新沸过的冷水使成100ml，即得。

碱性三硝基苯酚试液 取1%三硝基苯酚溶液20ml，加5%氢氧化钠溶液10ml，用水稀释至100ml，即得。本液应临用新制。

碱性盐酸羟胺试液 ①取氢氧化钠12.5g，加无水甲醇使溶解成100ml。②取盐酸羟胺12.5g，加无水甲醇100ml，加热回流使溶解。用时将两液等量混合，滤过，即得。本液应临用新制，配制后4小时内应用。

碱性酒石酸铜试液 ①取硫酸铜结晶6.93g，加水使溶解成100ml。②取酒石酸钾钠结晶34.6g与氢氧化钠10g，加水使溶解100ml。用时将两液等量混合，即得。

碱性β-萘酚试液 取β-萘酚0.25g，加氢氧化钠溶液（1∶10）10ml使溶解，即得。本液应临用新制。

碱性碘化汞钾试液 取碘化钾10g，加水10ml溶解后，缓缓加入二氯化汞的饱和水溶液，随加随搅拌，至生成的红色沉淀不再溶解，加氢氧化钾30g，溶解后，再加二氯化汞的饱和水溶液1ml或1ml以上，并用适量的水稀释使成200ml，静置，使沉淀，即得。用时倾取上层的澄明液应用。【检查】取本液2ml，加入含氨0.05mg的水50ml中，应即时显黄棕色。

碳酸钠试液 取一水合碳酸钠12.5g或无水碳酸钠10.5g，加水使溶解成100ml，即得。

碳酸氢钠试液 取碳酸氢钠5g，加水使溶解成100ml，即得。

碳酸铵试液 取碳酸铵20g与氨试液20ml，加水使溶解成100ml，即得。

醋酸汞试液 取醋酸汞5g，研细，加温热的冰醋酸使溶解成100ml，即得。本液应置棕色玻璃瓶中，密闭保存。

醋酸铅试液 取醋酸铅10g，加新沸过的冷水溶解后，滴加醋酸使溶液澄清，再加新沸过的冷水使成 100ml，即得。

醋酸氧铀锌试液　取醋酸氧铀 10g，加冰醋酸 5ml 与水 50ml，微热使溶解，另取醋酸锌 30g，加冰醋酸 3ml 与水 30ml，微热使溶解，将两液混合，放冷，滤过，即得。

醋酸铵试液　取醋酸铵 10g，加水使溶解成 100ml，即得。

镧试液　取氧化镧（La_2O_3）5g，用水润湿，缓慢加盐酸 25ml 使溶解，并用水稀释成 100ml，静置过夜，即得。

磷钨酸试液　取磷钨酸 1g，加水使溶解成 100ml，即得。

磷钼钨酸试液　取钨酸钠 100g、钼酸钠 25g，加水 700ml 使溶解，加盐酸 100ml、磷酸 50ml，加热回流 10 小时，放冷，再加硫酸锂 150g、水 50ml 和溴 0.2ml，煮沸除去残留的溴（约 15 分钟），冷却，加水稀释至 1000ml，滤过，即得。本液不得显绿色（如放置后变为绿色，可加溴 0.2ml，煮沸除去多涂的溴即可）。

磷钼酸试液　取磷钼酸 5g，加无水乙醇使溶解成 100ml，即得。

磷酸氢二钠试液　取磷酸氢二钠结晶 12g，加水使溶解成 100ml，即得。

糠醛试液　取糠醛 1ml，加水使溶解成 100ml，即得。本液应临用新制。

鞣酸试液　取鞣酸 1g，加乙醇 1ml，加水溶解并稀释至 100ml，即得。本液应临用新制。

附录三 常用试纸的配制

二氯化汞试纸 取滤纸条浸入二氯化汞的饱和溶液中，1小时后取出，在暗处用60℃干燥，即得。

三硝基苯酚试纸 取滤纸条浸入三硝基苯酚的饱和水溶液中，湿透后，取出，阴干，即得。临用时，浸入碳酸钠溶液（1:10）中，使均匀湿润。

红色石蕊试纸 取滤纸条浸入石蕊指示液中，加极少量的盐酸使成红色，取出，干燥，即得。【检查】灵敏度 取0.1mol/L氢氧化钠溶液0.5ml，置烧杯中，加新沸过的冷水100ml混合后，投入10~12mm宽的红色石蕊试纸一条，不断搅拌，30秒钟内，试纸应变色。

姜黄试纸 取滤纸条浸入姜黄指示液中，湿透后，置玻璃板上，在100℃干燥，即得。

硝酸汞试纸 取硝酸汞的饱和溶液45ml，加硝酸1ml，摇匀，将滤纸条浸入此溶液中，湿透后，取出晾干，即得。

蓝色石蕊试纸 取滤纸条浸入石蕊指示液中，湿透后，取出，干燥，即得。【检查】灵敏度 取0.1mol/L盐酸溶液0.5ml，置烧杯中，加新沸过的冷水100ml混合后，投入10~12mm宽的蓝色石蕊试纸一条，不断搅拌，45秒钟内，试纸应即变色。

碘化钾淀粉试纸 取滤纸条浸入含有碘化钾0.5g的新制的淀粉指示液100ml中，湿透后，取出，干燥，即得。

溴化汞试纸 取滤纸条浸入乙醇制溴化汞试液中，1小时后取出，在暗处干燥，即得。

醋酸铅试纸 取滤纸条浸入醋酸铅试液中，湿透后，取出，在100℃干燥，即得。

醋酸铜联苯胺试纸 取醋酸联苯胺的饱和溶液9ml，加水7ml与0.3%醋酸铜溶液16ml，将滤纸条浸入此溶液中，湿透后，取出，晾干，即得。

附录四 常用缓冲液的配制

邻苯二钾酸氢钾–氢氧化钠缓冲液（pH值5.0） 取0.2mol/L的邻苯二钾酸氢钾溶液100ml，用0.2mol/L氢氧化钠溶液约50ml调节pH值至5.0，即得。

枸橼酸–磷酸氢二钠缓冲液（pH 4.0） 甲液：取枸橼酸21g或无水枸橼酸19.2g，加水使溶解成1000ml，置冰箱内保存。乙液：取磷酸氢二钠71.63g，加水使溶解成1000ml。取上述甲液61.45ml与乙液38.55ml，混合，摇匀，即得。

氨–氯化铵缓冲液（pH 8.0） 取氯化铵1.07g，加水使溶解成100ml，再加稀氨溶液（1→30）调节pH值至8.0，即得。

氨–氯化铵缓冲液（pH 10.0） 取氯化铵5.4g，加水20ml溶解后，加浓氨溶液35ml，再加水稀释至100ml，即得。

醋酸盐缓冲液（pH 3.5） 取醋酸铵25g，加水25ml溶解后，加7mol/L盐酸溶液38ml，用2mol/L盐酸溶液或5mol/L氨溶液准确调节pH值至3.5（电位法指示），用水稀释至100ml，即得。

醋酸–醋酸钠缓冲液（pH 3.7） 取无水醋酸钠20g，加水300ml溶解后，加溴酚蓝指示液1ml及冰醋酸60~80ml，至溶液从蓝色转变为纯绿色，再加水稀释至1000ml，即得。

醋酸–醋酸钠缓冲液（pH 4.5） 取醋酸钠18g，加冰醋酸9.8ml，再加水稀释至1000ml，即得。

醋酸–醋酸钠缓冲液（pH 6.0） 取醋酸钠54.6g，加1mol/L醋酸溶液20ml溶解后，加水稀释至500ml，即得。

醋酸–醋酸铵缓冲液（pH 4.5） 取醋酸铵7.7g，加水50ml溶解后，加冰醋酸6ml与适量的水使成100ml，即得。

醋酸–醋酸铵缓冲液（pH 4.8） 取醋酸铵77g，加水约200ml使溶解，加冰醋酸57ml，再加水至1000ml，即得。

醋酸–醋酸铵缓冲液（pH 6.0） 取醋酸铵100g，加水300ml使溶解，加冰醋酸7ml，摇匀，即得。

磷酸盐缓冲液（pH 6.8） 取0.2mol/L磷酸二氢钾溶液250ml，加0.2mol/L氢氧化钠溶液118ml，用水稀释至1000ml，即得。

磷酸盐缓冲液（含胰酶）（pH 6.8） 取磷酸二氢钾6.8g，加水500ml使溶解，用0.1mol/L氢氧化钠溶液调节pH值至6.8，另取胰酶10g，加水适量使溶解，将两液混合后，加水稀释至1000ml，即得。

磷酸盐缓冲液（pH 7.6） 取磷酸二氢钾27.22g，加水使溶解成1000ml，取50ml，加0.2mol/L氢氧化钠溶液42.4ml，再加水稀释至200ml，即得。

附录五 常用指示剂与指示液的配制

二苯胺磺酸钠指示液　取二苯胺磺酸钠0.2g，加水100ml使溶解，即得。

二苯偕肼指示液　取二苯偕肼1g，加乙醇100ml使溶解，即得。

儿茶酚紫指示液　取儿茶酚紫0.1g，加水100ml使溶解，即得。变色范围pH 6.0~7.0~9.0（黄→紫→紫红）。

双硫腙指示液　取双硫腙50mg，加乙醇100ml使溶解，即得。

石蕊指示液　取石蕊粉末10g，加乙醇40ml，回流煮沸1小时，静置，倾去上清液，再用同一方法处理二次，每次用乙醇30ml，残渣用水10ml洗涤，倾去洗液，再加水50ml煮沸，放冷，滤过，即得。变色范围pH 4.5~8.0（红→蓝）。

甲酚红指示液　取甲酚红0.1g，加0.05mol/L氢氧化钠溶液5.3ml使溶解，再加水稀释至100ml，即得。变色范围pH 7.2~8.8（黄→红）。

甲酚红-麝香草酚蓝混合指示液　取甲酚红指示液1份与0.1%麝香草酚蓝溶液3份，混合，即得。

甲基红指示液　取甲基红0.1g，加0.05mol/L氢氧化钠溶液7.4ml使溶解，再加水稀释至200ml，即得。变色范围pH 4.2~6.3（红→黄）。

甲基红-亚甲蓝混合指示液　取0.1%甲基红的乙醇溶液20ml，加0.2%亚甲蓝溶液8ml，摇匀，即得。

甲基红-溴甲酚绿混合指示液　取0.1%甲基红的乙醇溶液20ml，加0.2%溴甲酚绿的乙醇溶液30ml，摇匀，即得。

甲基橙指示液　取甲基橙0.1g，加水100ml使溶解，即得。变色范围pH 3.2~4.4（红→黄）。

甲基橙-二甲苯蓝FF混合指示液　取甲基橙与二甲苯蓝FF各0.1g，加乙醇100ml使溶解，即得。

邻二氮菲指示液　取硫酸亚铁0.5g，加水100ml使溶解，加硫酸2滴与邻二氮菲0.5g，摇匀，即得。本液应临用新制。

茜素磺酸钠指示液　取茜素磺酸钠0.1g，加水100ml使溶解，即得。变色范围pH 3.7~5.2（黄→紫）。

荧光黄指示液　取荧光黄0.1g，加乙醇100ml使溶解，即得。

钙黄绿素指示剂　取钙黄绿素0.1g，加氯化钾10g，研磨均匀，即得。

钙紫红素指示剂　取钙紫红素0.1g，加无水硫酸钠10g，研磨均匀，即得。

姜黄指示液　取姜黄粉末20g，用水浸渍4次，每次100ml，除去水溶性物质后，残渣在100℃干燥，加乙醇100ml，浸渍数日，滤过，即得。

结晶紫指示液　取结晶紫0.5g，加冰醋酸100ml使溶解，即得。

酚酞指示液　取酚酞1g，加乙醇100ml使溶解，即得。变色范围pH 8.3~10.0（无色→红）。

铬黑 T 指示剂　取铬黑 T 0.1g，加氯化钠 10g，研磨均匀，即得。

淀粉指示液　取可溶性淀粉 0.5g，加水 5ml 搅匀后，缓缓倾入 100ml 沸水中，随加随搅拌，继续煮沸 2 分钟，放冷，倾取上清液，即得。本液应临用新制。

硫酸铁铵指示液　取硫酸铁铵 8g，加水 100ml 使溶解，即得。

溴酚蓝指示液　取溴酚蓝 0.1g，加 0.05mol/L 氢氧化钠溶液 3.0ml 使溶解，再加水稀释至 200ml，即得。变色范围 pH 2.8～4.6（黄→蓝绿）。

溴麝香草酚蓝指示液　取溴麝香草酚蓝 0.1g，加 0.05mol/L 氢氧化钠溶液 3.2ml 使溶解，再加水稀释至 200ml，即得。变色范围 pH 6.0～7.6（黄→蓝）。

麝香草酚酞指示液　取麝香草酚酞 0.1g，加乙醇 100ml 使溶解，即得。变色范围 pH 9.3～10.5（无色→蓝）。

麝香草酚蓝指示液　取麝香草酚蓝 0.1g，加 0.05mol/L 氢氧化钠溶液 4.3ml 使溶解，再加水稀释至 200ml，即得。变色范围 pH 1.2～2.8（红→黄）；pH 8.0～9.6（黄→紫蓝）。

附录六 常用滴定液的配制及其标定

1. 亚硝酸钠滴定液（0.1mol/L）

NaNO₂ = 69.00   6.900g→1000ml

【配制】取亚硝酸钠7.2g，加无水碳酸钠（Na₂CO₃）0.10g，加水适量使溶解成1000ml，摇匀。

【标定】取在120℃干燥至恒重的基准对氨基苯磺酸约0.5g，精密称定，加水30ml与浓氨试液3ml，溶解后，加盐酸（1:2）20ml，搅拌，在30℃以下用本液迅速滴定；滴定时将滴定管尖端插入液面下约2/3处，随滴随搅拌；至近终点时，将滴定管尖端提出液面，用少量水洗涤尖端，洗液并入溶液中，继续缓缓滴定，用永停滴定法（附录Ⅷ A）指示终点。

每1ml亚硝酸钠滴定液（0.1mol/L）相当于17.32mg的对氨基苯磺酸。根据本液的消耗量与对氨基苯磺酸的取用量，算出本液的浓度，即得。

如需用亚硝酸钠滴定液（0.05mol/L）时，可取亚硝酸钠滴定液（0.1mol/L）加水稀释制成。必要时，标定浓度。

【贮藏】置玻璃塞的棕色玻瓶中，密闭保存。

2. 氢氧化钠滴定液（1mol/L、0.5mol/L或0.1mol/L）

NaOH = 40.00   40.00g→1000ml；20.00g→1000ml；4.000g→1000ml

【配制】取氢氧化钠液适量，加水振摇使溶解成饱和溶液，冷却后，置聚乙烯塑料瓶中，静置数日，澄清后备用。

氢氧化钠滴定液（1mol/L） 取澄清的氢氧化钠饱和溶液56ml，加新沸过的冷水使成1000ml，摇匀。

氢氧化钠滴定液（0.5mol/L） 取澄清的氢氧化钠饱和溶液28ml，加新沸过的冷水使成1000ml。

氢氧化钠滴定液（0.1mol/L） 取澄清的氢氧化钠饱和溶液5.6ml，加新沸过的冷水使成1000ml。

【标定】氢氧化钠滴定液（1mol/L） 取在105℃干燥至恒重的基准邻苯二甲酸氢钾约6g，精密称定，加新沸过的冷水50ml，振摇，使其尽量溶解；加酚酞指示液2滴，用本液滴定；在接近终点时，应使邻苯二甲酸氢钾完全溶解，滴定至溶液显粉红色。每1ml氢氧化钠滴定液（1mol/L）相当于204.2mg的邻苯二甲酸氢钾。根据本液的消耗量与邻苯二甲酸氢钾的取用量，算出本液的浓度，即得。

氢氧化钠滴定液（0.5mol/L） 取在105℃干燥至恒重的基准邻苯二甲酸氢钾约3g，照上法标定。每1ml氢氧化钠滴定液（0.5mol/L）相当于102.1mg的邻苯二甲酸氢钾。

氢氧化钠滴定液（0.1mol/L） 取在105℃干燥至恒重的基准邻苯二甲酸氢钾约0.6g，照上法标定。每1ml氢氧化钠滴定液（0.1mol/L）相当于20.42mg的邻苯二甲酸氢钾。

如需用氢氧化钠滴定液（0.05mol/L、0.02mol/L 或 0.01mol/L）时，可取氢氧化钠滴定液（0.1mol/L）加新沸过的冷水稀释制成。必要时，可用盐酸滴定液（0.05mol/L、0.02mol/L 或 0.01mol/L）标定浓度。

【贮藏】置聚乙烯塑料瓶中，密封保存；塞中有 2 孔，孔内各插入玻璃管 1 支，1 管与钠石灰管相连，1 管供吸出本液使用。

3. 盐酸滴定液（1mol/L、0.5mol/L、0.2mol/L 或 0.1mol/L）

$HCl = 36.46$　　36.46g→1000ml；18.23g→1000ml；7.292g→1000ml；3.646g→1000ml

【配制】盐酸滴定液（1mol/L）　取盐酸 90ml，加水适量使成 1000ml，摇匀。

盐酸滴定液（0.5mol/L、0.2mol/L 或 0.1mol/L）　照上法配制，但盐酸的取用量分别为 45ml、18ml 或 9.0ml。

【标定】盐酸滴定液（1mol/L）　取在 270～300℃ 干燥至恒重的基准无水碳酸钠约 1.5g，精密称定，加水 50ml 使溶解，加甲基红 – 溴甲酚绿混合指示液 10 滴，用本液滴定至溶液由绿色转变为紫红色时，煮沸 2 分钟，冷却至室温，继续滴定至溶液由绿色变为暗紫色。每 1ml 盐酸滴定液（1mol/L）相当于 53.00mg 的无水碳酸钠。根据本液的消耗量与无水碳酸钠的取用量，算出本液的浓度，即得。

盐酸滴定液（0.5mol/L）　照上法标定，但基准无水碳酸钠的取用量改为约 0.8g。每 1ml 盐酸滴定液（0.5mol/L）相当于 26.50mg 的无水碳酸钠。

盐酸滴定液（0.2mol/L）　照上法标定，但基准无水碳酸钠的取用量改为约 0.3g，每 1ml 盐酸滴定液（0.2mol/L）相当于 10.60mg 的无水碳酸钠。

盐酸滴定液（0.1mol/L）　照上法标定，但基准无水碳酸钠的取用量改为约 0.15g。每 1ml 盐酸滴定液（0.1mol/L）相当于 5.30mg 的无水碳酸钠。

如需用盐酸滴定液（0.05mol/L、0.02mol/L 或 0.01mol/L）时，可取盐酸滴定液（1mol/L 或 0.1mol/L）加水稀释制成。必要时，标定浓度。

4. 硝酸银滴定液（0.1mol/L）

$AgNO_3 = 169.87$　　　　　　　　　　　　　　　　16.99g→1000ml

【配制】取硝酸银 17.5g，加水适量使溶解成 1000ml，摇匀。

【标定】取在 110℃ 干燥至恒重的基准氯化钠约 0.2g，精密称定，加水 50ml 使溶解，再加糊精溶液（1→50）5ml，碳酸钙 0.1g 与荧光黄指示液 8 滴，用本液滴定至浑浊液由黄绿色变为微红色。每 1ml 硝酸银滴定液（0.1mol/L）相当于 5.844mg 的氯化钠。根据本液的消耗量与氯化钠的取用量，算出本液的浓度，即得。

如需用硝酸银滴定液（0.01mol/L）时，可取硝酸银滴定液（0.1mol/L）在临用前加水稀释制成。

【贮藏】置玻璃塞的棕色玻瓶中，密闭保存。

5. 硫氰酸铵滴定液（0.1mol/L）

$NH_4SCN = 76.12$　　　　　　　　　　　　　　　7.612g→1000ml

【配制】取硫氰酸铵 8.0g，加水使溶解成 1000ml，摇匀。

【标定】精密量取硝酸银滴定液（0.1mol/L）25ml，加水 50ml，硝酸 2ml 与硫酸铁铵指示液 2ml，用本液滴定至溶液微显淡棕红色，经剧烈振摇后仍不褪色，即为终点。

根据本液的消耗量算出本液的浓度，即得。

硫氰酸钠滴定液（0.1mol/L）或硫氰酸钾滴定液（0.1mol/L）均可作为本液的代用品。

6. 硫酸滴定液（0.5mol/L、0.25mol/L、0.1mol/L 或 0.05mol/L）

$H_2SO_4 = 98.08$　49.04g→1000ml；24.52g→1000ml；9.81g→1000ml；4.904g→1000ml

【配制】硫酸滴定液（0.5mol/L）　取硫酸 30ml 缓缓注入适量水中，冷却至室温，加水稀释至 1000ml，摇匀。

硫酸滴定液（0.25mol/L、0.1mol/L 或 0.05mol/L）　照上法配制，但硫酸的取用量分别为 15ml、6.0ml 及 3.0ml。

【标定】照盐酸滴定液（1mol/L、0.5mol/L、0.2mol/L 或 0.1mol/L）项下的方法标定，即得。

如需用硫酸滴定液（0.01mol/L）时，可取硫酸滴定液（0.5mol/L、0.1mol/L 或 0.05mol/L）加水稀释制成。必要时，标定浓度。

7. 碘滴定液（0.05mol/L）

$I_2 = 253.8$　　　　　　　　　　　　　　　　112.69g→1000ml

【配制】取碘 13.0g，加碘化钾 36g 与水 50ml 溶解后，加盐酸 3 滴与水适量使成 1000ml，摇匀，用垂熔玻璃滤器滤过。

【标定】取在 105℃ 干燥至恒重的基准三氧化二砷约 0.15g，精密称定，加氢氧化钠滴定液（1mol/L）10ml，微热使溶解，加水 20ml 与甲基橙指示液 1 滴，加硫酸滴定液（0.5mol/L）适量使黄色转变为粉红色，再加碳酸氢钠 2g，水 50ml 与淀粉指示液 2ml，用本液滴定至溶液显浅蓝紫色。每 1ml 碘滴定液（0.05mol/L）相当于 4.946mg 的三氧化二砷。根据本液的消耗量与三氧化二砷的取用量，算出本液的浓度，即得。

如需用碘滴定液（0.025mol/L）时，可取碘滴定液（0.05mol/L）加水稀释制成。

【贮藏】置玻璃塞的棕色玻瓶中，密闭，在凉处保存。

参 考 文 献

［1］国家药典委员会．中华人民共和国药典．2010 年版一部．北京：中国医药科技出版社，2010．

［2］中国药品生物制品检定所．中国药品检验标准操作规范．2010 年版．北京：中国医药科技出版社，2010．

［3］梁延寿．中药制剂检测技术．修订版．北京：人民卫生出版社，2009．

［4］张钦德．中药制剂分析技术．北京：中国中医药出版社，2006．

［5］孙汉文．原子吸收光谱分析技术．北京：中国科学技术出版社，1992 年．

［6］B·威尔茨．原子吸收光谱法．北京：地质出版社，1989 年．

［7］陶定澜．中药制剂分析技术．北京：化学工业出版社，2006．

［8］柳文媛．药物分析进展．南京：江苏科学技术出版社，2008．

［9］李发美．分析化学．北京：人民卫生出版社，2010．

［10］高文远．现代中药质量控制及技术．北京：科学出版社，2010．

［11］洪筱坤，王智华．中药数字化色谱指纹谱．上海科学技术出版社，2003．

［12］北京大学化学系仪器分析教学组．仪器分析教程．北京：北京大学出版社，1997．

［13］武汉大学化学系．仪器分析．北京：高等教育出版社，2000．

［14］丁明洁．仪器分析．北京：化学工业出版社，2008．

［15］王锋．现代仪器分析．北京：中国轻工业出版社，2008．

［16］梁生旺．中药制剂分析．北京：中国中医药出版社，2003．

［17］周玉新．中药指纹图谱研究技术．北京：化学工业出版社，2002．

［18］傅应华．毛细管气相色谱法同时测定少林风湿跌打膏中薄荷脑、水杨酸甲酯和冰片的含量，《药物分析杂志》，2011，31（6），1111-1112．

［19］陈颖．北五味子质量分析及其木脂素类成分药动学研究．硕士学位论文浙江大学药学院，2008.06